Graulich
Wunder dauern etwas länger

WUNDER DAUERN ETWAS LÄNGER

Eine schulmedizinische Aufarbeitung
und ein medizinisches Grundlehrbuch der
SMT®
(Sanften Manuellen Therapie)

Verfasser Dr. med. Michael Graulich
Facharzt für Allgemeinmedizin
87724 Ottobeuren
Uhlandstraße 4

Margarethen Verlag
Ottobeuren

Deutsche Erstausgabe 1996 mit 5000 Ex.
2. überarbeitete Auflage 1998 mit 10000 Ex.
3. erweiterte und völlig neu überarbeitete Auflage 2002 mit 5000 Ex.

Alle Rechte beim Margarethen-Verlag,
Wiedergabe in Wort und Bild, auch auszugsweise,
nur mit ausdrücklicher Genehmigung des Verlags.

Einbandgestaltung Michael Graulich jun.
Fotos mit Wolfgang Graulich
Lektorat: Margaretha Graulich

Margarethen Verlag
Karl-Rieppstraße 8
87724 Ottobeuren
Tel/Fax 08332-937542

Druck:
Memminger MedienCentrum AG, Memmingen

ISBN 3-98-06 780-40

Es ist leicht, tausend Rezepte zu bekommen,
doch schwer wirklich Heilung zu erlangen
(Chinesisches Sprichwort)

denn:

Jedes Übel soll an der Stelle geheilt werden,
wo es zum Vorschein kommt,
und man bekümmert sich nicht um jenen Punkt,
wo es eigentlich seinen Ursprung nimmt,
wo es wirkt.
(Johann Wolfgang von Goethe, Wahlverwandtschaften)

Ich widme dieses Buch meiner Frau und meinen Kindern
und danke ihnen für die Unterstützung bei dessen Erarbeitung.
Auch bin ich meinen Söhnen Michael - für die Gestaltung des Umschlags - und
Wolfgang - für seine Mitwirkung als „Fotomodell"- dankbar.

Seite

Inhaltsverzeichnis

Vorwort zur 3. erweiterten Auflage	15
1.0 Geschichte der manuellen Therapie	22
2.0 Anatomische Grundlagen	31
2.1 Bewegungsapparat	31
2.2 Halswirbelsäule	33
2.3 Brust- und Lendenwirbel	35
2.4 Normale Krümmung der Wirbelsäule	38
2.5 Brustkorb	39
2.6 Schultergelenk	39
2.7 Hüftgelenk	40
2.8 Kreuzbein	44
2.9 Kniegelenk	46
2.10 Sprunggelenk	46
2.11 Ellenbogengelenk	46
2.12 Hand- und Fingergelenke	46
2.13 Fuß- und Zehengelenke	46
2.14 Rückenmark mit seinen Rückenmarksnerven	48
2.14.1 Segmentale Gliederung des Rückenmarks	48
2.14.1.1 Schulmedizinisches Halwirbelsäulensegment C8 aus Sicht der SMT®	48
2.15 Rückenmarksnerv (Spinalnerv)	51
3.0 Konservative Behandlungsverfahren bei Schmerzen in den Muskeln, Gelenken und an der Wirbelsäule	55
3.1 Verfahren über die Haut	55
3.1.1 Einreibungen	55
3.1.2 Kältekurzzeitbehandlung	55
3.1.3 Kältelangzeitbehandlung	55
3.1.4 Wärmebehandlung	56
3.1.5 Quaddeln	56
3.1.6 Neuraltherapie	56
3.1.7 Bindegewebsmassage	56
3.1.8 Reflexzonenmassage	56
3.1.9 Akupunktur mit Ohrakupunktur	57
3.1.10 Fußsohlenreflexzonenmassage	57
3.2 Verfahren über die Muskulatur	57
3.2.1 Massage und Unterwassermassage	57
3.2.2 Postisometrische Dehnung	58
3.2.3 Heilgymnastik	58
3.2.4 Akupunktur schmerzempfindlicher Punkte	58

Seite

3.2.5 Therapeutische örtliche Betäubung von Muskelgewebe	58
3.2.6 Ultraschallbehandlung	58
3.2.7 Lasertherapie	58
3.2.8 Reizstrom	59
3.3 Behandlung über Gelenke und Bänder	59
3.3.1 Klassische Chirotherapie	59
3.3.2 Sanfte manuelle Therapie (SMT®)	59
3.3.3 Therapeutische örtliche Betäubung von Sehnen und Bändern	60
3.4 Therapie über Nervenwurzeln und Nervenknoten	60
3.4.1 Behandlung durch betäubende Medikamente	60
3.4.2 Galvanisation	60
3.4.3 Diadyname Ströme	60
3.4.4 Nervenstimulation durch die Haut	60
4.0 Die sanfte manuelle Therapie (SMT®)	61
4.1 Erhebung der Krankengeschichte	61
4.2 Arbeitsplatz- und Freizeittätigkeitsbeschreibung	63
4.3 Prüfung der Beinlänge	65
4.3.1 Untersuchung der Beinlängendifferenz	65
4.3.1.1 Ursache der Beinlängendifferenz	68
4.3.1.1.1 Therapie der Hüftsubluxation	71
4.3.1.1.2 Handgriff zur Selbstbehandlung einer Hüftgelenkssubluxation	76
4.3.1.1.3 Untersuchung des Kniegelenks und dessen Behandlung	78
4.3.1.1.4 Selbstbehandlung einer Kniegelenksubluxation	80
4.3.1.1.5 Untersuchung eines Sprunggelenks und dessen Therapie	81
4.3.1.1.6 Selbstbehandlung einer Sprunggelenksubluxation	81
4.3.1.1.7 Ursachen von Knie- und Sprunggelenkssubluxation	84
4.3.2 Gesamtablauf der Beinlängenprüfung	85
4.3.2.1 Peronäus-Zeichen	90
4.3.2.2 Tibialis posterior-Zeichen	90
4.3.3. Grundregeln zur vollständigen und übersichtlichen Beinlängenprüfung	91
4.4 Untersuchung der Wirbelsäule	94
4.4.1 Kreuzbeinsubluxation, deren Ursachen und Auswirkungen	97
4.4.1.1 Kreuzbeinuntersuchung	105
4.4.1.2 Therapie der Kreuzbeinsubluxation	110
4.4.1.2.1 Ellenbogen- und Faustdruckmethode	111
4.4.1.2.2 Therapie mittels der Kante eines Massagegerätes	115
4.4.1.2.3 Rückläufige Knöcheldruckmethode	117
4.4.1.2.4 Lösung der verspannten Muskulatur zwischen L5 und Kreuzbein	119

Seite

4.4.1.3 Einige allgemeingültige Gesichtspunkte
  zur Kreuzbeinbehandlug ... 120
4.4.2 Untersuchung und Therapie der restlichen Körpergelenke ... 121
  4.4.2.1 Kiefergelenk ... 122
  4.4.2.3 Akromioclaviculargelenk
    (Schulterdachgelenk) ... 123
  4.4.2.3 Sternoclaviculargelenk
    (Brustbein-Schlüsselbeingelenk) ... 124
  4.4.2.4 Schultergelenk ... 125
  4.4.2.5 Ellenbogengelenk ... 127
  4.4.2.6 Handgelenk ... 127
  4.4.2.7 Handwurzel- und Mittelhandgelenke
    sowie Fußwurzel- und Mittelfußgelenke ... 127
  4.4.2.8 Finger- und Zehengelenk ... 127
4.4.3 Folgeerkrankungen von Hüft- und Kreuzbeinsubluxationen ... 131
  4.4.3.1 Kindliche Hüftgelenkerkrankungen ... 131
  4.4.3.2 Entstehung und Behandlung von
    Hüftgelenkerkrankungen im Erwachsenenalter ... 138
  4.4.3.3 Lumboischialgie ... 143
    4.4.3.3.1 Therapie kreuzbeinbedingter Ischialgien ... 152
      4.4.3.3.1.1 Möglichkeiten der eigenständigen
        Kreuzbeinnachbehandlung
        durch den Patienten ... 155
        4.4.3.3.1.1.1 Kreuzbeinselbstbehandlung
          mittels einer gymnastischen
          Übung ... 155
        4.4.3.3.1.1.2 Kreuzbeinnachbehandlung
          mittels der Kante eines
          Massagegerätes ... 157
        4.4.3.3.1.1.3 Kreuzbeinnachbehandlung
          mittels eines plan am Steiß
          angelegten Massagegerätes ... 157
        4.4.3.3.1.1.4 Kreuzbeinnachbehandlung
          mittels eines Tennisballs ... 158
        4.4.3.3.1.1.5 Medikamentöse Begleitbehandlung
          zur SMT® ... 162
    4.4.3.3.2 Andere Ursachen von Ischialgien
      und angeblicher Komplikationen
      bei deren Behandlung mittels der SMT® ... 163
    4.4.3.3.3 Problem der langen Bahnen ... 166
    4.4.3.3.4 Nicht typische Formen von Ischialgien ... 168
      4.4.3.3.4.1 Gichtanfall ... 171

Seite

4.4 3.3.4.2 Unspezifische Gelenkentzündungen an den Beinen	172
4.4.3.3.4.3 Wadenkrampf, offene Beine, Durchblutungsstörungen, Krampfadern und Haemorrhoidenleiden	173
4.4.4 Wirbelsäule	174
4.4.4.1 Untersuchung von Lenden- und Brustwirbelsäule	174
4.4.4.2 Untersuchung der Halswirbelsäule	184
4.4.4.3 Behandlung von Wirbelsäulenblockierungen und Skoliosen	189
4.4.4.3.1 Mobilisation	190
4.4.4.3.2 Therapie von Brust- und Lendenwirbelsäule	191
4.4.4.3.3 Therapie der Halswirbelsäule	198
4.4.5 Gesamtablauf einer Wirbelsäulenbehandlung	201
4.4.6 Entstehungsursachen von Blockierungen und Skoliosen der Wirbelsäule	204
4.4.7 Therapeutische Verhaltensanweisungen	210
4.4.8 Anleitung zur Nachbebehandlung der Wirbelsäule	214
4.4.9 Ernährungsberatung	219
4.4.10 Werkzeuge und Hilfsmittel	226
4.4.10.1 Therapiestandgerät	226
4.4.11 Vorteile der SMT®	228
5.0 Wirbelsäule und innere Organe	230
5.1 Bezug zwischen Spinalnerv und innerem Organ	232
5.2 Wirbel mit ihren Bezugsorganen und spezifischen Erkrankungen	240
5.2.1 Erster Halswirbel	240
5.2.2 Zweiter Halswirbel	240
5.2.3 Dritter Halswirbel	240
5.2.4 Vierter Halswirbel	241
5.2.5 Fünfter Halswirbel	241
5.2.6 Sechster Halswirbel	242
5.2.7 Siebenter Halswirbel	242
5.2.8 Erster Brustwirbel	243
5.2.9 Zweiter Brustwirbel	244
5.2.10 Dritter Brustwirbel	246
5.2.11 Vierter Brustwirbel	246
5.2.12 Fünfter Brustwirbel	247
5.2.13 Sechster Brustwirbel	247
5.2.14 Siebenter Brustwirbel	248
5.2.15 Achter Brustwirbel	249

5.2.16 Neunter Brustwirbel	249
5.2.17 Zehnter und elfter Brustwirbel	249
5.2.18 Zwölfter Brustwirbel	250
5.2.19 Erster Lendenwirbel	251
5.2.20 Zweiter Lendenwirbel	252
5.2.21 Dritter Lendenwirbel	252
5.2.22 Vierter Lendenwirbel	253
5.2.23 Fünfter Lendenwirbel	253
5.3 Akupunktur im Zusammenhang mit der SMT®	254
6.0 Über die Wahrnehmung von Schmerz und Krankheit	263
7.0 Wirbelsäule und Krebsgeschehen	267
8.0 Psyche und Wirbelsäule	270
9.0 Einzelne Krankheitsbilder aus der Sicht der SMT®	272
9.1 Akne	272
9.2 Allergieleiden, allgemein	272
9.3 Anfallsleiden (Epilepsie)	273
9.4 Arthritis	273
9.5 Asthma bronchiale	274
9.6 Augenentzündungen, akut und chronisch	275
9.7 Augeninnendruck	276
9.8 Bauchschmerzen	276
9.9 Bauchspeicheldrüsenentzündung	277
9.10 Bettnässen (Enuresis)	277
9.11 Blasenentzündungen	278
9.12 Darmentzündung (M. Crohn und Colitis)	278
9.13 Darmprobleme (Colon irritable)	278
9.14 Depressionen	279
9.15 Durchblutungsbedingte Knochenerkrankungen wie z.B. Apophysitis calcanei, M. Sudek und andere nichteiternde Knochenauflösungen	280
9.16 Durchblutungsstörungen	281
9.17 Einschlafen der Hände und Beine	281
9.18 Eisprungschmerzen	281
9.19 Entzündungen spinalnervenbedingt	282
9.20 Fersensporn	282
9.21 Gallensteine	283
9.22 Gicht	284
9.23 Gürtelrose	284
9.24 Herpes simplex (Bläschenkrankheit)	284
9.25 Herzinfarkt	285
9.26 Herzrhythmusstörungen	287
9.27 Hoher Blutdruck (Hypertonie)	288

9.28 Hüftgelenksarthrose	289
9.29 Hüftgelenksentzündung	289
9.30 Ischialgie	289
9.31 Kiefergelenkentzündung und -knacken	289
9.32 Kieferhöhlen- und Stirnhöhlenentzündung, chronisch	289
9.33 Kloßgefühl im Hals	290
9.34 Kniebeschwerden	290
9.35 Kopfschmerzen	290
9.36 Krampfadern	292
9.37 Kreislaufstörungen	293
9.38 Lösung des Mutterkuchens (Placentalösung)	293
9.39 Magenbeschwerden, Sodbrennen und Magengeschwüre	294
9.40 MS (Multiple Sklerose)	295
9.41 Nasenbluten, akut und chronisch	297
9.42 Nervenschmerzen	297
9.43 Periodenschmerzen und Periodenstörungen	298
9.44 Offene Beine (Ulcus cruris)	298
9.45 Ohrgeräusche (Tinnitus)	299
9.46 Reizblase	300
9.47 Schmerzen in den Beinen	300
9.48 Schleimbeutelentzündung, chronisch	300
9.49 Schluckstörungen und Verschlucken	301
9.50 Schnarchen	301
9.51 Schulter-Arm-Syndrom	302
9.52 Schwangerschaftserbrechen	302
9.53 Schwindel	302
9.54 Sehnenscheidenentzündung	303
9.55 Sehstörungen	303
9.56 Tennisellenbogen	304
9.57 Tumorentstehung und Nachsorge	304
9.58 Unkontrollierter Urinabgang (Harninkontinenz)	305
9.59 Verdauungsprobleme	305
9.60 Wadenkrämpfe	305
9.61 Wassereinlagerung ohne schulmedizinischen Befund	306
9.62 Zungenbrennen	306
10.0 Last not least	308
11.0 Schlußwort	309
12.0 Literaturverzeichnis	310
13.0 Bezugsadresse für Hilfmittel zur SMT®	312
Seminar- und Produktanzeige des Margarethen Verlages über die SMT® von und mit Dr. med. Graulich	314-315

VORWORT ZUR 3. ERWEITERTEN AUFLAGE

Vor Jahren erlernte ich die Grundbegriffe der SMT® (sanfte manuelle Therapie nach Dorn, wie ich sie genannt habe) von einem Laien-Heiler, einem Herrn Dorn aus Lautrach im bayerischen Allgäu. Ich möchte im Folgenden die sanfte manuelle Therapie der Einfachheit und Kürze halber lediglich mit der Abkürzung SMT® bezeichnen.
Herr Dorn erzählte mir, daß er die Therapie bei einem alten Bauern aus Lautrach kennenlernte, der diese wiederum von seiner bei ihm beschäftigten Magd übernommen hatte. Bei der Art der manuellen Tätigkeit im Rahmen der SMT® handelt es sich sicher um eine alte Volksmedizin. Diese Schlußfolgerung habe ich aus der Tatsache gezogen, daß ich im Laufe der Jahre von anderen Heilern im Allgäu gehört habe, die schon in ganz ähnlicher Weise, und das schon vor Herrn Dorn, erfolgreich Wirbelsäulen- und sonstige Leiden behandelt haben. Dabei handelt es sich z. B. um Frau Rosa Schmidt aus Eresing bei Augsburg und um einen Herrn in der Nähe von Pfronten im Allgäu.
Die SMT® hat mich, als ich sie bei Herrn Dorn kennenlernte, so fasziniert und gefangen genommen, daß ich mich intensiv praktisch und theoretisch mit ihr beschäftigt habe und die Grundlagen meiner Erkenntnisse in diesem Buch, zum Nutzen aller, zusammengefaßt habe.
Dieses Buch wurde also nicht ausschließlich für Mediziner geschrieben, sondern auch für Leser aus anderen Heilberufen und für den interessierten Laien, so daß es notwendig sein wird, viele Dinge zu erklären, die den Ärzten schon bekannt sind. Aus diesem Grunde versuche ich, die Zusammenhänge, die in diesem Buch dargestellt werden, so einfach wie möglich zu erklären. Medizinische Fachausdrücke, wenn nicht ganz vermeidbar, werden ausführlich erklärt. Medizinische Fakten, wie der Körperaufbau des Menschen, werden nur soweit abgehandelt, als es zum Verständnis der SMT® unbedingt notwendig ist.
Das Anliegen dieses Buches ist es, diese Methode in die Schulmedizin einzubringen. Es wird viele Zweifler geben, die sich nicht vorstellen können, daß mit der SMT® entscheidende Fortschritte in der Behandlung von Krankheitsbildern aller Art zu erzielen sind.
Viele Krankheiten können von der Schulmedizin nur schwer und nur durch den Einsatz von Operationen und Medikamenten mit zum Teil schwersten Nebenwirkungen behandelt werden.
Es ist für aufgeschlossene Menschen sicherlich kein Nachteil, daß die Grundlagen der SMT® von einem medizinischen Autodidakten aufgenommen wurden, auf der Grundlage einer uralten Volksmedizin, und daß diese Therapie in Heilpraktikerkreisen, zumindest in Süddeutschland, schon recht verbreitet ist. Allen Zweiflern möchte ich sagen: lesen Sie dieses Buch in Ruhe. Soweit Sie im Besitz von zwei Daumen sind, probieren Sie es aus und überzeugen Sie sich von der Richtigkeit des Dargestellten.
Indem ich mich nunmehr über zwölf Jahre, und das in den letzten Jahren auschließlich, mit der SMT® in Theorie und Praxis beschäftigt habe, hat diese Therapie durch

mich deutliche Verbesserungen in der manuellen Anwendung und Fortschritte in den theoretischen Erkenntnissen erfahren. Dennoch können in diesem Buch lediglich die Grundlagen und nicht alle Aspekte der SMT® besprochen werden. Dieses geschieht in aller Ausführlichkeit in den zwei weiteren zwischenzeitlich von mir verfaßten und im Margarethen-Verlag erschienenen Büchern über die SMT®: „Fast alles ist möglich" und „Die Farbe des Schmerzes ist rot". Außerdem haben wir ein einstündiges Lehrvideo produziert, das auf dem Inhalt des Buches „Wunder dauern etwas länger" basiert.

Eine weitere konstruktive Auseinandersetzung mit der SMT® ist aber sicher notwendig und erwünscht. In dem Vorwort zur 1. Auflage dieses Buches (1996) habe ich noch geschrieben, daß viele Äußerungen recht gewagt sind und lediglich auf theoretischen Überlegungen basieren, die wiederum von Erkenntnissen ableiten, die ich durch die Behandlung verschiedenster Krankheitsbilder gewonnen habe. Ich habe mich dahingehend geäußert, daß ich glaubte und hoffte, daß meine Spekulationen durch eine zunehmende Beschäftigung mit der SMT® eine Bestätigung finden würden. Sechs Jahre nach Erscheinen der ersten Auflage kann ich nun mit Fug und Recht behaupten, daß sich die meisten Überlegungen als richtig und zutreffend erwiesen haben. Ich bin heute oft noch überrascht, welche Möglichkeiten in der Behandlungsmethode der SMT® stecken. Man muß dazu aber die gewohnten geistigen Trampelpfade verlassen und etwas in neue Richtungen denken.

Bei der SMT® handelt es sich um eine Behandlungsmethode, die sich nicht auf das Gebiet der Gelenk- und Knochenbehandlung beschränkt. Wie Sie bei Durchsicht des Buches feststellen werden, stellt sie ein ganzheitsmedizinisches Behandlungskonzept dar, mit dem sich auch Erkrankungen der inneren Organe und sogar der Psyche heilen lassen. Es handelt sich dabei, wie sich noch zeigen wird, um keine Wunderheilung. Aber manchmal kann man mit Geduld und Mitarbeit des Patienten scheinbare Wunder vollbringen, aber solche "Wunder dauern etwas länger".

Die SMT® erfordert ein gewisses Umdenken bezüglich der Vorstellungen über die Entstehungsursachen vieler Erkrankungen. Eigentlich ist dieses Umdenken nur ein Weiterdenken in eine Richtung, die zu erkären versucht, **warum** bestimmte Erkrankungen bei den Menschen auftreten können. Die Schulmedizin glaubt, und hier liegt ihr eigentlich grundlegender Fehler, daß die Ursache von Erkrankungen an den betroffenen Organen selbst oder zumindest in deren unmittelbarer Umgebung zu suchen sei. Sie ist überzeugt, je akribischer sie eine krankhafte Organstörung, bis in die Zelle oder sogar bis in den Zellkern hinein, erklären kann, um so besser könne sie die Ursache einer Erkrankung erfassen. Das führt dazu, daß wir einen Organreparatur-, Ersatz- und Austauschdienst entwickelt haben, in der Überzeugung, wenn die organische Störung beseitigt und behoben sei, den Patienten geheilt zu haben. Die Schulmedizin verkennt, daß der Mensch organisch und psychisch eine Einheit darstellt und daß eine Reparatur eines isolierten Teiles keine echte Heilung bringen kann. Bei der SMT® dagegen handelt es sich um eine echte Ganzheitstherapie, mit der wirkliche Heilungen, im Sinne einer völligen Wiederherstellung, möglich sind. Das gilt natürlich nur soweit, als die Erkrankung noch nicht zu manifesten, nicht mehr reversiblen Organveränderungen wie z. B. Narbenbildungen, eventuell mit Verkalkungen und anderen Veränderungen, geführt hat. Ist dieses eingetreten, kann auch die SMT® leider nicht mehr helfen (wenn auch kleine Linderungen der Beschwerden durchaus noch möglich sind). In solchen Fällen sind die therapeutischen Möglichkeiten der Schulmedizin ein Segen.

Die SMT® steht auf vier Grundpfeilern:

Der erste ist eine besondere Form der manuellen Behandlung, wie sie in diesem Buch ausführlich beschrieben wird.

Der zweite ist die Erkenntnis der amerikanischen Osteopathen, daß mit jedem Rückenmarksabschnitt (Segment) bestimmte Organe verbunden sind.

Der dritte ist die Erkenntnis der Chinesischen Medizin, hier speziell der Akupunktur und dabei in erster Linie der Meridian- und Funktionskreislehre, daß alle Organe und organische Strukturen des menschlichen Körpers über das vegetative (autonome, willentlich nicht steuerbare) Nervensystem verknüpft und deren Funktionalität im Gesamtrahmen unseres Organismus` unter gegenseitiger Einflußnahme abgestimmt sind.

Der vierte Eckpfeiler der SMT® sind natürlich alle Erkenntnisse der Schulmedizin, ausgenommen der therapeutischen Schlußfolgerungen.

Vielleicht liegt es an unserem medizinischen Urvater Hippokrates, auf den die Schulmedizin sich in ihrem Eid ja noch heute beruft. Er lehnte in seinen Schriften die manuelle Therapie weitgehend ab. Hierin mag der Grund zu sehen sein, daß die Schulmedizin sich im Laufe der Jahrhunderte nicht eingehender mit diesen Gesichtspunkten beschäftigt hat.

Es ist gerade ein wesentliches Phänomen der SMT®, daß sie sich ganz zwanglos in die Schulmedizin eingliedern läßt. Im Gegenteil, Überlegungen, Vorstellungen und Erkenntnisse der Schulmedizin über das Wesen der Erkrankungen werden durch die SMT® nicht in Frage gestellt oder abgelehnt. Über den therapeutischen Weg der Leiden mag man, wie gesagt, diskutieren.

Die Schulmedizin kann aber meist die Frage nach der eigentlichen auslösenden Krankheitsursache nicht grundlegend und schlüssig beantworten. Nehmen wir als Beispiel die Autoimmunerkrankungen. Das Abwehrsystem duldet körpereigene Eiweiße, die normalerweise vom eigenen Körper nicht als fremd angesehen werden. Bei den Autoimmunerkrankungen werden Eiweiße als nicht körpereigen betrachtet und gegen sie werden plötzlich Abwehrstoffe gebildet.

Bei diesen Eiweißen handelt es sich um solche, die normalerweise intrazellulär (innerhalb der Zellen) gelegen sind und so nicht mit dem sich extrazellulär (außerhalb der Zelle) befindenden Immunsystem in Kontakt kommen. Werden Zellen geschädigt, kann es passieren, daß intrazelluläre Eiweiße mit dem extrazellulären Immunsystem in Kontakt kommen, welches daraufhin mit der Bildung von Abwehrstoffen (Antikörpern) antwortet.

Diese Abwehrreaktion läuft enzymatisch (Enzym = eiweißhaltiger Hilfsstoff oder Beschleuniger) und hormonell (Hormon = eiweißhaltiges Zellprodukt, das an einem anderen Ort eine Reaktion hervorruft) ab. Dabei werden Entzündungen ausgelöst, die je nach Art und Ort zu verschiedenen sogenannten Autoimmunerkrankungen führen. Ein Beispiel für solch eine Autoimmunerkrankung ist das chronische Gelenkrheuma (CP = chronische Polyarthritis), bei der die entzündliche Reaktion vor allem sicht- und spürbar an den Gelenken abläuft.

Dabei kann die Schulmedizin auf minuziöse Art und Weise beschreiben und erklären, welche Vorgänge in und außerhalb der Zelle stattfinden, die zu dem Krankheitsphänomen führen. Die Schulmedizin kann aber nicht erklären, warum der Patient überhaupt an einer Autoimmunerkrankung, und warum gerade an einer für ihn speziellen Form, bei der Vielzahl der denkbaren Autoimmunerkrankungen, leidet.

Auch wenn man eine erbliche Disposition(erblich bedingte Neigung) für das Auftreten von Erkrankungen annimmt, so ist es doch so, daß nicht alle genetisch veranlagten Menschen das Leiden auch bekommen. So ist eine vorstellbare erbliche Neigung zu einer bestimmten Erkrankung letztendlich keine ausreichende Erklärung für deren tatsächliches Auftreten.

Mit der SMT® lassen sich die entsprechenden Antworten leicht geben und die Zusammenhänge erklären und das Phänomenale dabei ist, daß es jedem Menschen möglich ist, die Ursachen auch in der Praxis zu ertasten. Zu finden sind diese an Wirbelsäule und Gelenken in Form von Blockierungen (Verkantungen), Skoliosen (Wirbelsäulenverbiegungen) und Subluxationen (Gelenk-Teilausrenkung).

Wenn man all die Fakten, die in diesem Buch geschildert werden, aus dem Blickwinkel der SMT® betrachtet und überdenkt, daß letztendlich alle Erkrankungen des Menschen, auch psychische, ein organisches Korrelat an der Wirbelsäule und den Gelenken haben, ergibt sich eine völlig neue Betrachtungsweise der Krankheitsvorbeugung und - behandlung.

Ich muß hier aber nochmals eine deutliche Einschränkung machen, damit Sie mich nicht falsch verstehen. Bei allen lebensbedrohlichen Erkrankungen steht für mich die klassische lebensrettende schulmedizinische Therapie an erster Stelle.

Besteht aber keine Lebensgefahr und ist ein schulmedizinischer Behandlungserfolg nur operativ oder mit Medikamenten, die mitunter starke und gefährliche Nebenwirkungen haben, zu erzielen, ist ein Behandlungsversuch mit der SMT® erlaubt und meistens sehr erfolgreich. Auch eine die schulmedizinische Therapie begleitende beschwerdelindernde Behandlung mittels der SMT® ist durchaus denkbar und sinnvoll. besonders in den Fällen, bei denen eine schulmedizinische Heilung nicht möglich ist.

Auch zur Tumornachsorge betrachte ich, neben allen schulmedizinischen Therapiemaßnahmen, die Behandlung der Patienten mittels der SMT® als eine der wichtigsten Maßnahmen, um ein Rezidiv zu verhindern.

Bei vielen Leiden, bei denen die Schulmedizin keine organischen Befunde für einen Beschwerdekomplex findet (wobei dem Patienten von deren Ärzten immer zu verstehen gegeben wird, die Erkrankung habe einen rein psychischen Ursprung), kann die SMT® mit schönster Regelmäßigkeit eine Heilung erreichen. Dabei ist es gleichgültig, ob die Ursache für diese Schäden im psychischen Bereich liegt oder durch Fehlhaltungen oder Unfälle hervorgerufen wird (siehe Buch „Die Farbe des Schmerzes ist rot").

Da es sich in den meisten Fällen um Patienten mit einem langen bis sehr langen Leidensverlauf und mit einem meist noch längeren, wenn auch bei Beschwerdebeginn bis dato unbemerkt ablaufenden Krankheitsprozess handelt, sollte man nicht glauben, man habe mit der SMT® eine Therapiemöglichkeit gefunden, die quasi durch einmalige Behandlung eine Heilung herbeiführt. Wer solches behauptet und verspricht (auch wenn solche Fälle gelegentlich einmal vorkommen können, dabei handelt es sich für Arzt und Patient jedoch um Sternstunden, von denen man noch nach Jahren erzählt), handelt unredlich und bewegt sich am Rande der Scharlatanerie.

Man muß sich klarmachen, daß Knochen, Sehnen, Bänder und Muskeln bei längerer Fehlstellung ihre anatomische Form ändern, daher muß auch der Heilungsverlauf entsprechend lang sein. Knochen, Sehnen, Bänder und Muskeln müssen wieder ihre ursprüngliche, genetisch vorgegebene Form annehmen, damit sie nicht sofort wieder in die Fehlstellung zurückgleiten.

Die meisten Patienten und deren Therapeuten müssen sich, um eine Heilung im Laufe der Zeit zu erreichen, im wahrsten Sinne des Wortes plagen. Ohne den Willen, gesund zu werden und den vollen Einsatz der Patienten, im Sinne einer täglichen häuslichen Selbst- oder Partnernachbehandlung, erreicht der Therapeut nichts.

Ein ganz wichtiger weiterer Gesichtspunkt ist die Krankheitsvorbeugung mittels der SMT®. Die SMT® muß, neben ihrem unbedingt notwendigen Einzug in die Schulmedizin, in einem gewissen Umfang eine Volks- und Hausmedizin werden, mit deren Hilfe die Menschen in einem Familienverband lernen, sich gesund zu erhalten.

Bei der dritten Überarbeitung meines Grundlehrbuches „Wunder dauern etwas länger" über die SMT® komme ich nicht umhin, einige Änderungen und Ergänzungen anzubringen. In meinen in der Zwischenzeit zwei weiteren Lehrbüchern über die SMT®; „Fast alles ist möglich" und „Die Farbe des Schmerzes ist rot", habe ich mich mit diesen neuen Aspekten schon eingehend beschäftigt, dennoch muß ich sie in dieses Buch neu einbringen. Dabei handelt es sich in erster Linie um eine Verbesserung der ursprünglichen Handgriffe in der praktischen Anwendung der SMT®.

In meinen SMT®-Seminaren habe ich festgestellt, daß eine exakte Befunderhebung bei der Beinlängenbestimmung, wie auch bei Kreuzbein- und Wirbelsäulenuntersuchung für die meisten Teilnehmer sehr schwierig ist. Ich muß gestehen, daß es auch bei mir recht lange gedauert hat, bis ich mir der Richtigkeit meiner am Patienten erhobenen Untersuchungs- und Tastbefunde sicher war. Ich war gezwungen, zu überlegen, wie ich den Seminarteilnehmern die Unsicherheit schneller nehmen und sie so zu zuverlässigen Therapeuten ausbilden kann. Denn vor eine effiziente Therapie hat der Herrgott eine genaue Befunderhebung und Diagnose gestellt. Kommt es bei der Befunderhebung zu Fehlern, kann eine Behandlung keine Besserung, ja sogar unter Umständen eine Verschlechterung erbringen. Der Erfolg der SMT® darf nicht dem Zufall überlassen werden.

Meine Erfahrungen und Überlegungen, indem ich anatomische, physiologische und physikalische Gesichtspunkte berücksichtigte, haben zu einer modifizierten Grifftechnik der „sanften manuellen Therapie nach Dorn" geführt, die ich SMT® genannt habe, und die jedermann in die Lage versetzen soll, genaue Befunde an Gelenken und Wirbelsäule zu erheben, um bei der anschließenden Therapie keine Fehler zu machen oder sich gar Komplikationen einzuhandeln.

Die Modifaktion der Griff- und Massagetechnik war nicht zuletzt auch deshalb notwendig, weil ich ein großer Verfechter der häuslichen Partnernachbehandlung bin (hierbei therapieren sich die Lebenspartner, ein Familienangehöriger oder eine dem Kranken freundschaftlich verbundene Person). Daher war ich gezwungen, mir eine Behandlungsweise zu erarbeiten, bei der auch der ungeübte Laie die Griffe schnell erlernen und obendrein keine Fehler machen kann.

Die neuen Grifftechniken betreffen Beinlängenprüfung, Hüft-, Kreuzbein- und Blockierungs- sowie Skoliosenbehandlung der Wirbelsäule. Die Griffe sind eigentlich keine Abkehr der bisher angewandten Griffe der „sanften manuellen Therapie nach Dorn", sondern lediglich, wie schon gesagt, Modifikationen der alten Behandlungsweise. Dennoch hat Herr Dorn mich gebeten, die sanfte manuelle Therapie nicht mehr mit seinem Namen in Verbindung zu bringen, da diese in ihrer neuen Form nicht mehr mit seinem „Original" zu tun habe. Ich habe diesem seinem Wunsch entsprochen und spreche nur noch von der „sanften manuellen Therapie" kurz SMT®.

Es gibt sicher erfahrene „Dorn-Therapeuten", die mit der althergebrachten Behandlungsweise auf Grund einer gewissen Begabung oder einer großen Sensibilität sichere Befunde erheben und auch exakt therapieren. Nur ist es so, daß mit der neuen Grifftechnik, die auf anatomischen und physikalischen Gesetzmäßigkeiten beruht, auch weniger begabte Menschen zu guten Therapeuten werden können.

Weiterhin werden Sie feststellen, daß neue Kapitel mit grundsätzlich neuen Erkenntnissen und Gesichtspunkten in diesem Buch hinzugekommen sind, die mir beim Abfassen meiner weiteren Lehrbücher „Fast alles ist möglich" und „Die Farbe des Schmerzes ist rot" klar geworden sind.

Dabei handelt es sich um Zusammenhänge mit der chinesischen Meridian- und Funktionskreislehre im Rahmen der Akupunktur, die besagen, daß alle Organe und Organstrukturen des menschlichen Körpers über das vegetative (willentlich nicht steuerbare) Nervensystem verschaltet sind und hier eine gegenseitige Feinabstimmung der verschiedenen Organfunktionen stattfindet, die dann eine gute Funktionalität unseres Organismus` gewährleisten.

Diese neuronal-vegetativen Zusammenhänge, die sich in der chinesischen Akupunktur-, Meridian- und Funktionskreislehre niedergeschlagen haben, werden in diesem Buch nur kurz angerissen. In meinem zweiten Buch über die SMT® „Fast alles ist möglich" habe ich mich eingehend mit diesen Fakten beschäftigt.

Mit der Tatsache, daß über das vegetative Nervensystem nicht nur Erkrankungen, sondern auch Schmerzsyndrome augelöst werden können, habe ich mich in meinem dritten Buch über Schmerzheilung mittels der SMT® „Die Farbe des Schmerzes ist rot" beschäftigt.

Störfelder spielen für die SMT® ebenfalls eine große Rolle. Mit der Huneckschen Störfeldtheorie und -behandlung habe ich mich in den beiden Lehrbüchern „Fast alles ist möglich" und „Die Farbe des Schmerzes ist rot" beschäftigt.

Ein weiterer wichtiger Gesichtspunkt hat mit einer anderen Einteilung der Rückenmarksegmente zu tun, in der Form, daß wir in der SMT® die Existenz eines 8. Halswirbelsäulensegments ablehnen und davon ausgehen, daß es ebensoviele Halswirbelsäulensegmente wie Halswirbel gibt, nämlich 7. Somit handelt es sich bei dem schulmedizinischen Segment C8 um das Th1-Segment in der SMT®.

Eine letzte kleine Neuerung zur ersten und zweiten Auflage dieses Buches ist die, daß ich die Nomenklatur der Wirbelbezeichnungen dem schulmedizinischen Standard angepaßt habe und so die Halswirbel und deren Segmente mit dem Buchstaben C (cervical), die Brustwirbel und deren Segmente mit Th (thorakal) und die Lendenwirbel und deren Segmente weiterhin mit dem Buchstaben L (lumbal) bezeichne.

                                                                Ottobeuren
im November 2002

1.0 GESCHICHTE DER MANUELLEN THERAPIE

Der Ursprung der manuellen Therapie ist uns unbekannt. Die Spuren verlieren sich in grauer Vorzeit, in der schriftliche Überlieferungen noch nicht möglich waren. Die Geschichte der manuellen Therapie ist sicher so alt wie die Menschheitsgeschichte an sich. Schon immer hat es Menschen gegeben, die sich der Heilung ihrer Mitmenschen angenommen haben, ob diese nun als Heiler, Heilkundige, Schamanen, Medizinmänner oder heilkundige Frauen bezeichnet wurden. Das Heileramt war oft mit dem Priesteramt vereint und Spirituelles floß im Sinne einer Ganzheitsmedizin in den Heilungsprozess ein. Diese Menschen waren dabei sicher manueller Behandlungsformen kundig.

Es war nötig, verrenkte Glieder wieder zu richten, Verletzungen auch an Knochen und Gelenken zu behandeln und mit Sicherheit hatten Menschen der Vorzeit auch schon Rückenschmerzen, Hüftbeschwerden und Kopfschmerzen. Ich halte es für denkbar, daß man auch über die Zusammenhänge von Wirbelsäulen- und Gelenkschäden und deren Einfluß auf unsere inneren Organe mehr wußte als heute. Als Beweis für die medizinischen Kenntnisse dieser Heilkundigen mag gelten, daß man zu dieser Zeit schon Schädelöffnungen, aus den verschiedensten Gründen, vorgenommen hat, die, wie Ausgrabungen solcher Schädel beweisen, auch überlebt wurden.

Wenn sich diese Menschen therapeutisch und operativ an das Gehirn heranwagten, so kann man sicher sein, daß sie ebenso Wirbelsäule und Gelenke behandeln konnten. Als früheste Abbildung einer manuellen Therapie an einem Patienten habe ich ein Bild byzantinischen Ursprungs gefunden, auf dem eine manuelle Kiefergelenkeinrenkung dargestellt wird (siehe Abb. 1).

Daß sich die manuelle Therapie in der Medizin des Abendlandes aber nicht etablieren konnte, ist Folge davon, daß sich Hippokrates, der Begründer der abendländischen Schulmedizin, in seinen Schriften sehr kritisch über die seiner Meinung nach laienhafte Therapieform der damaligen Wirbelsäulen- und Gelenkbehandler geäußert hat. Damals wie heute wurden und werden die Extreme in Technik und Theorie als abschreckendes Beispiel benutzt.

Hippokrates meint, daß bei einer durch Unfall enstandenen Wirbelsäulenverkrümmung es nutzlos sei, den Patienten an einer Leiter aufzuhängen, wie es damals bei den manuell tätigen Therapeuten wohl üblich war. Er unterstellte diesem Personenkreis eine Täuschungsabsicht, um sich zu bereichern. „...Bei den Menschen erregt es Erstaunen, wenn sie sehen, wenn ein Mensch aufgehängt und hin- und hergeschleudert wird, oder wenn ähnliches geschieht. Diese Bader sprechen rühmend von solchen Dingen zum großen Haufen und kümmern sich im übrigen nicht weiter darum, ob eine solche Behandlung Gutes oder Böses nach sich zieht. Die Wundärzte, welche ihre Kunst auf solche Weise ausübten, waren sämtlich, soviel ich ihrer gekannt habe, unwissende Marktschreier."

An anderer Stelle kommt Hippokrates aber doch nicht umhin, den Sinn und Nutzen der manuellen Therapie anzudeuten:„...Die Erfindung (der manuellen Therapie) selbst ist alt. Ich spende dem, der diesen oder jenen Kunstgriff erfunden hat, großes Lob. Ich

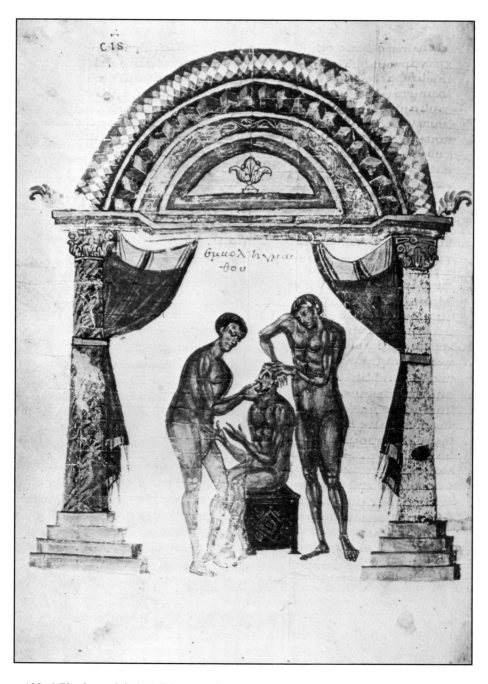

Abb. 1 Eine byzantinische Miniatur aus einem Buch über Hippokrates. Es wird auf der Abbildung eine Wiedereinrenkung eines Kiefergelenkes dargestellt. (Abb. aus Illustrierte Geschichte der Medizin, Prof. Dr. med. Richard Toellner, Verl. Andreas & Andreas, Salzburg 1986)

(Hippokrates) gebe die Hoffnung nicht auf, daß, wenn Einer die Vorrichtung in richtiger Weise trifft und den Patienten in richtiger Weise erschütteret, in einigen Fällen das Gerademachen (der Wirbelsäule) gelingen könnte. Ich für meinen Teil habe mich jedoch gescheut, alle Fälle dieser Art zu behandeln, weil solche Methoden meist bei Betrügern vorkommen."

Seine eigenen Behandlungsvorschläge sind hingegegn sehr abstrus, brüsk und gefährlich, indem er empfahl, die aus der Reihe getretenen Wirbel durch die gleiche Erschütterung zu korrigieren, durch die sie entstanden sind. Er entwickelte eine Aufpralltechnik, bei der er den Patienten auf einer Leiter festband, die man außen an einem Haus hochzog und dann fallen ließ (siehe Abb. 2).

Dagegen muß Hippokrates schon um die Zusammenhänge von Wirbelsäulenerkrankungen und organischen Störungen gewußt haben. Dieses ist aus einer Textstelle zu entnehmen, welche sich mit der Verkrümmung der unteren Brust- und Lendenwirbelsäule und von Nieren- und Blasenleiden beschäftigt. Aus dieser Erkenntnis heraus lehnte er keineswegs eine Behandlung der Wirbelsäule ab, welche mit gezielten, aus der Untersuchung abgeleiteten Kräften (hier manifestiert sich der Ursprung der Chirotherapie) arbeitet.

Seine Empfehlungen und Überzeugungen haben sich bis in das heutige 21. Jahrhundert erhalten. Wenn man heute die orthopädischen Fachbücher der 20er, 30er und sogar späterer Jahre oder moderne neuzeitliche durchblättert, findet man Bilder mit Therapieanweisungen, die von den Empfehlungen durch Hippokrates zur Wirbelsäulenbehandlung kaum abweichen.

Hippokrates empfiehlt, daß, nach einem Dampfbad oder einer Abreibung mit heißem Wasser, der Patient auf den Bauch gelegt wird, wobei riemenartige Bänder unter der Achsel um die Brust gelegt werden und mit den Pfosten am Kopfende des Behandlungsbettes verbunden werden. ..... Je zwei andere gleichartige Bänder muß man oberhalb der Knie und oberhalb der Ferse herumlegen. Und dann muß man die Enden der Bänder an ein Stück Holz ... festbinden. Ein weiteres Band, das breit, weich, haltbar und wie ein Gürtel gestaltet ist und ausreichend Breite und Länge besitzt, binde man um die Lenden herum und zwar möglichst nahe der Hüfte. Dann muß man das überschüssige Stück des gürtelartig gestalteten Bandes zusammen mit beiden Riemenpaaren an den an der Fußseite befindlichen Stab verbinden. Hierauf nehme man an diesen Halt die Streckung nach beiden Richtungen durch Zug und Gegenzug vor (siehe Abb. 3). Eine solche Streckung kann nämlich keinen bedeutenden Schaden verursachen ..." (nach Meinung von Hippokrates !!!)

Dieser letzten, wirklich falschen Behauptung vetraut die Schulmedizin bis heute und hat sie zum Grundprinzip ihres Handeln gemacht. Die klassische Chirotherapie benutzt, ebenso wie die gesamte Orthopädie, Dehnung und Streckung heute noch als Basis ihrer Therapie.

Bei der hippokratischen Therapie mittels des von ihm erfundenen „Schlingentisches" muß der Arzt oder ein kräftiger Helfer versuchen, mit den Händen die Wirbelsäule zu begradigen. Es wurde von Hippokrates als ungefährlich angesehen, wenn sich der

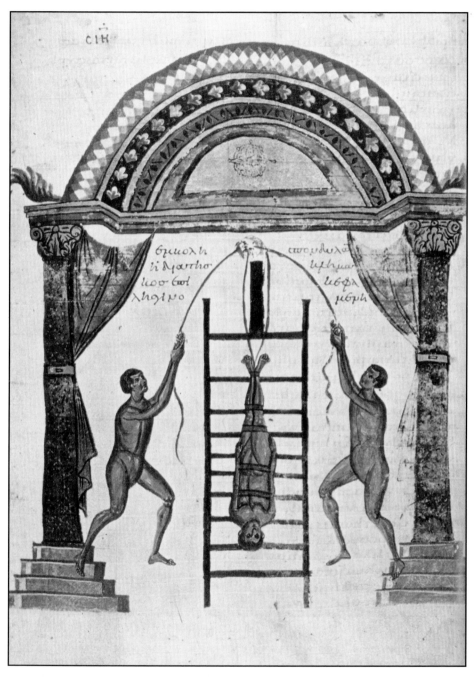

Abb. 2 Miniatur im Kommentar des Appolonius von Kition. Behandlung einer Wirbelsäulenverrenkung mittels der Falltherapie nach Hippokrates.(Illustrierte Geschichte der Medizin, Prof. Dr. med. Richard Toellner, Verl. Andreas & Andreas, Salzburg 1986)

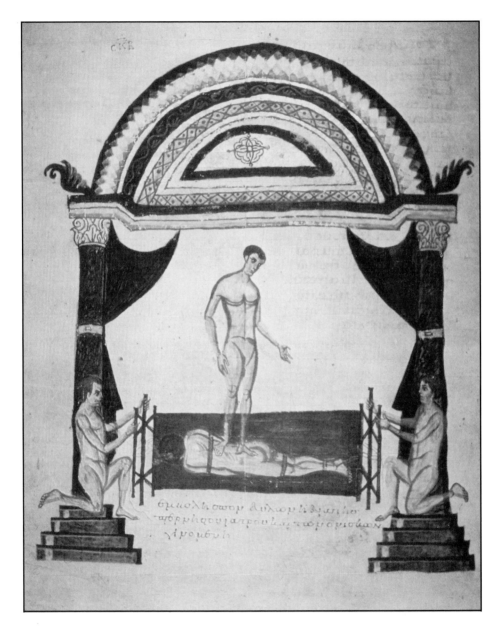

Abb. 3 Miniatur aus dem Kommentar von Appolonius von Kition
zum Lehrbuch von Hippokrates „De articulis" aus dem 9 Jahrhundert.
Hier wird die Wirbelsäulenbehandlung von Blockierungen und Skoliosen
nach Hippokrates dargestellt.
(Illustrierte Geschichte der Medizin, Prof. Dr. med. Richard Toellner,
Verl. Andreas & Andreas, Salzburg 1986)

Therapeut, sofern er mit den Händen keine Reposition erreichte, auf die zu behandelnde Stelle setzte oder gar auf den Rücken des Patienten stand und so mit den Füßen das versuchte, was ihm mit den Händen nicht gelungen war (siehe Abb. 3).
Diese drastische Methode wurde bis in das 19. Jahrhundert angewandt. Auch das 20. Jahrhundert kennt noch ebensolche, wenn auch nicht mehr ganz so gefährliche Anwendungen, wobei bevorzugt mit Streckung und Gipskorsettbehandlung gearbeitet wurde (siehe Abb. 4 und 5).

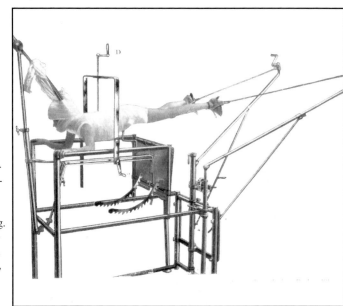

Abb. 4 Begradigung eines Buckels nach Gauggele. Eine nicht mehr ganz so alte Form der Wirbelsäulenbehandlung. (Die Techniken des orthopädischen Eingriffs, Dr. Phillipp J. Erlacher, Verl. Springer, Wien 1928)

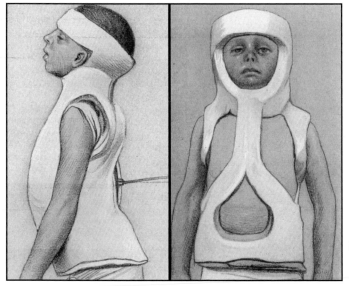

Abb. 5 Methode einer Buckelbehandlung mittels Gipskorsetts nach Wullstein. (Die Techniken des orthopädischen Eingriffs, Dr. Phillipp, J. Erlacher, Verl. Springer, Wien 1928)

Aus diesen Elementen entwickelte sich die heutige Orthopädie. Es gab immer, und es gibt heute noch Ärzte und Heiler, die solche alten Therapieformen wie z. B. die manuelle Behandlung im Rahmen der SMT® weiterbetrieben haben. In England hießen solche Therapeuten im Mittelalter Bone-setter.

Besonders amerikanische Ärzte im auslaufenden 19. Jahrhundert beschäftigten sich mit der manuellen Therapie, meist in Form einer Druckmassage, entweder der Wirbelsäule oder anderer Haut- und Muskelbereiche. Der 1877 geborene Amerikaner und Arzt Dr. Taylor-Still beobachtete Zusammenhänge von Organerkrankungen und Wirbelsäulenschäden und therapierte mit Lagerung und Druckmassage. Diese Therapie nannte er Osteopathie. Nach Veröffentlichung seiner Therapieerfolge erntete er nur Ablehnung und Spott. Seine Erfolge wurden mit Suggestion abgetan.

Andere amerikanische Ärzte, wie zuerst Head und Mackenzie, arbeiteten mit der Druckmassage von Hautarealen zur Heilung bestimmter Erkrankungen und sie stellten fest, daß bei gewissen Organerkrankungen immer die gleichen Hautareale und Muskelgruppen empfindlich auf Druck reagierten. Durch deren Massage oder auch Nadelung, als Kombination mit der damals gerade bekanntgewordenen Akupunktur, heilte man organische Beschwerden (siehe Abb. 6).

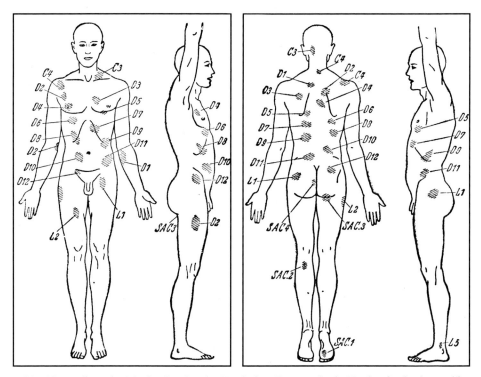

Abb. 6 Darstellung der Maximalpunkte der Headschen Zonen, wie sie Head gefunden hat und in seinem Buch auf Tafel 4 und 5 veröffentlicht hat. (Organbeeinflussung durch Massage, Joachim v. Puttkammer, Verl. Karl F. Haug, Saulgau 1953)

Die von Head gefundenen Organpunkte auf der Haut, wobei es sich eher um Hautbezirke handelt, sind heute noch in der Schulmedizin als Headsche Punkte oder Zonen bekannt und werden hauptsächlich als ein diagnostischer Hinweis auf Organerkrankungen gewertet. Die Erkenntnisse von Head, Mackenzie und vielen anderen Therapeuten sind in die Reflexzonenmassage eingeflossen. Head stellte aber auch einen Zusammenhang von erkrankten Organen und bestimmten Wirbeln her. Er fand z. B. einen Bezug des erkrankten Herzens zum 3. und 4. Brustwirbel und einen Bezug des Dünndarms zum 12. Brustwirbel.
Die Amerikaner Griffin und Marshall Halls machten Studien über Rückenmarksreflexe, auf deren Grundlage Osteopathen und Chiropraktiker einen Zusammenhang von Wirbelsäulenverbiegungen, Blockierungen und Organerkrankungen fanden.
All diese Erkenntnisse wurden in ganz Europa von vielen Ärzten aufgegriffen. Sie erarbeiteten unterschiedliche Befund- und Therapiemodelle. Stellvertretend für viele andere möchte ich C. Lange und Goldscheider in Dänemark, Ling in Schweden, Soulié de Morant in Frankreich und nicht zuletzt Dr. Weihe in Deutschland erwähnen.
Diese Ärzte nutzten das Aufsuchen von schmerzhaften Druckpunkten hauptsächlich zur Diagnostik. Erst Cornelius versuchte, durch Massage dieser Punkte, eine Therapie. Dr. Josef Brand aus Schweinfurt in Deutschland fand einen Bezug zwischen den chinesischen Meridianen und der manuellen Therapie, wobei er die Meridiane abtastete, um versteckte Gelenksblockierungen zu finden. Er erkannte aber auch schon die Therapiemöglichkeit eines Organs über den entsprechenden Meridian.
Es wurde viel ausprobiert, geforscht und veröffentlicht, doch konnten sich diese Erkenntnisse in der Schulmedizin leider nicht in dem erforderlichen Maße durchsetzen. Das mag nicht nur in der ablehnenden Haltung Hippokrates' gegenüber der manuellen Therapie begründet sein, sondern auch darin seine Ursache haben, daß für die manuelle Therapie ein gewisses Geschick seitens des Arztes erforderlich ist, dem eines guten Chirurgen nicht unähnlich. Außerdem darf sich der Behandler nicht scheuen, die Patienten anzufassen.
Wie dem auch sei, die Folge dieser ablehnenden Haltung durch die Schulmedizin ist, daß die manuelle Therapie sich nur in einem kleinen Umfang im orthopädischen Bereich etablieren konnte und dies in einer Form, die nicht unumstritten, aus Sicht der SMT® ja sogar falsch ist.
Ein ganz wesentlicher Aspekt der manuellen Therapie in Form der SMT®, nämlich die sehr einfache und erfolgreiche Therapie und Heilung von Erkrankungen innerer Organe über die Wirbelsäule, hat bis heute überhaupt keine Berücksichtigung durch die Schulmedizin erfahren.
Der medizinische Laie Dorn aus dem Allgäu, ein Autodidakt in bezug auf die manuelle Therapie, hat im Laufe der Zeit viele Zusammenhänge zwischen Wirbelsäulen- und Organerkrankungen gefunden. In dem Buch des Amerikaners J.C. Cerney, „Akupunktur ohne Nadel", der sich viele Jahre direkt in China mit der Akupunktur beschäftigt und diese dort erlernt hat, fand Herr Dorn eine Abbildung, die seine Beob-

achtungen systematisierten. In diesem Buch ist eine Darstellung zu finden, welche die Zuordnung von Organen zu bestimmten Wirbeln aufzeigt.

Die klassisch-schulmedizinische Chirotherapie, die sich auch aus den oben beschriebenen Anfängen entwickelte, geht auf den bekannten Arzt D. Palmer zurück. Dieser gründete 1906 das erste Chiropraktik-College in Denver, USA. Es gibt in Amerika zahlreiche anerkannte Chirotherapieschulen mit jährlich bis zu 2000 Absolventen.

Die Osteopathen dagegen, deren Therapie grundsätzlich nichts mehr mit der Osteopathie im Sinne von Taylor-Still zu tun hat, sind in Amerika den Ärzten gleichgestellte Therapeuten, deren Ausbildung sich allerdings im Umfang von der der Chirotherapeuten unterscheidet.

In Deutschland wurde 1953 die Forschungs- und Arbeitsgemeinschaft für Chiropraktik gegründet, die sich 1955 mit der Gesellschaft für manuelle Therapie zusammenschloß. Seit 1976 ist die Chirotherapie in Deutschland Bestandteil der ärztlichen Weiter-, nicht aber der Universitätsausbildung der Ärzte.

2.0 ANATOMISCHE GRUNDLAGEN

In diesem Kapitel möchte ich nur die anatomischen Fakten und Grundlagen aufführen, die für das Verständnis der Zusammenhänge der SMT® von Bedeutung sind. Hier soll keine vollständige anatomische Abhandlung des menschlichen Körpers gegeben werden, ausführliche anatomische Beschreibungen können in speziellen Büchern nachgeschlagen werden. Ich werde, wo es möglich ist, keine lateinischen Fachausdrücke, sondern deutsche Begriffe verwenden, wenn unumgänglich, Spezialausdrücke in Klammern deutsch erklären, so daß auch nicht medizinisch vorgebildete Leser dieses Kapitel problemlos verstehen können. Weiterhin soll eine Vielzahl von Abbildungen das Verständnis zusätzlich erleichtern.

2.1 BEWEGUNGSAPPARAT

Der Bewegungsapparat des menschlichen Körpers setzt sich aus zwei Hauptanteilen zusammen, dem passiv bewegten System mit den Knochen, Gelenken und Bändern, sowie dem aktiv bewegenden System mit den Muskeln und Nerven.

Das Knochengewebe besteht aus einer kalziumhaltigen (Kalzium ist ein Spurenelement) Grundsubstanz, in die eine organische, eiweißhaltige Zwischensubstanz eingelagert ist. Das Knochengewebe mit seinen organischen und kalzuimhaltigen Anteilen wird von Zellen des menschlichen Organismus` während des ganzen Lebens, altersunabhängig und je nach Bedarf, auf- und auch wieder abgebaut. Der Knochen ist also trotz seiner Härte ein lebendiges Gewebe und zeitlebens, den Bedürfnissen und Umständen entsprechend, anpassungsfähig. An Stellen vermehrten Druckes wird der Knochen in der Regel abgebaut, wohingegen in Regionen verminderten Druckes oder eines Zuges der Knochen auf- oder angebaut wird.

Es gibt im menschlichen Körper im Ganzen 213 einzelne Knochen, die 32 Zähne sind dabei nicht mitgerechnet. Sie bilden in ihrer Gesamtheit mit den Sehnen, Bändern und Muskeln ein sehr elastisches Gerüst, welches unter anderem der Fortbewegung dient und einen sehr widerstandsfähigen Halte- und Ummantelungsapparat für die menschlichen Eingeweide darstellt (siehe Abb. 7).

Die 213 einzelnen Knochen gliedern sich in 28 Schädelknochen, in 53 Rumpfknochen und 132 Extremitätenknochen (Extremitäten sind Arme und Beine). Die Schädelknochen umschließen im wesentlichen unser Gehirn mit den Augen. Die Rumpfknochen schützen unsere Eingeweide, in der Brust die Lunge und das Herz, im Bauchraum und im kleinen Becken Magen, Leber, Bauchspeicheldrüse, Galle, Milz, Nieren, Darm, Blase und Sexualorgane. Die Rumpfknochen des Oberkörpers gliedern sich in Rippen, Brustbein, Schulterblatt, Schlüsselbein. Der Unterkörper setzt sich aus Beckenschaufelknochen, Kreuz- und Steißbein zusammen. Die Wirbelsäule setzt sich aus dem Kreuzbein und 24 Wirbeln zusammen.

Alle aufgeführten Knochen unseres Körpers sind untereinander durch Sehnen und Bänder elastisch verbunden. Die Arme stoßen im Schultergelenk an den Oberkörper und die Beine im Hüftgelenk an den Unterkörper. Die Arme bestehen aus Oberarm, Unterarm und Händen. Die Hände bestehen aus Handwurzel- und Fingerknochen. Die

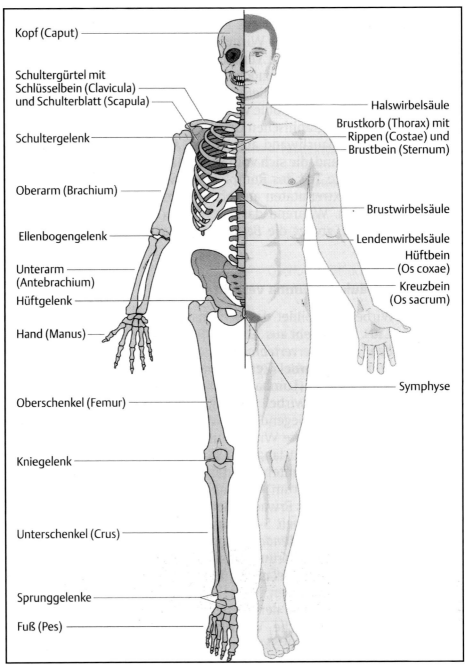

Abb. 7 Übersicht über die halbseitige Abbildung der Knochen und Gelenke des menschlichen Körpers im Bezug zur Körperoberfläche. (Der Körper des Menschen, Adolf Faller, Verl. Thieme, Stuttgart 1995)

Beine gliedern sich in Ober- und Unterschenkel mit dem Fuß. Der Fuß wird von den Fußwurzel- und Zehenknochen gebildet.

2.2 HALSWIRBELSÄULE

Der Kopf ruht auf dem ersten Halswirbelsäulenknochen, den man Atlas nennt. Der Atlas hat eine besondere Form. Er besteht aus einem knöchernen Ring, der das Rückenmark umschließt. Dieser knöcherne Ring hat oben zum Hinterhaupt hin eine nahezu plane Gelenkflächenstellung. Die Gelenke haben dabei tiefe Aushöhlungen, in denen die Gelenkflächen des Schädels ruhen.

Die Gelenkfläche des Atlas zum zweiten Halswirbel hin steht in einer Stellung von 45°. Daß der Atlas mit seinen planen Gelenksflächen nicht nach vorne, hinten oder seitlich abrutschen kann, verhindert ein knöcherner Zapfen des zweiten Halswirbels (Dens axis), der nach oben steht und um den der Atlas sich drehen kann.

Nach den schon beschriebenen zwei oberen Halswirbeln folgen nach unten noch fünf weitere Halswirbel, so daß deren Gesamtzahl sieben beträgt (siehe Abb. 8).

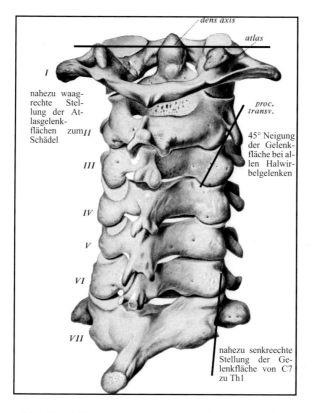

Abb. 8 Abbildung einer ganzen Halswirbelsäule mit dem Atlas. (Atlas der Anatomie des Menschen, Sobotta-Becher, Verl. Urban & Schwarzenberg, München 1962)

Die Gelenkflächen dieser 5 Halswirbel haben ebenfalls wie das Gelenk zwischen Atlas und zweitem Halswirbel eine Neigung von 45°, was bedeutet, daß die Gelenkflächen wie Dachziegel aufeinanderliegen. Eine Ausnahme bildet das Gelenk vom 7. Hals- zum 1. Brustwirbel. Dieses Gelenk steht wie alle Brust- und Lendenwirbelsäulengelenke ebenfalls schon fast senkrecht.

Die Halswirbel haben mit den Brust- und Lendenwirbeln einen grundsätzlich gemeinsamen Aufbau. Die Wirbel sind aus verschiedenen knöchernen Anteilen zusammengesetzt. Zwischen den Wirbelkörpern sind als Pufferkissen die Bandscheiben angeordnet.

Die Wirbelkörper sind bei der Halswirbelsäule auf Grund der geringen Traglast, nämlich nur des Kopfes, nicht sehr kräftig ausgebildet. Mit seiner runden, glatten Seite ist der Wirbelkörper nach vorne (ventral = bauchwärts) gerichtet. Nach dorsal (rückenwärts) schließt sich ein knöcherner Ring an, der das Rückenmark umfaßt. Dieser knöcherne Ring hat zwei seitliche und einen hinteren Knochenfortsatz, die seitlichen Querfortsätze und den hinteren Dornfortsatz. Zwischen den Querfortsätzen befindet sich eine Öffnung, durch die aus dem Rückenmark kommende Spinalnerven (Rückenmarksnerven) den Rückenmarkskanal verlassen. Die Ausprägung und Form der Wirbelfortsätze ist bei den verschiedenen Wirbelsäulenabschnitten sehr unterschiedlich. Die Halswirbelsäule hat auf Grund ihrer geringen Traglast weniger stark ausgeprägte Quer- und Dornfortsätze.

Die Halswirbelsäule weist noch eine weitere Besonderheit auf, die bei allen anderen Wirbelsäulenabschnitten nicht zu finden ist: Seitlich in den Querfortsätzen befindet sich eine von oben nach unten senkrecht verlaufende Öffnung, durch die eine Arterie (Gefäß mit sauerstoffreichem Blut) hindurchzieht, die Arteria vertebralis. Dieses Gefäß stellt eine sehr wichtige Blutversorgung des Gehirnes sicher. Rechte und linke A. vertebralis vereinigen sich im Hinterhaupt im Stammhirnbereich und bilden die Arteria basilaris, deren Ausfall schwerste, zum Teil tödliche Schlaganfälle nach sich zieht (siehe Abb. 9).

Je mehr Last ein Wirbel zu tragen hat und um so mehr er beansprucht wird, desto stärker und kompakter wird er. Da die Last auf die Wirbel nach unten hin zunimmt, ist es verständlich, daß die Wirbel nach unten hin immer größer und stärker werden. So ist auch der 7. Halswirbel deutlich größer als die übrigen sechs Halswirbel.

Die Querfortsätze und der Dornfortsatz sind schon kräftige Knochenfortsätze. Der Dornfortsatz des 7. Halswirbels ist im Nacken als deutlicher Knochenvorsprung unter der Haut zu tasten. Er stellt bei der Untersuchung der Wirbelsäule einen wichtigen Orientierungspunkt dar. Man nennt den Wirbel auch Prominens, da er derjenige ist, der am Nacken am weitesten heraussteht. Den Dornfortsatz tastet man aber nur dann deutlich und kann ihn damit vom 6. Halswirbel unterscheiden, wenn der Patient den Kopf erhoben, eventuell etwas nach hinten gebeugt hat. Viele Menschen haben eine deutliche Steilstellung zwischen dem 6. und 7. Halswirbel, so daß es bei nach vorne gebeugtem Kopf schwierig werden kann, den Dornfortsatz des 7. Halswirbels von dem des 6. Halswirbels zu unterscheiden.

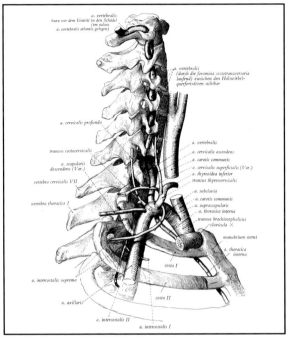

Abb. 9 Verlauf der Arteria vertebralis in den Querfortsätzen der Halswirbelsäule. (Atlas der Anatomie des Menschen, Sobotta- Becher, Verl. Urban-Schwarzenberg, München 1962)

Der 7. Halswirbel ist nicht nur anatomisch eine Verbindung zur oberen Brustwirbelsäule, sondern nimmt funktionell eine Zwischenstellung zwischen Hals- und Brustwirbelsäule ein. Wenn man den 2. bis 6. Halswirbel genauer betrachtet, so fällt auf, daß der Neigungswinkel der normalen Halswirbelgelenksflächen nahezu 45 Grad beträgt. Die Gelenksflächen der unteren Wirbelsäulenabschnitte stehen dagegen fast senkrecht. Der 7. Halswirbel hat nach oben eine 45-Grad-Neigung seiner Gelenksfläche wie alle übrigen Halswirbel, wohingegen die untere Gelenksfläche fast senkrecht steht, ebenso wie die Gelenksflächen der restlichen Brust- und Lendenwirbel. Er nimmt so eine funktionelle Zwischenstellung von Hals- zu Brustwirbelsäule ein.

2.3 BRUST- UND LENDENWIRBEL

Die Brust- und Lendenwirbel nehmen, wie schon erwähnt, nach unten an Größe und Dicke zu, haben aber grundsätzlich den gleichen Aufbau, mit Wirbelkörper, Bandscheiben, einem knöchernen, das Rückenmark umschließenden Ring, Querfortsätzen und Dornfortsatz (siehe Abb. 10). Zwischen Wirbelkörper und Querfortsatz sieht man seitlich die Öffnung, durch die der Spinalnerv den Rückenmarkskanal verläßt (siehe Abb. 11). An den zwölf Brust- und fünf Lendenwirbeln gibt es keine in den Querfortsätzen gelegenen Gefäße wie bei der Halswirbelsäule.

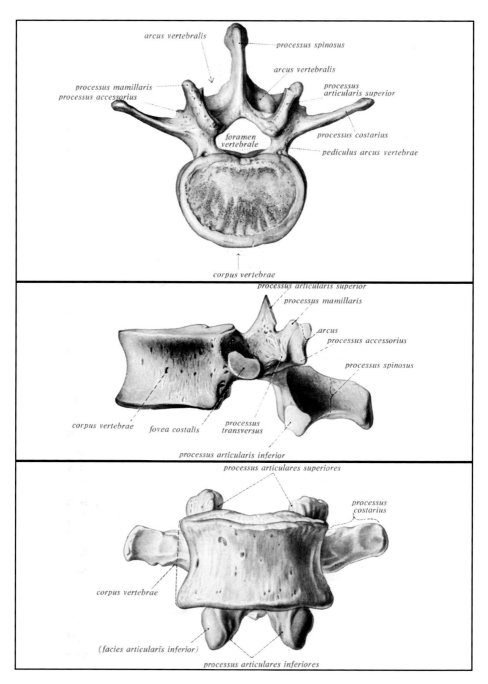

Abb. 10 Darstellung eines Wirbels. Hierbei handelt es sich um einen Lendenwirbel. Das Aussehen eines Brustwirbels unterscheidet sich nur in der Stärke.(Atlas der Anatomie des Menschen, Sobotta-Becher, Verl. Urban & Schwarzenberg, München 1962)

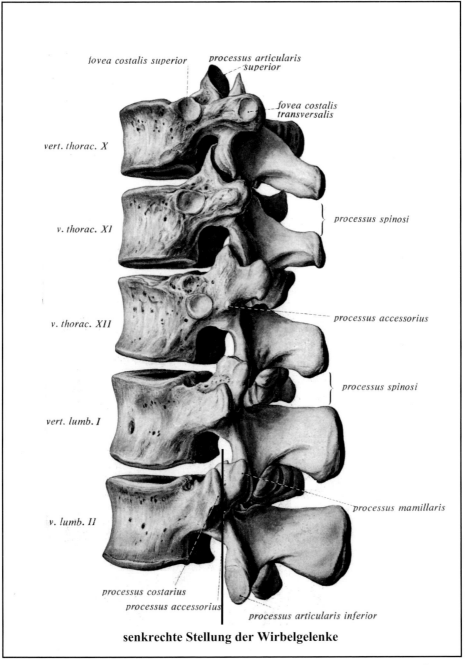

Abb. 11 Darstellung eines Stückes einer Wirbelsäule mit den Foramina intervertebralia.
(Atlas der Anatomie des Menschen, Sobotta- Becher,
Verl. Urban & Schwarzenberg, München 1962)

An die Brustwirbel schließen die Rippen an. Die Verbindung zwischen Rippe und Wirbel wird durch ein Gelenk hergestellt. Alle Gelenkflächen an Brust- und Lendenwirbelsäule stehen nahezu senkrecht.An den Lendenwirbeln findet man bekanntlich keine Rippen mehr.

2.4 NORMALE KRÜMMUNG DER WIRBELSÄULE

Nun stehen die Wirbel der Wirbelsäule nicht ganz senkrecht aufeinander, sondern jeder Anteil der Wirbelsäule hat eine etwas andere Vor- und Rückkrümmung, wobei es bei gesunden Menschen keine Seitverbiegung gibt.
Die Halswirbelsäule ist normal nach ventral, d.h. nach vorne, gebogen. Die Brustwirbelsäule ist nach dorsal, d.h. zum Rücken hin, gekrümmt (siehe Abb. 12). Die Lendenwirbelsäule ist wieder ventral und das Kreuzbein mit dem Steißbein dorsal geschwungen. Diese Biegungen schwingen bei gesunden Personen um eine statische, senkrechte Mittelachse. Die Knochen der Wirbelsäule werden durch eine Vielzahl von Sehnen und Bändern zusammengehalten, deren Bedeutung später noch ausführlich zur Sprache kommen wird (siehe Abb. 13).

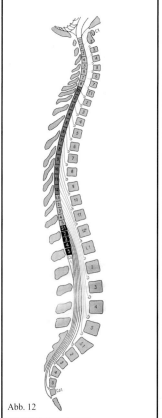

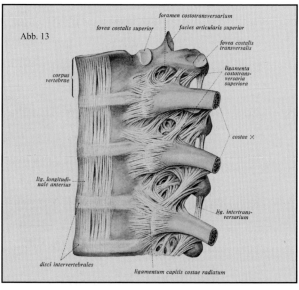

Abb. 12 Seitliche Abbildung einer Wirbelsäule mit den normalen Krümmungsverhältnissen.
(Atlas der Anatomie, Sobotta-Becher, Verl. Urban-Schwarzenberg, München, 1962)

Abb. 13 Abschnitt der Brustwirbelsäule mit seinen Bändern, welche die Austrittsöffnung der Spinalnerven umgeben.
(Atlas der Anatomie des Menschen, Sobotta-Becher, Verl. Urban-Schwarzenberg, München 1962)

2.5 BRUSTKORB

Im Brustwirbelsäulenbereich setzen an den Querfortsätzen der Wirbel seitlich die Rippen an, die dann bogenförmig den Brustraum mit Herz und Lungen umschließen. Alle Rippen sind im Rücken mit den Wirbeln gelenkig verbunden.
Vorne in der Brust treffen sie sich am Brustbein (Sternum). Der knöcherne Anteil der Rippen erstreckt sich von den Querfortsätzen der Wirbel bis zur Mitte der vorderen Brust. Die weitere Verbindung zum knöchernen Brustbein besteht aus Knorpelgewebe. Die 1. bis 7. Rippe sind direkt mit dem Brustbein verbunden, vier weitere Rippen sind zuerst untereinander und dann mit der 7. Rippe knorpelig verwachsen. Die 12. Rippe endet blind in der hinteren Flanke und besitzt keinen Knorpelanteil. Alle Rippen sind im Rücken gelenkig mit den Querfortsätzen der Wirbel verbunden (siehe Abb 14).

2.6 SCHULTERGELENK

Das Schultergelenk besteht, im Gegensatz zum tief ausgehöhlten Hüftgelenk, aus ei-

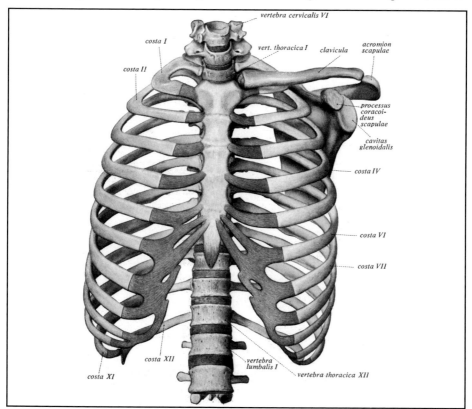

Abb. 14 Darstellung des knöchernen Brustkorbs mit Schlüsselbein und Schulterblatt, von vorne betrachtet. (Atlas der Anatomie des Menschen, Sobotta-Becher, Verl. Urban-Schwarzenberg, München 1962)

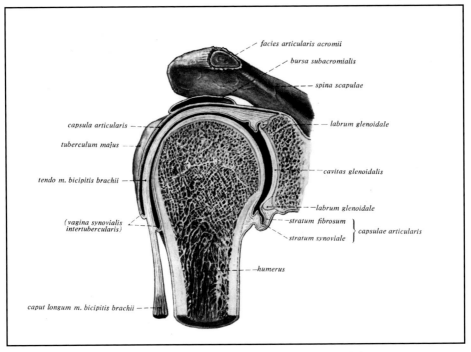

Abb. 15 Darstellung eines Schultergelenks im Querschnitt.
(Atlas der Anatomie des Menschen, Sobotta-Becher,
Verl. Urban-Schwarzenberg, München 1962)

ner sehr flachen, fast senkrecht stehenden Gelenksfläche (siehe Abb. 14 u. 15). Das Gelenk wird von den seitlichen Anteilen des Schulterblattes und des Schlüsselbeines geformt. In dieser flachen Gelenkspfanne ruht der nahezu kugelförmige Gelenkskopf des Oberarmes. Die Gelenksüberdachung des Schultergelenkes setzt sich aus einer vom Schulterblatt kommenden Knochenleiste und dem äußeren Anteil des Schlüsselbeines (Akromio-Clavicular-Gelenk, siehe Abb. 14 u. 15) zusammen. Das Schlüsselbein ist wieder durch ein Gelenk mit dem Brustbein verbunden (Sterno-Clavicular-Gelenk, siehe Abb. 14). Letztlich wird die Stabilität des Schultergelenkes hauptsächlich durch Sehnen, Bänder und Muskeln gewährleistet.

2.7 HÜFTGELENK

Das Hüftgelenk ist wie das Schultergelenk ein Kugelgelenk, hat aber einen wesentlich anderen Aufbau (siehe Abb. 16). Die Hüftgelenksköpfe ruhen in tiefen knöchernen Gelenkspfannen, die seitlich in den Beckenschaufeln gelegen sind. Der hintere Gelenkspfannenanteil ist kräftig ausgebildet. Die Hinterwand des Gelenkes ist wesentlich weiter heruntergezogen als der vordere Gelenkspfannenanteil, so daß die Gelenkspfanne vorne und seitlich etwas weiter geöffnet ist. An der Vorderkante der Hüftgelenkpfanne, in Schambeinhöhe, finden sich zwei Knochenvorsprünge, deren unte-

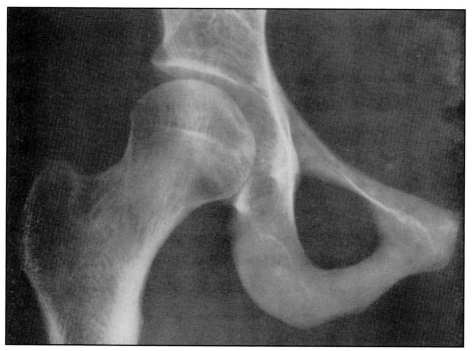

Abb. 16 Darstellung der knöchernen Anatomie eines Hüftgelenks. (Anatomie des Menschen, A. Waldeyer, W. de Gruyter Verlag, Berlind 1969, Seite 324, Abb. 265)

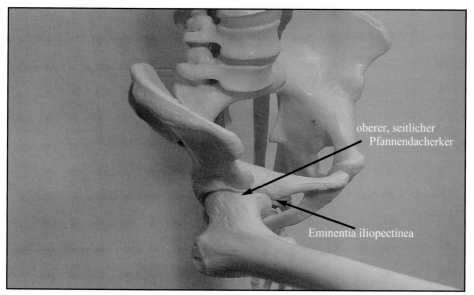

Abb. 17 Abbildung der Hüfte und der hüftnahem Anteile des Obertschenkels sowie der am Schambeinknochen gelegenen Eminentia iliopectinea. (Foto selbst)

rer Eminentia iliopectinea heißt und der am Pfannendachrand darüber liegende als oberer, seitlicher Pfannendacherker bezeichnet werden kann (siehe Abb. 17). Diese anatomischen Fakten sind für das Verständnis späterer Zusammenhänge sehr wesentlich.

Der in der Gelenkspfanne sitzende Hüftgelenkskopf bildet das obere Ende des Oberschenkels. Er ist nahezu halbkugelförmig (siehe Abb. 16). Der Hüftgelenkskopf ist nicht direkt am oberen Ende des Oberschenkels gelegen wie der an den Oberarm senkrecht anschließende Gelenkkopf des Schultergelenks, sondern er steht weiter zur Mitte hin. Die Verbindung zwischen Hüftkopf und eigentlichem Oberschenkelknochen nennt man Schenkelhals. Dieser Schenkelhals steht in einem Winkel von ca. 45°.

Das Hüftgelenk wird durch Bänder und Sehnen zusammengehalten. Ein zusätzliches Band macht innen am Pfannendach fest und zieht zu der Hüftgelenkskopfmitte. Wichtig ist dabei zu wissen, daß die das Hüftgelenk umgebenden Sehnen und Bänder rotatorisch um den Hüftgelenkkopf angeordnet sind (siehe Abb. 18).

Der Oberschenkel ragt seitlich noch ein Stück über den Ansatzpunkt des Schenkel-

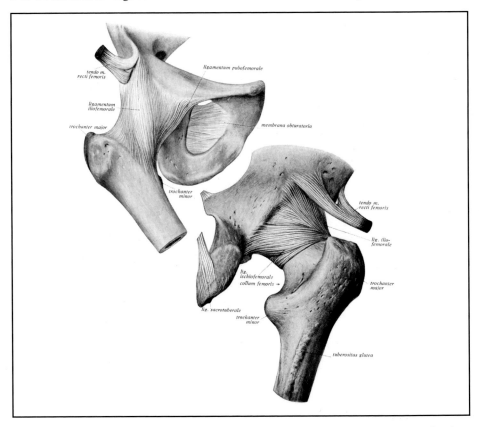

Abb. 18 Darstellung des Hüftgelenks mit seinen rotatorisch angeordneten Bändern. (Atlas der Anatomie des Menschen, Sobotta-Becher, Verl. Urban-Schwarzenberg, München 1962)

halses hinaus und bildet einen Knochenvorsprung, den man Trochanter major nennt. Dieser stellt einen wichtigen Sehnenansatzpunkt für die Muskeln dar (siehe Abb. 18). Zwischen Trochanter major und Oberschenkelmuskulatur sind Schleimbeutel zu finden, die sich gerne entzünden und dann schmerzen.

Auf der Oberschenkelinnenseite ist nochmals ein etwas kleinerer Knochenhöcker zu sehen, ebenfalls ein Muskelansatzpunkt, er nennt sich Trochanter minor (siehe Abb. 18). Der Trochanter major ist ein wichtiger Ansatzpunkt für viele Muskeln des Oberschenkels und des kleinen Beckens. Besonders möchte ich die Muskeln, die von der Kreuzbeininnenseite zum Trochanter major ziehen, erwähnen, die Musculus piriformis und Musculus obturatorius heißen. Diese beiden Muskeln umfassen den Ischiasnerv, der, aus dem kleinen Becken kommend, in das Bein zieht, wie eine Schere (siehe Abb. 19)

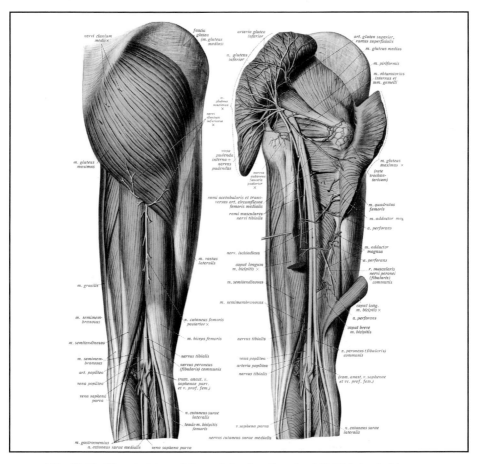

Abb. 19 Gesäßmuskulatur mit ihren tiefen Anteilen einschließlich des Ischiasnervs.
(Atlas der Anatomie des Menschen, Sobotta-Becher,
Verl. Urban-Schwarzenberg, München 1962)

2.8 KREUZBEIN

Das Kreuzbein entsteht aus der Verschmelzung der fünf Kreuzbeinwirbel und stößt nach oben an den 5. Lendenwirbel an (siehe Abb. 20). Am untersten Ende des Kreuzbeins, also am 5. knöchernen Kreuzbeinsegment, ist der Rückenmarkskanal offen und hier treten Nerven aus, die als Nervus cocczygeus bezeichnet werden. Nach unten an das Kreuzbein schließt sich als kleiner Fortsatz das Steißbein an.

Von der Seite gesehen hat das Kreuzbein eine nach hinten durchgebogene Form. Seitlich sind rechts und links die Gelenkflächen zu sehen, mit der das Kreuzbein mit den Beckenschaufeln in Kontakt steht (siehe Abb. 21).

Die Gelenksfläche zwischen Kreuzbein und Beckenschaufel ist aber nicht gleichmäßig über die ganze Seite des Kreuzbeins verteilt, sondern nur in dessen oberer Hälfte gelegen. Die untere Hälfte des Kreuzbeins ist frei beweglich und hat keinen seitlichen Gelenkskontakt.

Die Gelenksfläche zwischen Kreuzbein und Beckenschaufel hat eine Schrägstellung von ca. 45°, d.h. das Kreuzbeingelenk ist auf der rückwärtigen Seite schmäler als auf seiner bauchwärts gerichteten Seite. Die hinteren Anteile der Beckensschaufel überragen das Kreuzbeingelenk hinten seitlich mit einem kräftigen Knochenanteil (siehe Abb. 22)

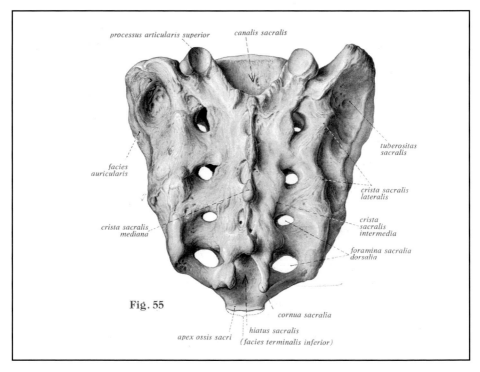

Abb 20 Abbildung des Kreuzbeins von hinten. (Atlas der Anatomie des Menschen, Sobotta-Becher, Verl. Urban- Schwarzenberg, München 1962)

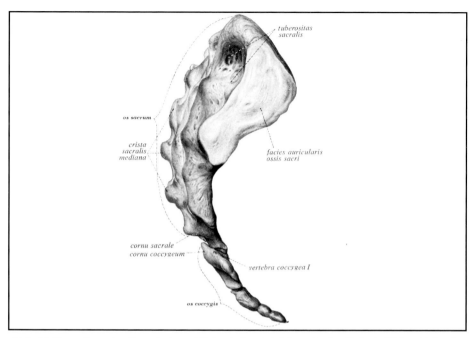

Abb. 21 Darstellung des Kreuzbeins seitlich mit der Aufsicht auf seine Gelenksfläche. (Atlas der Anatomie des Menschen, Sobotta-Becher, Verl. Urban-Schwarzenberg, München 1962)

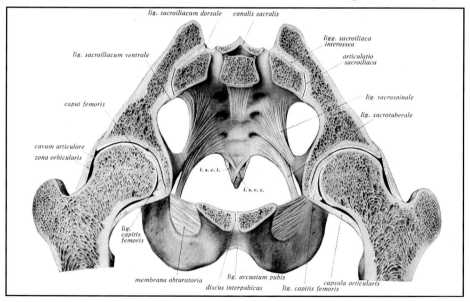

Abb. 22 Bildlicher Querschnitt durch den knöchernen Beckenring mit Darstellung der Hüftgelenksköpfe und der Aufsicht auf das Kreuzbein mit seinen schräg stehenden Gelenksflächen zwischen den Beckenschaufeln. (Atlas der Anatomie des Menschen, Sobotta-Becher, Verl. Urban-Schwarzenberg, München 1962)

Die Nerven der Kreuzbeinsegmente verlassen den Spinalkanal durch ventrale Öffnungen im Kreuzbeinknochen nach vorne, also bauchwärts. Nur die hinteren Äste der Spinalnerven, welche die Rückenmuskulatur versorgen, ziehen durch dorsale Öffnungen im Kreuzbeinknochen in die Rückenmuskulatur.

2.9 KNIEGELENK
Im Kniegelenk treffen die Knochen des Unterschenkels mit dem Oberschenkelknochen zusammen. Der Unterschenkel setzt sich aus zwei Knochen zusammen, dem Schienbein (Tibia) und dem Wadenbein (Fibula).

Das Wadenbein ist gelenkig mit dem Schienbein verbunden, hat aber keinen Anteil am Kniegelenk, sondern das Kniegelenk wird nur durch das Schienbein und das untere Ende des Oberschenkels gebildet.

Die Gelenksfläche des Kniegelenkes besteht also aus einer flachen, aber nicht ganz ebenen Kontaktfläche von Schienbein und Oberschenkel, wobei sich das walzenförmige Ende des Oberschenkels auf der planen unteren Gelenksfläche bewegen kann. Dabei sind nur Ausschläge in einer Achse möglich wie bei allen Sattelgelenken, nämlich Auf- und Abbewegung, eine Drehung zur Seite hin ist nur begrenzt möglich (siehe Abb. 23).

2.10 SPRUNGGELENK
Das Sprunggelenk entsteht aus der gelenkigen Verbindung der beiden Knochen des Unterschenkels (Schien- und Wadenbein) mit dem obersten Fußwurzelknochen, dem Tarsus. Der auf dem Fersenbein sitzende Tarsus wird rechts und links von zwei Knochenzapfen des Schien- und des Wadenbeins umfaßt, so daß auch in diesem Gelenk nur eine Auf- und Abbewegung möglich ist (siehe Abb. 24).

2.11 ELLENBOGENGELENK
Im Ellenbogengelenk sind die Knochen des Unterarms, der Elle und der Speiche gelenkig mit dem Oberarmknochen verbunden, durch die Form eines Scharniergelenks sind nur Auf- und Abbewegungen möglich.

2.12 HAND- UND FINGERGELENKE
Die Gelenke der Handwurzelknochen sind sehr kompliziert,so daß ich sie nur erwähnen möchte. Die Mittelhand- und Fingerknochen sind längliche Röhrenknochen, die mittels Sattelgelenken verbunden sind.

2.13 FUSS- UND ZEHENGELENKE
Ebenso wie die Handwurzelknochen möchte ich die Fußwurzelknochen nicht im Bild darstellen. Die Mittelfuß- und Zehenknochen sind gleichfalls durch Sattelgelenke verbundene Röhrenknochen (siehe Abb. 24).

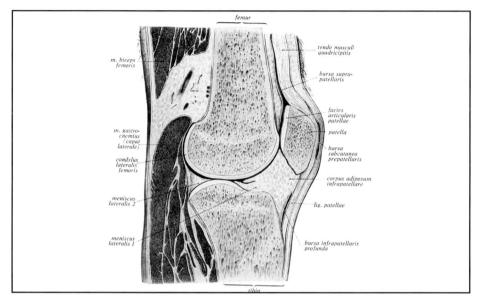

Abb. 23 Das Kniegelenk im Querschnitt.
(Atlas der Anatomie des Menschen, Sobotta-Becher,
Verl. Urban-Schwarzenberg, München 1962)

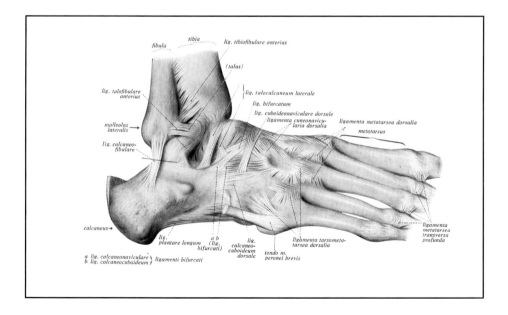

Abb. 24 Abbildung eines Fußes mit Sprunggelenk, Mittelfuß und Zehengrundgelenken.
(Atlas der Anatomie des Menschen, Sobotta-Becher,
Verl. Urban-Schwarzenberg, München 1962)

2.14 RÜCKENMARK MIT SEINEN RÜCKENMARKSNERVEN

Der Rückenmarkskanal, der auch Spinalkanal genannt wird, enthält das Rückenmark, ein Organ, das aus Nervenzellen mit ihren Schaltstellen und aus Nervenleitungsbahnen besteht. Das Rückenmark setzt sich, sobald es den Rückenmarkskanal verläßt, nach oben in das sich anschließende Stammhirn fort. Das Stammhirn, entwicklungsgeschichtlich der älteste Hirnabschnitt, der für unsere lebensnotwendigen vegetativen (nicht dem Willen unterworfen) Funktionen verantwortlich ist, leitet zum Großhirn über, welches unsere intellektuellen Funktionen steuert.

Der Rückenmarkskanal selbst wird von dem am Wirbelkörper ansetzenden Knochenring gebildet, an dem seitlich die Querfortsätze mit den Gelenksflächen und nach hinten der Dornfortsatz gelegen ist. Zwischen den Wirbelkörpern und den Querfortsätzen sieht man seitliche Öffnungen (Foramen intervertebrale), durch welche die vom Rückenmark ausgehenden Rückenmarksnerven (Spinalnerven) den Spinalkanal verlassen (siehe Abb. 25).

2.14.1 SEGMENTALE GLIEDERUNG DES RÜCKENMARKS

Bei der Betrachtung des Rückenmarks mit seinen Spinalnerven begegnet uns nun ein Phänomen, das für den ganzen menschlichen Körper gilt. Alle körperlichen Strukturen, seien es Knochen, Sehnen, Muskeln, Gefäße und Nerven, sind segmental (abschnittsweise) gegliedert. D.h., wie die Wirbelsäule durch ihre einzelnen Wirbel untergliedert ist, so ist das Rückenmark ebenfalls in einzelne Abschnitte unterteilt. Zu jedem Rückenmarkssegment gehört ein entsprechender Spinalnerv (siehe Abb. 25). Dieser Spinalnerv zieht in unseren Körper und versorgt ganz bestimmte Regionen mit Nerven. Diese nervliche Versorgung ist nicht nur für das Fühlen oder die Bewegung verantwortlich, sondern auch für die örtliche Abwehrlage (Immunität) und die regionale Durchblutung. Eine von einem Rückenmarksnerv versorgte Region heißt auf der Haut Dermatom, in den Muskeln Myotom und an den Knochen Sklerotom.

2.14.1.1 SCHULMEDIZINISCHES HALSWIRBELSÄULENSEGMENT C8 AUS SICHT DER SMT®

Bei der Einteilung der Rückenmarkssegmente besteht ein großer Unterschied zwischen der schulmedizinischen Gliederung und Zählweise und der SMT®. Die Schulmedizin geht von der Existenz eines 8. Halswirbelsäulensegments am Rückenmark aus, obwohl es nur sieben Halswirbel gibt.

Wenn man vom Prinzip einer segmentalen Gliederung ausgeht, ist es einfach logisch, daß zu jedem Rückenmarkssegment ein bestimmter Wirbel gehört, auch wenn beide auf Grund eines unterschiedlich starken Längenwachstums nicht auf der gleichen anatomischen Höhe zu finden sind.

Das Rückenmark bleibt in seinem Längenwachstum deutlich hinter der knöchernen Wirbelsäule zurück und das Segment S5 ist meist in Höhe des 1. Lendenwirbels zu finden. Bei manchen Menschen kann das Rückenmark bis zum 2. Lendenwirbel ge-

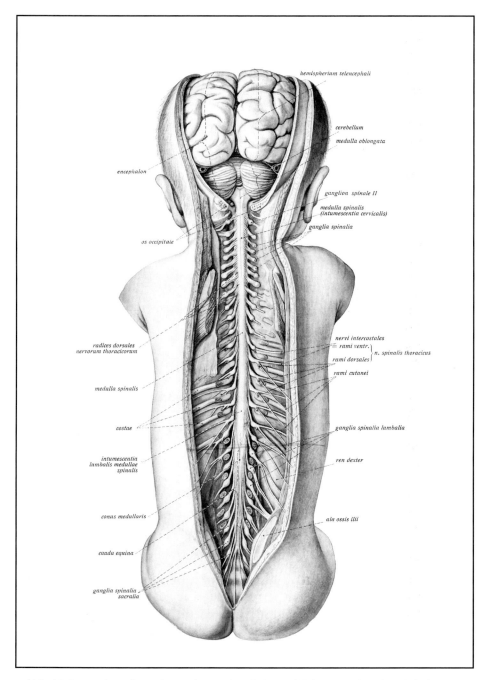

Abb. 25 Gesamtdarstellung des Rückenmarks mit dem seitlichen Austritt seiner Spinalnerven. Übergang des Rückenmarks zum Stammhirn mit Kleinhirn und Großhirn. (Atlas der Anatomie des Menschen, Sobotta-Becher, Verl. Urban-Schwarzenberg, München 1962)

hen, aber spätestens dort hört es auf. In Höhe des 3. Lendenwirbels ist bei keinem Menschen Rückenmark zu finden. Unterhalb des 1. bzw. des 2. Lendenwirbels sind lediglich noch Nervenfasern zu finden, die von ihrem Ursprungssegment zu den entsprechenden seitlichen Nervenaustrittstellen an den Wirbeln ziehen müssen, um dort den Rückenmarkskanal verlassen zu können. <u>Dabei tritt der zum Wirbel gehörende Spinalnerv grundsätzlich an dessen Oberkante aus dem Spinalkanal.</u>
Wie könnte es dazu gekommen sein, daß die Schulmedizin ein Halswirbelsäulensegment mehr zählt, als es Halswirbel gibt? Wenn man in einem Anatomiebuch die Nerven betrachtet, die aus der untersten Öffnung auf der Höhe von S5 heraustreten, sieht man ein starkes, innig verzweigtes Netz von Nerven. Es fällt schwer, die einzelnen Nervenstränge einem Spinalnerv exakt zuzuordnen. Die Nervenstränge, die den Rückenmarkskanal an dessen unterem Ende verlassen, werden als Nervus cocczygeus bezeichnet.
Nun mag sich folgendes bei der Betrachtung und Einteilung der Spinalnerven ereignet haben: Man hat Teile der das Rückenmark an seiner untersten Öffnung verlassenden Nerven als N. cocczygeus und andere Teile als Spinalnerven vom Segment S5 bezeichnet. Wenn man nun die Spinalnerven und deren Rückenmarksegment nach oben abzählte, hatte man ein Spinalnervenpaar und Rückenmarkssegment mehr als Wirbel vorhanden waren und zwar das Segment, dessen Spinalnerven zwischen Atlas und Hinterhaupt heraustreten.
Man hat sich einfach dadurch geholfen, daß man ein Segment C8 postulierte, ohne Rücksicht darauf zu nehmen, daß es keinen Wirbel zu diesem Segment gibt.
An der Halswirbelsäule läßt auch die Schulmedizin das Spinalnervenpaar, welches zum Segment gehört, oberhalb des Wirbels austreten. Durch das Einfügen des Segmentes C8 verlassen aber ab C8 die Spinalnerven, die zum entsprechenden Segment gehören, <u>unterhalb der Wirbel</u> den Rückenmarkskanal.
Ich weiß nicht, ob diese Unlogik nur in der europäischen Anatomie und Medizin besteht. Ich besitze Hinweise auf die Tatsache, daß die amerikanischen Chirotherapeuten und Osteopathen nicht mit dem Segment C8 arbeiten.
Wir in der SMT® lehnen die Existenz eines Segments C8 ebenfalls ab, denn nur dann werden die Zusammenhänge aus Osteopathie und Akupunktur, speziell der Meridian- und Funktionskreislehre der chinesischen Medizin, die bei der Organbehandlung mittels der SMT® eine große Rolle spielen, verständlich.
Somit sieht die Segmenteinteilung (man muß bei der Konvertierung der schulmedizinischen in die SMT®-sche Segmentbezeichnung immer einen Zähler hinzurechnen) aus Sicht der SMT® wie folgt aus:

C1 (SMT®) = C1 (SchM)
C2 (SMT®) = C2 (SchM)
C3 (SMT®) = C3 (SchM)
C4 (SMT®) = C4 (SchM)
C5 (SMT®) = C5 (SchM)

C6 (SMT®) = C6 (SchM)
C7 (SMT®) = C7 (SchM)

Th1 (SMT®) = C8 (SchM)
Th2 (SMT®) = Th1 (SchM)
Th3 (SMT®) = Th2 (SchM)
Th4 (SMT®) = Th3 (SchM)
Th5 (SMT®) = Th4 (SchM)
Th6 (SMT®) = Th5 (SchM)
Th7 (SMT®) = Th6 (SchM)
Th8 (SMT®) = Th7 (SchM)
Th9 (SMT®) = Th8 (SchM)
Th10 (SMT®) = TH9 (SchM)
Th11 (SMT®) = Th10 (SchM)
Th12 (SMT®) = Th11 (SchM)

L1 (SMT®) = Th12 (SchM)
L2 (SMT®) = L1 (SchM)
L3 (SMT®) = L2 (SchM)
L4 (SMT®) = L3 (SchM)
L5 (SMT®) = L4 (SchM)

S1 (SMT®) = L5 (SchM)
S2 (SMT®) = S1 (SchM)
S3 (SMT®) = S2 (SchM)
S4 (SMT®) = S3 (SchM)
S5 (SMT®) = S4 (SchM)

Als N. cocczygeus (SMT®) werden alle Nervenfasern, die am Ende den Rückenmarkskanal unterhalb S5 verlassen, bezeichnet. .

2.15 RÜCKENMARKSNERV (SPINALNERV)

Aus dem Rückenmark entspringt der Spinalnerv mit einer vorderen und einer hinteren Wurzel (siehe Abb. 26). Das Rückenmark ist von außen gesehen oval bis rund. Es besteht aus zwei deutlich getrennten Anteilen, der äußerlichen weißen Substanz und der inneren grauen Substanz. Der innere schmetterlingsförmige Anteil hat eine graue Farbe. Sie besteht aus Nervenzellen mit ihren Schaltstellen. Die äußerlich weiße Substanz ist nur aus Nervenfasern zusammengesetzt. Diese Nervenfasern durchziehen das Rückenmark vom Gehirn her nach unten. Aber natürlich stellen sie auch umgekehrt eine Verbindung von unten nach oben zum Gehirn her. Die weiße Substanz hat keine Nervenzellen. Da aus der weißen Substanz Nervenfasern zu den Nerven in der

grauen Substanz ziehen müssen, ist der Übergang zwischen grauer und weißer Substanz oft etwas verwaschen. Aus der grauen Substanz verläßt die hintere Nervenwurzel, die weiße Substanz durchbrechend, das Rückenmark. Die vordere Wurzel wird ausschließlich von der weißen Substanz und deren Nervenfasern gebildet.
Die seitliche Öffnung zwischen den Wirbelkörpern, durch die der Spinalnerv den Rückenmarkskanal verläßt, nennt man Foramen intervertebrale (Öffnung zwischen den Wirbeln). In dieser Öffnung, bei der es sich, genauer gesagt, um einen sehr engen Kanal handelt, liegt eine wichtige Schaltzentrale des Spinalnervs. Hier werden Signale aus der hinteren Wurzel mit den von der Peripherie kommenden Informationen verschaltet. Diese Schaltzentrale heißt Ganglion spinale. Aus diesem Ganglion spinale entspringt nun der eigentliche Spinalnerv, der sich wiederum in vier Äste aufteilt (siehe Abb. 26). Diese Teilungsstelle mit dem vorgeschalteten Ganglion liegt noch im Bereich der Querfortsätze, also in einer Region mit einer Vielzahl fester sie umgebender Strukturen wie Sehnen und Bändern.
Obwohl zu jedem Wirbel ein bestimmter Rückenmarksabschnitt gehört, liegen besonders im unteren Bereich Wirbel und Segment nicht auf gleicher Höhe. Das Rückenmark hat, wie schon erwähnt, nicht die gleiche Länge wie der Rückenmarkskanal der Wirbelsäule. Das Rückenmark bleibt im Wachstum hinter der Wirbelsäule zurück. Dadurch ist es wesentlich kürzer und endet in der Regel in der Höhe des ersten Lendenwirbels. Die Spinalnerven ziehen im Rückenmarkskanal nach unten, bis sie die entsprechende Austrittsöffnung erreichen, an der sie den Spinalkanal verlassen (siehe Abb. 12).
Anschließend, nach dem Ganglion, findet die Aufteilung in die vier Äste des Spinalnervs statt (siehe Abb. 26), den hinteren oder dorsalen Ast, den Hauptast oder ventralen Ast, und den vorderen Ast, auch Ramus communicans genannt. Ein sehr kleiner vierter Ast, der Ramus meningeus, zieht zum Rückenmark zurück.
Der hintere Ast des Spinalnervs, der Ramus dorsalis, zieht segmental gegliedert in die Rückenmuskulatur und ist für die Rückenschmerzen verantwortlich. Der Hauptast, der Ramus ventralis, versorgt die Haut mit der Qualität des Fühlens, an den Muskeln ist er für die Bewegung zuständig. Weiterhin versorgt er Sehnen und Knochen mit Nerven (siehe Abb. 27). Die Vereinigung der Hauptäste der Spinalnerven der unteren Wirbelsäule ist als Ischiasnerv bekannt.
Der dritte Ast des Spinalnervs, der Ramus communicans, ist für die SMT® ein sehr wichtiger Ast. Der Ramus communicans des Spinalnervs zieht in den sogenannten Retroperetonealraum (Raum zwischen Wirbelsäule und Rippenfell im Brustraum und Bauchfell im Bauchraum). Hier wird der Ramus communicans mit einem Nervengeflecht verschaltet, das, vom Gehirn kommend, nach unten zieht. Diese Verschaltung geschieht ebenfalls segmental, in den entsprechenden Grenzstrangganglien (Ganglion = Nervenverschaltungsknoten). Sie werden so genannt, weil das Nervengeflecht Grenzstrang heißt.
Der Grenzstrang gehört zum Anteil des autonomen (nicht dem Willen unterworfen) Nervensystems, den man als Sympathikus bezeichnet. Es gibt noch einen zweiten Teil des autonomen Nervensystems, der Parasympathikus heißt.

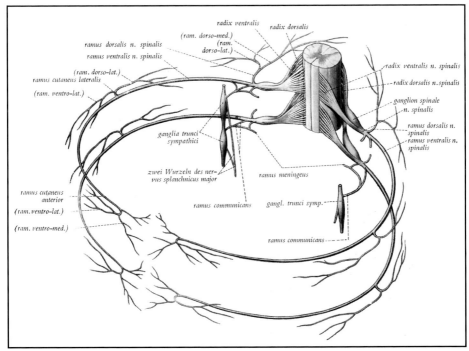

Abb. 26 Rückenmarksquerschnitt mit Spinalnerven und dessen Verzweigung in die drei Hauptäste, Rücken-, Körper-, und Organanteil. Ein kleiner Ast, der Ramus meningeus, der zum Rückenmark zurückzieht, ist nicht abgebildet. (Atlas der Anatomie des Menschen, Sobotta-Becher, Verl. Urban-Schwarzenberg, München 1962)

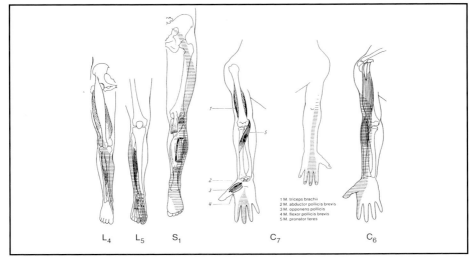

Abb. 27 Abbildung einiger wichtiger Dermatome und Myotome an Beinen und Armen. (Neuroorthopädie Band 5, B. Kügelein, Verl. Springer Berlin 1995)

Sympathikus und Parasympathikus unterscheiden sich in ihrer Funktion und in ihrem Reaktionsstoff. Das Adrenalin ist der Funktionsstoff des Sympathikus und hat aktivitätssteigernde Eigenschaften, man nennt es auch volkstümlich Streßhormon. Das Adrenalin wird in der Nebenniere gebildet und verursacht beim Menschen z.B. Blutdruckanstieg, Herzklopfen und alle anderen körperlichen Erregungsreaktionen. Der Parasympathikus hat konträre (entgegengesetzte) Eigenschaften zum Sympathikus.
Der Parasympathikus versorgt ebenfalls die inneren Organe mit Nerven, nimmt aber dabei einen ganz anderen Weg (siehe Abb 28). Er zieht von der Schädelbasisregion an Speiseröhre und Luftröhre entlang nach unten in den Bauch und gibt unterdessen laufend Nervenäste zu den einzelnen Organen ab.
Nach Verknüpfung des Ramus communicans mit dem Grenzstrang im segmentalen Grenzstrangganglion heißt dieser Ast ab jetzt, wenn er weiter in den Körper zu den inneren Organen zieht, Nervus splanchnicus.

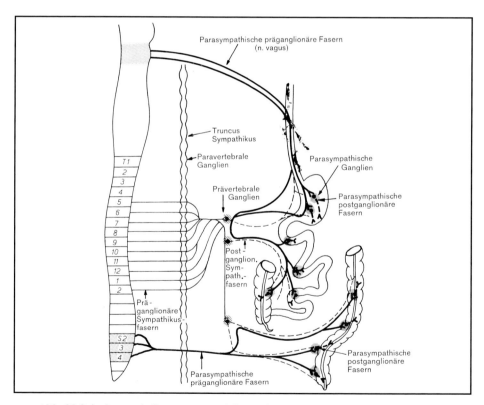

Abb. 28 Spinalnerv mit Grenzstrang und dessen Vernetzung mit dem Nervus vagus aus schulmedizinischer Sicht.
(Einführung in die Neurologie, J.P. Schadé,
Verl. G. Ficher, Stuttgart 1970)

3.0 KONSERVATIVE BEHANDLUNGSVERFAHREN BEI SCHMERZEN IN MUSKELN, GELENKEN UND AN DER WIRBELSÄULE

Die Behandlungsmethoden, bei denen über die Haut des Patienten Einfluß auf Muskeln, Sehnen, Bänder und Nerven genommen wird, sind sehr vielfältig. Sie haben alle ihre therapeutische Berechtigung, ihre Erfolge, aber auch Nebenwirkungen und Mißerfolge.

3.1 VERFAHREN ÜBER DIE HAUT
3.1.1 EINREIBUNGEN

Die häufigste und auch wohl bekannteste Methode ist das Aufbringen und Einreiben von Salben und Ölen auf die Haut. Salben und Öle können pflanzliche, medikamentöse und nicht steroidale (nicht Cortison haltige) Rheumamittel enthalten, wobei die wirksamen Substanzen, nach der Aufbringung auf die Haut, diese durchdringen. Sie entfalten ihre Wirkung an unter der Haut gelegenen Chemorezeptoren (Reaktionsorte auf der Zelloberfläche für Chemikalien), wo sie enzymatisch (Enzyme sind körpereigene Eiweißstoffe, die bestimmte Abläufe in den Zellen ermöglichen oder beschleunigen) oder hormonelle (Hormone sind köpereigene Eiweißstoffe, die von Zellen produziert und in den Körper abgegeben werden, um andere Zellen zu beeinflussen) Reaktionen auslösen.

3.1.2 KÄLTEKURZZEITBEHANDLUNG

Die Kältekurzzeitbehandlung wird hauptsächlich bei akuten stumpfen Verletzungen wie Prellungen und Zerrungen angewandt. Kurzzeitkältereize führen zu einer Gefäßverengung der oberen Hautschichten, mit einer daraus resultierenden örtlichen Minderdurchblutung. Dabei wird die Durchblutung mehr in die unteren Hautschichten verlagert. Es werden die drei Entzündungszeichen wie Rötung, Schwellung und Überwärmung, zurückgedrängt, die Schmerzrezeptoren werden gedämpft, Stoffwechselvorgänge laufen langsamer ab, und die Schmerznervenleitung wird verringert.

3.1.3 KÄLTELANGZEITBEHANDLUNG

Die Kältelangzeitbehandlung wird bei allen entzündlichen Erkrankungen verordnet. Solche Erkrankungen können Verletzungsfolge sein, oder auch schwere chronische Entzündungen durch bestimmte innere Leiden wie z.B. das chronische Gelenkrheuma. Bei der Kältelangzeitbehandlung beschränkt sich die Wirkung nicht wie bei der Kurzzeitbehandlung auf die oberen Hautschichten, sondern sie reicht bis in die Tiefe des Gewebes, wo Muskeln, Sehnen, Bänder und auch Knochen zu finden sind. Die drei klassischen Entzündungszeichen werden auch hier durch die Gefäßverengung, durch Dämpfung der Stoffwechselvorgänge, durch die Minderdurchblutung mit Dämpfung der Schmerzrezeptoren und Verringerung der Nervenleitungsgeschwindigkeit gebessert.

3.1.4 WÄRMEBEHANDLUNG

Die Wärmebehandlung (Thermotherapie) benutzt warme oder heiße Auflagen wie heiße Tücher, Wärmflasche oder Heizkissen, erhitzte Trägersubstanzen wie Moor, Fango oder Paraffin, um Wärme in das Gewebe einzubringen. Diese Therapie wird hauptsächlich bei chronischen, nicht entzündlichen Schmerzzuständen wie z.B. Muskelverspannungen angewandt. Durch die in das Gewebe eindringende Wärme öffnen sich die Gefäße der Muskulatur und anderer Gewebsstrukturen. Es setzt eine Mehrdurchblutung ein, die die Stoffwechselvorgänge beschleunigt, was durch ein vermehrtes Sauerstoffangebot möglich ist. Diese Umstände führen zu einer Gewebsentkrampfung mit Schmerzlinderung.

3.1.5 QUADDELN

Das Quaddeln ist das Einbringen von Medikamenten unter die Haut. In der Regel handelt es sich um Lokalanästhetika (Medikamente zur örtlichen Betäubung). Diese Medikamente werden mit einer Spritze und einer dünnen Nadel unter die Haut in das Unterhautgewebe gespritzt, so daß auf der Haut ein kleiner Buckel (Quaddel) entsteht. Durch die Schmerzausschaltung über die Schmerzrezeptoren kommt es zu einer reflektorischen Muskelentspannung. Dadurch wird der Teufelskreis Schmerz – Verspannung – Schmerz unterbrochen.

3.1.6 NEURALTHERAPIE

Bei der Neuraltherapie werden ebenfalls Lokalanästhetika (örtlich betäubende Medikamente) wie beim Quaddeln benutzt. Das generelle Wirkprinzip ist das gleiche wie bei der Quaddeltherapie, nur daß hierbei das Medikament in die tieferen Gewebsschichten eingebracht wird.

3.1.7 BINDEGEWEBSMASSAGE

Mit der Bindegewebsmassage geht man einen entscheidenden Schritt weiter, indem man versucht, durch Reizung bestimmter Hautzonen weiter entfernte Körperregionen zu beeinflussen. Dabei kann es sich um Muskelgruppen oder um innere Organe handeln. Der Therapeut fährt dabei mit dem dritten und vierten Finger seiner rechten und linken Hand, mit starkem Druck oder Zug, gleichmäßig rechts und links von der Wirbelsäule über die Rückenhaut, so daß er eine Hautfalte vor den Fingern herschiebt. Über die Reizung von Mechano- (reagieren auf mechanische Reize) und Schmerzrezeptoren (Ort der Schmerzwahrnehmung) und deren nervale Vernetzung kann heilender Einfluß auf eventuell weit vom Behandlungsort entfernte Organe genommen werden.

3.1.8 REFLEXZONENMASSAGE

Die Reflexzonenmassage geht im Prinzip von den gleichen Überlegungen wie die Bindegewebsmassage aus, nämlich daß durch mechanische Reizung bestimmter Körperoberflächen innere Organe therapeutisch zu beeinflussen sind. Dabei handelt es sich in der Regel um Gebiete auf dem Körper wie z. B. die Headschen Zonen.

3.1.9 AKUPUNKTUR UND OHRAKUPUNKTUR

Die Akupunktur ist eine uralte, bis heute noch sehr lebendige fernöstliche Heilmethode, bei der mit dünnen, aber unterschiedlich langen Nadeln durch die Haut des Patienten verschiedene Körperpunkte angestochen werden. Die Akupunktur geht davon aus, daß auf und unter der Körperoberfläche Reaktionspunkte existieren, die man jeweils verschiedenen Organen zuordnen kann.

Durch Nadelung solcher Reaktionspunkte, mit oder ohne anschließende mechanische Reizung oder Wärmeapplikation, wird versucht, heilenden Einfluß auf innere Organe oder andere Körperregionen zu nehmen. Alle Akupunkturpunkte, die einem bestimmten Organ zugeordnet sind, sind dermaßen auf dem Körper des Menschen angeordnet, daß man sie mit einer Linie verbinden kann. Diese Linie nennt man Meridian.

Der Meridian ist eine real existierende Struktur des Körpers. Es handelt sich dabei, wie Sie im Kapitel Akupunktur (Kapitel 5.3) noch lesen werden, um den segmental gegliederten Gefäßnervenstrang, der aus einem Nervengeflecht, das alle Gefäße umgibt, besteht und von Sympathikus (Adrenalin gesteuertes autonomes, willentlich nicht beeinflußbares Nervensystem) und Parasympathikus (Acetylcholin gesteuertes, willentlich nicht beeinflußbares Nervensystem) gebildet wird.

Die Ohrakupunktur ist eine Unterart der Akupunktur, die von der Vorstellung ausgeht, daß auf der Ohrmuschel jedes Organ des Körpers einen Reaktionspunkt besitzt, dessen Nadelung das betreffende Organ heilend beeinflussen kann.

3.1.10 FUSSOHLENREFLEXZONENMASSAGE

Die Fußsohlenreflexzonenmassage verbindet Elemente der Ohrakupunktur und der Bindegewebsmassage, indem sie ebenfalls postuliert, daß auf der Fußsohle für jedes Organ des Körpers eine Reaktionszone vorhanden sei, deren Massage das innere Organ heilend beeinflußt.

3.2 VERFAHREN ÜBER DIE MUSKULATUR
3.2.1 MASSAGE UND UNTERWASSERMASSAGE

Die Massage ist sicherlich eine sehr alte Behandlungsmethode, bei der verspannte und schmerzhafte Muskeln durch Reiben, Streichen und Kneten gelockert werden sollen, damit die Schmerzen in diesem Gebiet nachlassen. Die Wirkung kommt über die Rezeptoren der Haut, aber auch sehr wesentlich durch die Förderung der Durchblutung und des Lymphflusses (aus Gewebsspalten gesammelte Flüssigkeit) zustande.

Bei der Unterwassermassage wird Wärmeverabreichung mit Massage durch einen festen Wasserstrahl kombiniert. Der Auftrieb des Wassers führt zu einer weiteren muskulären Entspannung. Je nach Stärke und Druck des Wasserstrahls ist dessen Wirkung anregend oder entspannend.

3.2.2 POSTISOMETRISCHE DEHNUNG

Verspannte Muskeln können bei längerer Verspannungsdauer so kontrakt und hart werden, daß eine alleinige Massage keinen Erfolg hat. Bei der post-isometrischen Dehnung bringt der Therapeut den zu behandelnden Muskel langsam auf die größtmögliche Längenausdehnung, der Patient spannt den gedehnten Muskel kurz an. Die anschließende Entspannungsphase des Muskels wird zu einem weiteren Dehnvorgang ausgenutzt. Die Dehnung wird bis zur Schmerz- oder Widerstandsgrenze durchgeführt. Es gibt noch andere Muskelentspannungsmethoden, die hier aber nicht weiter besprochen werden sollen.

3.2.3 HEILGYMNASTIK

Die Krankengymnastik versucht auch, durch Dehnung verspannter Muskeln, eine Schmerzlinderung zu erzeugen. Gleichzeitig soll durch Stärkung von Muskelgruppen, die schwächer geworden sind, ein normales Muskelgleichgewicht wiederhergestellt werden. Die Gelenksbeweglichkeit soll verbessert werden. Fehlhaltungen und fehlerhafte Bewegungsabläufe sollen so wieder koordiniert werden. Alle diese Maßnahmen sollen Schmerzfreiheit erzeugen.

3.2.4 AKUPUNKTUR SCHMERZEMPFINDLICHER PUNKTE

Man kann bei verspannten Muskeln oder Muskelgruppen den maximalen Verspannungspunkt suchen. Das ist der Punkt, der am meisten schmerzt. Durch tiefe Nadelung dieses Punktes mit einer Akupunkturnadel kann es über eine reflektorische Muskelentspannung zu einer Schmerzlinderung kommen.

3.2.5 THERAPEUTISCHE ÖRTLICHE BETÄUBUNG VON MUSKELGEWEBE

Zur Unterbrechung des Teufelskreises muskulärere Verspannung, Schmerz und noch stärkerer Verspannung, werden Medikamente, die zur örtlichen Betäubung verwandt werden, mit einer Spritze in das erkrankte Gewebe eingebracht. Hierbei wird eine Dosierung gewählt, die nicht völlig gefühllos macht, sondern nur den Schmerz bekämpft.

3.2.6 ULTRASCHALLBEHANDLUNG

Die Ultraschallwellen haben eine Wirkung auf die Mechano- und die Thermorezeptoren. Ihre Wirkung üben die Ultraschallwellen an den Grenzschichten zweier Gewebe unterschiedlicher Dichte aus.

3.2.7 LASERTHERAPIE

Bei der Lasertherapie wird Licht gleicher Wellenlänge benutzt, das so aufgearbeitet wird, daß alle Lichtwellen parallel verlaufen. Das Therapieprinzip beruht auf einer Wechselwirkung zwischen Gewebe und elektromagnetischen Wellen und Strahlung.

3.2.8 REIZSTROM

Der Reizstrom wird über angefeuchtete Elektroden in die Haut und in das darunterliegende Gewebe geleitet, dabei soll die Kathode im Schmerzgebiet liegen, durch die ein hochfrequenter niedriger Strom in das Gewebe fließt. Die Schmerzhemmung soll auf segmentalen, spinalen Mechanismen beruhen. Eine zusätzliche Variante des Reizstromes ist die Jontophorese, bei der unter eine Elektrode ein Medikament in Salbenform aufgebracht wird. Der fließende Strom befördert das Medikament in Molekülform (eine komplexe Struktur, die aus mehreren Atomen besteht) unter die Haut, wo es zusätzlich zum Reizstrom seine Wirkung entfalten kann.

3.3 BEHANDLUNG ÜBER GELENKE UND BÄNDER
3.3.1 KLASSISCHE CHIROTHERAPIE

Die Untersuchung und Behandlung von Wirbelsäule und Gelenken mit den Händen des Untersuchers nennt man Chirodiagnostik und Chirotherapie. Dabei werden Funktionsstörungen der Muskulatur und Gelenke festgestellt und anschließend behandelt. Besonders bei der Wirbelsäule, aber auch bei den peripheren Gelenken unterscheidet die klassische Chirotherapie zwischen Blockierungen, die eine Bewegungseinschränkung bedeuten, und einer Hypermobilität, die genau das Gegenteil beinhaltet, nämlich eine vermehrte Beweglichkeit. Bei der Hypermobilität findet die klassische Chirotherapie ihre Grenzen.

Die Domäne der klassischen Chirotherapie ist die Blockierungsbehandlung. Dabei geht man so vor, daß durch Zug die Gelenke mobilisiert werden, d.h. sie werden aus ihrer Ruhelage gebracht. Denn nur ein mobilisierter Wirbel oder ein mobilisiertes Gelenk kann manipuliert werden. Dieser passive Zug führt aber oft zu einer Überdehnung der Gelenkbänder, was wiederum zu einer Hypermobilität (Überbeweglichkeit durch mangelnden Halt) führen kann. Nach der Mobilisierung gibt der Therapeut einen kurzen kräftigen, ruckartigen Bewegungsimpuls in die gewünschte Richtung, dabei springt das Gelenk mit Krachgeräuschen in die gewünschte Position.

3.3.2 SANFTE MANUELLE THERAPIE (SMT®)

Aus rein orthopädischer Sicht, besonders wenn man die Behandlungsweise mit der klassischen Chirotherapie vergleicht, hat die SMT® wesentliche Vorteile. Dies liegt unter anderem in der Art, wie die zu behandelnden Gelenke und Wirbel mobilisiert werden. Die Mobilisation der Wirbel geschieht bei der SMT® durch aktive Pendelbewegungen der Extremitäten, also ohne Gewalteinwirkung und ohne Dehnungselemente der Gelenksstrukturen, was die Verletzungsgefahr ausschließt und die Gefahr einer Hypermobilisierung stark verringert.

Der Impuls zur Reposition der Gelenke geschieht durch mehr oder weniger starken Druck, dessen Funktion in erster Linie in einem Widerlager besteht, an den der durch die Mobilisation hin- und herbewegte Knochen regelmäßig anstößt und somit veranlaßt wird, sich in die gewünschte Richtung zu bewegen.

Das kann für den Patienten manchmal gerade zu Anfang der Therapie etwas schmerzhaft sein. Durch das langsame Zurückgleiten der Wirbel in die gewünschte Position ist das Verfahren der SMT® aber sehr schonend für Gelenke, Wirbel, Sehnen und Bänder.

3.3.3 THERAPEUTISCHE ÖRTLICHE BETÄUBUNG VON SEHNEN UND BÄNDERN

Das Prinzip ist das gleiche wie bei der therapeutischen örtlichen Betäubung der Muskulatur, nur daß hierbei das Medikament in die Nähe von Sehnen und Bändern eingebracht wird.

3.4 THERAPIE ÜBER NERVENWURZELN UND NERVENKNOTEN

3.4.1 BEHANDLUNG DURCH BETÄUBENDE MEDIKAMENTE

Wir haben jetzt schon die örtliche Betäubung der Muskulatur, der Sehnen und Bänder kennengelernt. Wenn man das Betäubungsmittel noch tiefer in den Körper einbringt, kann man bis an die Wurzeln der Spinalnerven oder deren Ganglien oder gar bis an die Grenzstrangganglien vordringen und hier medikamentöse Blockaden setzen. Man kann auch in der Peripherie ganze Nerven in gleicher Weise blockieren. Die Wirkungsweise ist die gleiche wie oben schon beschrieben.

3.4.2 GALVANISATION

Bei der Galvanisation wird ein kontinuierlich fließender Gleichstrom über Metallelektroden auf flüssigkeitsgetränkten Unterlagen in das Gewebe eingebracht. Bei dem Stangerbad fließt ein Gleichstrom durch eine mit Wasser gefüllte Wanne, bei der die Elektroden (Stromaustrittsplatte) unter Wasser an der Wanne angebracht sind. Die Elektroden haben unterschiedliche Ladungen und unterschiedliche Namen. So ist die Anode negativ geladen und wirkt bei dieser Therapie schmerzstillend, die positiv geladene Kathode wirkt eher anregend oder reizend.

3.4.3 DIADYNAME STRÖME

Bei den diadynamischen Strömen handelt es sich um nicht gleichmäßig fließende Ströme, die aus Wechselstrom in der Art gewonnen werden, daß durch Verwendung nur einer Stromrichtung ein intervallartiger Gleichstrom entsteht. Dieser intervallartige oder impulsförmige Gleichstrom kann noch an Impulsdauer und Impulsstärke variiert werden.

3.4.4 NERVENSTIMULATION DURCH DIE HAUT

Bei dieser Therapieform wird über auf die Haut aufgeklebte Elektroden ein hochfrequenter Strom niedriger Intensität (Stärke) in das Gewebe abgegeben, wobei die Kathode im Schmerzgebiet liegen soll. Diese Art der Behandlung wird als akupunkturähnlich angesehen.

4.0 DIE SANFTE MANUELLE THERAPIE (SMT®)
4.1 ERHEBUNG DER KRANKENGESCHICHTE

Wenn ein Patient das erstemal Ihre Behandlung in Anspruch nimmt, ist das Allerwichtigste die Erhebung seiner Krankengeschichte. Lassen Sie den Kranken erst einmal frei seine Beschwerden schildern. Unterbrechen Sie die Schilderung möglichst nicht und machen Sie sich nebenbei einige Notizen. Auch wenn die Schilderung eines sehr langen Krankheitsverlaufes etwas länger dauert und vielleicht auch verwirrend dargestellt wird, werden Sie nicht ungeduldig. Bedenken Sie bitte, daß manche Menschen einen sehr langen Leidensweg durchmachen mußten, bevor sie in Ihre Behandlung kamen.

Die Patienten sind oft auf Grund der neuen Situation sehr aufgeregt. Entrüstungsäußerungen über vorangegangene Therapeuten dürfen und sollten Sie dagegen freundlich, aber bestimmt unterbrechen. Geben Sie dem Patienten das beruhigende Gefühl, Zeit zu haben, und Sie werden sehen, daß ein entspannter Patient seine Krankengeschichte viel besser und genauer schildern kann. Diese Zeit sparen Sie bei den sonst nötigen Nachfragen wieder ein. Außerdem wird so die Angst vor der kommenden Behandlung abgebaut.

Die Art der Schilderung gibt Ihnen nicht nur einen Einblick in die Krankengeschichte, die Anzahl der bereits konsultierten Ärzte und sonstiger Therapeuten, sondern liefert Ihnen wesentliche Aufschlüsse, mit welcher Persönlichkeit Sie es bei dem Patienten zu tun haben. Der Charakter des Hilfesuchenden offenbart sich in der Art der Schilderung seines Krankheitsverlaufes. Leidensdruck und psychische Stimmungslage treten hier zu Tage. Stockt die Schilderung, geben Sie durch kleine Zwischenfragen dem Patienten die Gelegenheit, den Faden seiner Erzählung wieder aufzunehmen. Ganz wichtig ist es, zu erfahren, wie lange der Patient schon an seinen Beschwerden leidet, ob die Beschwerden im Laufe der Zeit zugenommen haben, und ob und wie sie sich im Körper ausbreiten. Handelt es sich um einen Dauerschmerz oder ein intervallartiges Schmerzgeschehen? Es gibt Patienten, von denen ein Migräneanfall, der alle vier Wochen auftritt, als unerträglich empfunden wird, andere bezeichnen erst einen extremen Dauerschmerz als nicht mehr tragbar.

Häufig nennt ein Patient auf die Frage des Schmerzbeginns ein Datum, an dem der Schmerz schlimmer geworden ist oder ein schmerzfreies Intervall ausblieb. Denn auf Nachfragen geben die Patienten nicht selten zu, vor dem akuten Ereignis schon ähnliche Schmerzen gehabt zu haben, die aber entweder nicht so stark waren und meist spontan nach einer gewissen Zeit wieder verschwanden.

Auch der Schmerzcharakter kann von Bedeutung sein, so gibt es ziehende, stechende Nervenschmerzen, den brennenden Oberflächenschmerz und den bohrenden, sehr unangenehmen Tiefschmerz. Die Schmerzdauer ist ein weiterer Hinweis. So gibt es den einschießenden Nervenschmerz bei instabilen Blockierungen, der deutlich bewegungsabhängig ist, und die Dauerschmerzen verschiedenster Qualität.

Fragen Sie auch bitte nach Begleitbeschwerden, die auf Grund der starken Hauptbeschwerden nicht geschildert werden, weil sie dem Patienten im Augenblick zweitran-

gig erscheinen und er sich nicht vorstellen kann, daß diese Symptome etwas mit der Haupterkrankung, derentwegen er Sie aufsucht, zu tun haben.
Auch internistische oder sonstige Organerkrankungen müssen von Ihnen erfragt werden, sowie deren schulmedizinische Medikation. Die Frage nach organischen Begleiterkrankungen oder Beschwerden ist nicht nur für das Abschätzen von Risiken und Nebenwirkungen wichtig, sondern, wie Sie im Laufe dieses Buches noch sehen werden, können diese organischen Beschwerden und Erkrankungen direkt etwas mit Wirbelsäulenverbiegungen oder Wirbelblockierungen zu tun haben.
Vor allem müssen Sie sich nach einer Blutverdünnungstherapie mit Marcumar® erkundigen (Phenprocoumon). Weitere Handelsnamen lauten augenblicklich Falithrom®, Marcuphen® und das verwandte Coumadin® (= Warfarin). Allen gemeinsam ist, daß der Patient regelmäßig alle paar Tage bis Wochen zur Blutabnahme zu seinem Arzt gehen muß, der dann je nach Höhe des untersuchten Wertes die tägliche Tablettenmenge festsetzt und diese in ein kleines Heftchen einträgt und dem Patienten mitgibt.
Diese Art der Blutverdünnung hat zur Folge, daß die Gerinnungsfähigkeit des Blutes stark herabgesetzt wird. Nach Verletzungen kommt es zu keinem spontanen Stopp der Blutung, sondern der Patient muß im Krankenhaus Gerinnungsfaktoren injiziert bekommen, daß die Blutung zum Stehen kommt. Auch Blutergüsse, durch Unfälle oder intramuskuläre Injektionen, können ein so riesiges Ausmaß annehmen, daß das Leben des Patienten durch einen Blutmangelschock gefährdet sein kann.
Eine Behandlung eines Patienten mit Marcumar® ist keine absolute, sondern vielmehr eine relative Kontraindikation (Gegenanzeige mit Behandlungsverbot) zur SMT®. Natürlich ist die Einstellung des Gerinnungswertes, sei es nun der Quick oder der INR-Wert, von ausschlaggebender Bedeutung. Viele Kliniken senken heute den Quick nicht mehr so stark ab wie das noch vor einigen Jahren der Fall war. Häufig werden Werte von 25% bis 30% toleriert. Damit sinkt natürlich auch das Risiko, bei der Behandlung einen schweren Bluterguß auszulösen. Dennoch gibt es immer noch Kliniken, die je nach Krankheitsbild den Quick zwischen 15% und 25% einstellen. Je niedriger der Quick-Wert ist, um so größer ist natürlich das Risiko von Komplikationen.
Wenn ich sage, die „Marcumartherapie" ist ein relatives Risiko für die SMT®, dann bedeutet das, daß ein sehr erfahrener Therapeut, der gelernt hat, extrem sanft zu behandeln, grundsätzlich auch Marcumar®- ebenso wie Osteoporose-Patienten behandeln kann. Nur für den Anfänger oder den weniger geübten Therapeuten sollten eine starke Osteoporose ebenso wie eine Marcumartherapie eine Kontraindikation darstellen.
Das Aspirin junior® oder ASS 100® oder Herz ASS® und wie diese Darreichungsformen der Acetylsalicylsäure auch heißen mögen, die ebenfalls zu einer Blutverflüssigung verordnet werden, stellen keine Kontraindikation für die SMT®dar.
Akute Erkrankungen, und dazu gehört schon eine Grippe, sei sie nun fieberhaft oder nicht, sollten für jeden Therapeuten eine Kontraindikation sein. Der Grund dafür ist

der, daß jede Erkrankung, neben allen schulmedizinischen Befunden, eine extrem starke Störung des vegetativen (autonomen, willentlich nicht steuerbaren) Nervensystems bedeutet. Kommt die Irritation der SMT-®Behandlung hinzu, kann der Patient mit Kreislaufproblemen bis hin zum Kollaps reagieren.
Die koronare Herzkrankheit und hoher bzw. niedriger Blutdruck sollten dem Behandler ebenso bekannt sein wie das eventuelle Bestehen einer Schwangerschaft. Bei all diesen Zuständen oder Krankheiten kann man mit der SMT® behandeln, aber der Therapeut sollte sich sehr genau überlegen, was er dem Patienten zumuten kann und entsprechend vorsichtig zu Werke gehen.
Ebenso ist es sehr wichtig, darauf zu achten oder den Patienten danach zu befragen, ob er sich in einer starken Stressituation befindet. Schlafmangel, Überarbeitung und körperliche und seelische Ausnahmesituationen setzen beim Patienten sehr viel Streßhormone frei.

**<u>Dadurch kann der Kreislauf hochempfindlich werden,
mit der Gefahr von Kreislaufbeschwerden
während oder nach der Behandlung.</u>**

Es empfiehlt sich immer, den Patienten vor der Behandlung ruhig im Wartezimmer einige Minuten sitzen zu lassen, damit er sich entspannt und die Streßhormone abgebaut werden.
Fragen Sie den Patienten nach bisher durchgeführten Untersuchungen und lassen Sie sich die schriftlichen Befunde zeigen. Oder noch besser, schauen Sie sich die Befunde, wenn möglich, im Original an. Das ist sehr wichtig, da keine schwerwiegenden Befunde, die eine Kontraindikation für eine manuelle Therapie darstellen könnten, wie z. B. Knochenbrüche, Unfall- oder Osteoporosebedingt, sowie Tumormetastasen mit Knochenauflösung übersehen werden sollten. Auch wenn bei der SMT® durch deren schonende Behandlungsweise dem Patienten keine Verletzungen zugefügt werden können, so sollte doch auf Grund der manchmal ziemlich schmerzhaften Behandlung jede Möglichkeit der Behauptung ausgeschlossen werden, der Schaden sei durch die Behandlung verschlimmert worden oder sei jetzt gar erst entstanden. Man denke nur an einen Wirbelkörpereinbruch, entstanden ohne Gewalteinwirkung, allein durch eine starke Knochenentkalkung, von dem Sie ohne ein vor der Therapie gemachtes Röntgenbild nie behaupten können, daß dieser schon vor Ihrer Behandlung bestanden hat und nicht durch die SMT®-Behandlung verursacht wurde.

4.2 ARBEITSPLATZ- UND FREIZEITTÄTIGKEITSBESCHREIBUNG
Die Frage nach Arbeitsplatz und beruflicher Tätigkeit, vielem Sitzen und Autofahren gehört ebenfalls zur Befragung der Krankengeschichte. Die Frage nach Freizeitgestaltung und Hobbys kann wichtige Aufschlüsse für die Ursache einer Erkrankung erbringen. Aber nicht nur die Tätigkeit und Haltung am Tag spielen bei der Entstehung von Wirbelsäulenverbiegungen eine Rolle, sondern ebenso wichtig ist die Schlafhal-

tung. Wie noch im Kapitel über die Entstehung unserer Wirbelsäulenschäden besprochen werden wird, haben all diese Ursachen letztlich einen ausschlaggebenden Einfluß auf die Form unserer Wirbelsäule.

Nur ein Beispiel für meine Behauptung möchte ich schon an dieser Stelle anführen: Wenn eine Person dauernd am Schreibtisch sitzen muß, um an einem Computer zu arbeiten und obendrein gleichzeitig häufig telefoniert, so haben diese Tätigkeiten, tagtäglich verrichtet, im Laufe der Zeit einen großen Einfluß auf die Wirbelsäule.

Das Telefonieren geschieht meist mit der linken Hand, da die betreffende Person die rechte Hand zum Schreiben und für die Arbeit am Computer frei haben möchte. Das Anheben des linken Arms beim Telefonieren übt einen ständigen Zug auf die obere Brustwirbelsäulenmuskulatur aus und läßt die obere Wirbelsäule im Laufe der Zeit nach links abweichen. Eine konstante Blickrichtung und die Wendung des Kopfes zum rechts stehenden Computer wirkt sich auf die Halswirbelsäule so aus, daß diese durch die dauernde Rechtsdrehung nach links abweicht. Die Brustwirbel weichen durch die Rechtsdrehung der Brustwirbelsäule noch stärker nach links ab. Wenn der Patient jetzt im Schlaf hauptsächlich auf der linken Seite liegt, so nimmt die Linksverbiegung im Hals- und im Brustwirbelbereich zu, da die Wirbelsäule in der Nacht zur Schlafseite hin durchhängt. Das Auftreten von Wirbelsäulenschäden ist nur eine Frage der Zeit.

Es gibt für alle Berufsbilder und für alle Freizeittätigkeiten, sei es ein Hobby oder eine sportliche Aktivität, solch spezifische Bewegungs- und Verhaltensmuster. Diese Einflüsse zu wissen sind wichtig für den Therapeuten, denn er muß dem Patienten nach der Behandlung Anweisungen an die Hand geben können, wie er den Entstehungsursachen der Wirbelsäulenschäden wirkungsvoll entgegenarbeiten kann, um den Therapieerfolg zu sichern.

Dieser Teil der Krankengeschichte läßt sich am besten während der Untersuchung und Behandlung erfragen, weil an Hand des gefundenen Schadens gleichzeitig im Gespräch nach der Entstehungsursache gesucht werden kann.

Aber nicht nur rein körperliche Faktoren haben einen Einfluß auf die Wirbelsäule, sondern auch die Seele, oder, wenn Sie so möchten, die Psyche des Patienten, sind für viele Wirbelsäulenschäden, insbesondere Verbiegungen, verantwortlich. Unsere Psyche drückt sich nicht nur mit der Sprache, sondern auch über den Körper aus. Es ist sogar so, daß die Körpersprache mit Mimik, Gestik und Haltung unseren psychischen Zustand viel deutlicher ausdrückt. Das gesprochene Wort kann lügen. Die Körpersprache lügt nicht und es bedarf größter Anstrengungen, sie unter die Kontrolle des Verstandes zu zwingen. Wenn Umstände und Verstand nicht mit den innersten Wünschen des Patienten übereinstimmen, kommt es zu Spannungen im Körper, die sich in Wirbelsäulenfehlhaltungen äußern können.

4.3 PRÜFUNG DER BEINLÄNGE
4.3.1 UNTERSUCHUNG DER BEINLÄNGENDIFFERENZ

Jetzt beginnt die eigentliche Untersuchung des Patienten mittels der SMT®. Dazu legt sich der Patient (er braucht sich vorerst nicht zu entkleiden) **mit Schuhen** auf eine **feste Unterlage**, z. B. eine Untersuchungsliege. Der Betreffende muß ausgestreckt und gerade liegen, wobei er versuchen sollte, sich zu entspannen.

Ich werde auf meinen Seminaren häufig gefragt, ob man die Beinlängenprüfung auch ohne Schuhe durchführen kann. Natürlich ist dieses möglich. Der Grund, warum ich aber empfehle, daß der Patient seine Schuhe zur Beinlängenuntersuchung anbehält ist der, daß der Befund einer Beinlängendifferenz und deren Ausgleich so leichter und besser zu sehen ist. Ein Therapeut mag die Beinlänge auch ohne Schuhe erkennen, aber der Patient selbst muß die Differenz der Beinlänge und den Ausgleich sehen können, damit er auch versteht, warum er z. B. die Beine nicht mehr überschlagen darf und warum er seine Nachbehandlungsübung der Hüfte oder anderer Beingelenke machen muß. Es fällt einem Laien aber sehr schwer, eine Beinlängendifferenz bei bloßen Füßen zu erkennen, da die Rundung der Fersen eine genaue Beurteilung erschwert. Bei anbehaltenen Schuhen fällt diese dem Patienten aber viel leichter. Dem Vorwurf, daß diese Methode unhygienisch sei, halte ich entgegen, daß man sich nach der Beinlängenprüfung kurz die Hände waschen kann.

Der Therapeut versichert nun, daß dieser Teil des Untersuchungsvorgangs absolut schmerzlos ist. Der Patient soll seine Beine für die Untersuchung und Behandlung locker lassen, wobei die Knie aber möglichst durchgestreckt sind (siehe Abb. 29). Dann legt der Untersucher erstens die Fersen des Patienten auf seine Mittel- und Ringfinger beider Hände, die Finger haben dabei die Haltung wie beim Schwur (siehe Abb. 30), und positioniert die Daumen auf der Schuhsohle am hinteren Fersenrand. Dabei muß der Therapeut darauf achten, daß seine Daumen rechts und links auf der **gleichen Stelle** an der Ferse zu liegen kommen (siehe Abb. 30). Je weiter die Daumen an den hinteren Schuhsohlen (Fersenrand) positioniert werden, um so weniger störanfällig ist die anschließende Beinlängenprüfung. Das ist deshalb so wichtig, damit es in der Untersuchungsphase zur Beinlängenbestimmung nicht zu Verkippungen im Sprunggelenk kommt.

Zweitens darf der Daumen nicht zu weit zum äußeren oder inneren Schuhrand zu liegen kommen, da sonst ebenfalls Kippbewegungen im Sprunggelenk auftreten, die natürlich auch die genaue Beurteilung der Beinlänge erschweren, so daß die exakte Beinlängenbestimmung dann schwieriger und beim Ungeübten fehlerhaft wird. Diese Faktoren kommen besonders dann zum Tragen, wenn man bei der Untersuchungsphase der Beinlängenprüfung das Sprunggelenk nicht maximal durchstreckt, so daß es im Gelenk stabilisiert wird.

Zu Beginn der Untersuchungsphase drückt der Therapeut die Ferse des Patienten ganz nach proximal durch, d. h., daß sich die Schuhspitze auf den Behandler zubewegt. Das völlig durchgestreckte Sprunggelenk ist damit fest- und ruhiggestellt, so daß es kei-

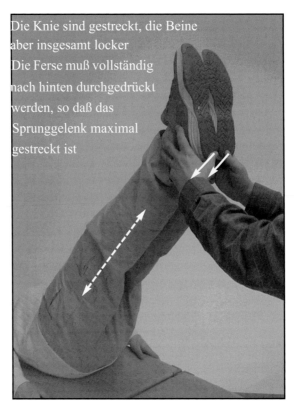

Abb. 29 Darstellung eines Beinlängenvergleiches.
(Foto selbst)

nen Bewegungsspielraum mehr hat (siehe Abb. 30). Diese Handgrifftechnik hat mehrere Vorteile:

1.

Die Methode ist so leicht zu erlernen, auch für ungeübte Personen.

2.

Diese Grifftechnik erfordert bei der Untersuchungsphase - beim Anheben der im Knie durchgestreckten Beine des Patienten - kein Umgreifen und man kann einen gleichmäßigen dauerhaften Druck auf die Fersen am durchgedrückten Sprunggelenk geben. Dabei kann es zu keinen Beurteilungsfehlern durch Verwackeln oder Verkippung im Sprunggelenk kommen, die dann zu falschen Beinlängenbestimmungen führen.

3.

Man kann mittels dieser Grifftechnik - mit durchgedrückten Sprunggelenken - genau zwischen einer Beinverlängerung durch eine Subluxation (teilweises Ver- oder Herausrutschen eines Gelenks) von Beingelenken oder einer in Kapitel 4.3.2 erklärten Kreuzbeinsubluxation (Kreuzbein-Verkippung) differenzieren. Dabei erkennt man

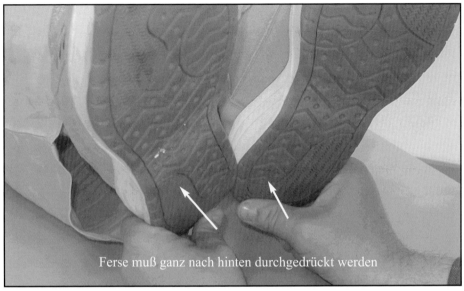

Abb. 30 Haltung der Finger beim Anlegen an die Ferse des Patienten zu Beginn der Beinlängenprüfung. Dabei sollten Sie darauf achten, daß die Sprunggelenke ganz nach hinten durchgestreckt sind. (Foto selbst)

am Fersenstand eine Beinverlängerung durch eine Subluxation von Beingelenken und am Schuhspitzenstand Subluxationen des Kreuzbeinbeckengelenks (ISG = Ilio-Sakral-Gelenk).

Der Patient darf sich dabei nicht verkrampfen, weil sonst das Durchdrücken des Sprunggelenks und später natürlich auch das Anheben der Beine sehr schwierig oder gar unmöglich wird.

Sind die Beine in der beschriebenen Art und Weise angehoben, vergleicht der Therapeut, ob die Fersen des rechten und des linken Beins auf gleicher Höhe stehen. Der krankhafte Befund sieht dabei so aus, daß die nach hinten und unten durchgedrückten Absätze der Schuhsohlen nicht auf gleicher Höhe stehen (siehe Abb. 31).

**Nicht die Beinverkürzung,
sondern, im Gegenteil,
die Beinverlängerung
ist dabei der krankhafte Befund.**

Mit dieser Untersuchung sollten Sie immer anfangen. Diese Untersuchung und der jetzt folgende Beinlängenausgleich sind absolut schmerzfrei und stellen daher eine stark vertrauensbildende Maßnahme dar, wenn der Patient die verblüffende Wirksamkeit eines einzigen leichten Handgriffs erfährt.

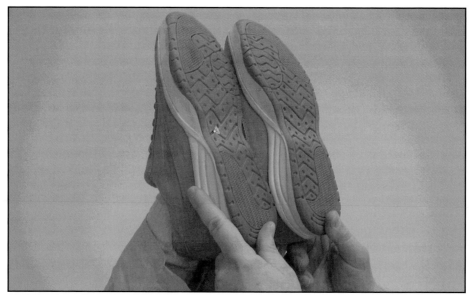

Abb. 31 Beinlängendifferenz durch ein linksseitig längeres Bein. Dabei sollen Sie zunächst nur auf den Fersenstand achten und diesen vergleichen und nicht auf etwaige gleichzeitig bestehende Unterschiede im Schuhspitzenbereich. (Foto selbst)

4.3.1.1 URSACHE VON BEINLÄNGENDIFFERENZEN

Die Ursache einer Beinlängendifferenz ist in der Mehrzahl der Fälle eine sogenannte Beingelenksubluxation (Teilausrenkung, also eine Fehlstellung im Gelenk). Dabei ist das Gelenk, welches am häufigsten subluxiert, das Hüftgelenk.

Wenn man das Hüftgelenk ansieht, stellt man fest, daß die Hüftgelenkspfanne an ihrem hinteren Anteil deutlich mehr vom Beckenknochen überdeckt wird als vorne. Nach vorne ist die Hüftgelenkspfanne weiter geöffnet als nach hinten. Das ist auch notwendig, da sonst der Schenkelhals im Sitzen an das knöcherne Pfannendach anstoßen würde. Dadurch könnte der Hüftgelenkskopf aus dem Gelenk herausgehebelt werden.

Diese anatomische Notwendigkeit hat aber auch einen Nachteil. Wenn z. B. durch das Übereinanderschlagen der Beine ein Zug auf das Hüftgelenk einwirkt, dessen Richtung nach vorne oben und gleichzeitig zur Mitte hin gerichtet ist, lockern sich die Bänder der Hüfte und der Hüftkopf kann etwas aus dem Pfannenlager herausgezogen werden. Wenn der Betreffende jetzt aufsteht, verkantet der Hüftkopf am vorderen Pfannendach.

Da im Stehen die Krafteinwirkung auf den Hüftkopf von unten senkrecht nach oben gerichtet ist und der notwendige Schub von der Seite fehlt, kann der Hüftgelenkskopf nicht in das Gelenk zurückgleiten.

Außerdem behindern die um den Hüftkopf rotatorisch angeordneten Bänder, die sich sofort um den subluxierten Hüftkopf herumdrehen und verspannen, zusätzlich ein spontanes Zurückgleiten des Hüftkopfes in die Pfanne.

Der schlimmste Haltungsfehler, der zu einer Hüftsubluxation führt, ist das Übereinanderschlagen der Beine im Sitzen (siehe Abb. 32), also die Bewegungsrichtung des Beines über die Mittellinie des Körpers zur anderen Seite hin.

Der gleiche das Hüftgelenk schädigende Mechanismus, der zu einer Hüftsubluxation führt tritt z. B. bei vielen gymnastischen Übungen und in der Aufwärmphase vor sportlichen Veranstaltungen auf, durch Dehnung mittels Stretching, bei denen die Sportler zur Lockerung der Beckenmuskulatur den Ober- und Unterschenkel stark abwinkeln und mit beiden Händen an den Oberkörper heranziehen (siehe Abb. 33).

Durch die starken, bei diesen Gelegenheiten auftretenden hebelnden Zug- und Scherkräfte auf den Hüftgelenkskopf tritt regelmäßig eine Hüftgelenksubluxation auf.

Wenn ich in der ersten und zweiten Auflage dieses Buches noch geschrieben habe, daß Leistungssportler möglicherweise durch ihre starke Muskulatur solche Schäden nicht entwickeln, so muß ich heute sagen, daß diese Ansicht falsch war. Auch Leistungssportler haben Hüft- und sonstige Beingelenksubluxationen und damit Beinlängendifferenzen, diese machen aber durch die permanente Dehnung wenig Probleme. Erst wenn die sportliche Tätigkeit eingeschränkt und nicht mehr gedehnt wird, kommen die Schäden zum Tragen.

Der gleiche Schädigungsmechanismus wie beim gymnastischen Dehnen der Hüft- und Beckenmuskulatur tritt beim Gerade-über-den-Oberschenkel-Herabbücken auf, wenn man dabei die Beine nicht spreizt und Füße und Knie nach außen richtet (siehe Abb. 34). Diese Haltung wird auch gerne unbewußt beim Schuhezumachen oder beim Nägelschneiden eingenommen. Es gibt auch gymnastische Übungen auf dieser Haltungsbasis: indem der Betreffende versucht, beim Beugen des Rumpfes bei eng zusammengestellten Beinen und durchgestreckten Knien, mit den Fingerspitzen oder der Hand den Boden zu erreichen.

Ein weiterer für das Hüftgelenk schädigender Mechanismus tritt beim Autofahren oder beim Sitzen in tiefen Sesseln auf. Bei diesen Sitzhaltungen entsteht kein Zug auf den Hüftgelenkskopf, sondern es treten dabei starke Hebelkräfte auf, die nach hinten unten zur Hüfte hin gerichtet sind. Die Hebelwirkung entsteht dadurch, daß bei tiefer Sitzhaltung der Oberschenkelknochen unter 90 Grad zum Oberkörper hin abgewinkelt wird. Dabei wirkt der vordere Pfannendacherker als Hebelpunkt, der den Hüftgelenkskopf nach hinten und seitlich aus dem Gelenk herauspreßt.

Eine Hüftgelenksubluxation wäre an sich dann kein großes Problem, wenn der Hüftgelenkskopf wieder, nach der Streckung des Gelenks, problemlos in die Pfanne zurückgleiten würde.

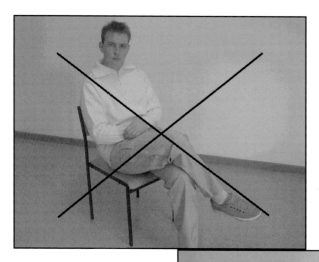

Abb. 32 Verbotenes Beinüberschlagen, da hierdurch eine Hüftsubluxation entsteht. (Foto selbst)

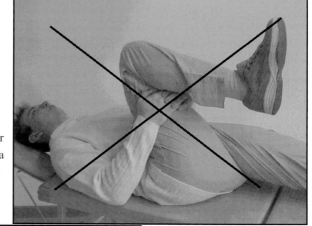

Abb. 33 Verbotenes Dehnen der Hüft- und Beckenmuskulatur, da hierdurch eine Hüft- und Kniesubluxation entsteht. (Foto selbst)

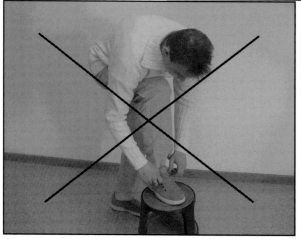

Abb. 34 Falsches Bücken, da hierbei der Winkel zwischen Oberschenkel und Oberkörper kleiner als 90° wird und eine Hüftsubluxation entsteht. (Foto selbst)

**Leider ist das spontane Zurückgleiten eines subluxierten Gelenks,
speziell des Hüftgelenks, eine Ausnahme, die so gut wie nie vorkommt.**

**Die Folge einer Hüftsubluxation,
aber auch der Subluxation von Knie- oder Sprunggelenk
ist eine Beinverlängerung!**

Die betreffende Person läuft über Jahre und Jahrzehnte dauernd auf einem durch eine Hüftsubluxation fehlstehenden Hüftgelenkskopf herum, wodurch viele Folgeerkrankungen entstehen wie z. B. die Zerstörung des Knorpels des Hüftgelenkskopfes. Dieser Umstand leitet nun wiederum eine vorzeitige Arthroseentstehung ein. Aber auch Schmerzsyndrome in Becken und Beinen durch Einklemmung des N. ischiadicus können auftreten.

**In dieser Tatsache ist der Grund zu sehen,
daß der oft vom Arzt verschriebene Schuhausgleich
katastrophale Folgen
für den Patienten hat.**

Auch die Tatsache, daß eine Hüfte früher als die andere eine operationswürdige Hüftgelenksarthrose (Abnützung) erleidet, mal rechts eher als links und umgekehrt, findet in den gerade beschriebenen Mechanismen eine vernünftige Erklärung. Ich bin sicher, wenn man es erreichen könnte, daß, wenn das unselige Übereinanderschlagen der Beine, das in der Öffentlichkeit mittlerweile zum guten Ton der Sitzhaltung geworden ist, und das Dehnen und Stretchen als ungesund und schädlich betrachtet würde, die Hüftgelenksersatz-, aber auch Bandscheibenoperationen wesentlich reduziert werden könnten.

4.3.1.1.1 THERAPIE DER HÜFTSUBLUXATION

Nach Untersuchung der Beinlänge und der Diagnose einer Beinverlängerung beginnt man mit der Therapie, indem man mit der Behandlung der Hüfte anfängt, auf deren Seite das Bein länger ist.

Dazu winkelt man den Oberschenkel des liegenden Patienten im Hüftgelenk auf 90° ab. Das Kniegelenk wird ebenfalls auf 90° abgewinkelt, so daß der Unterschenkel parallel zur Unterlage steht. Der Therapeut kann die Ferse des abgewinkelten Beines umfassen und stützen, damit der Unterschenkel nicht abknickt oder zu schnell nach unten sinkt und den Oberschenkel mitnimmt.

Der Patient legt zur Behandlung der rechten Hüfte seine rechte zur Faust geballte Hand, und zur Behandlung seiner linken Hüfte seine linke zur Faust geballte Hand seitlich an den Oberschenkel (siehe Abb. 35).

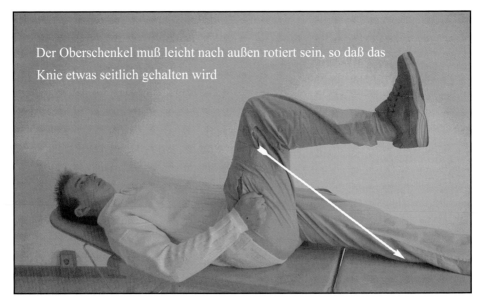

Abb. 35 Darstellung der Grundhaltung bei der Behandlung einer Hüftsubluxation. (Foto selbst)

**Der Ansatzpunkt der zur Faust geballten Hand
am Oberschenkel ist dort,
wo die Hand, bei locker herabhängendem Arm,
seitlich am Oberschenkel zu liegen kommt.**

**Der Punkt für die drückende Faust
ist direkt unterhalb des Trochanter major
am seitlichen Oberschenkel (Bereich der Hosennaht) gelegen.**

**Diese Handhaltung ist deshalb wichtig,
um einen möglichst direkten Schub auf den Hüftkopf zu erreichen,
der ja durch die Stellung des Schenkelhalses schräg zur Körpermitte hin steht.**

Somit ist ein seitlicher Schub am Oberschenkel vom Kraftvektor her wesentlich günstiger und effektiver als ein Zug hinten am Oberschenkel, wie in den vorhergehenden Auflagen dieses Buches beschrieben, da sich hierbei der Kraftvektor senkrecht nach oben richtet und die Hüfte nicht zuverlässig in die Pfanne zurückrutscht, da sie am Pfannendacherker hängenbleiben kann.

Nun läßt der Patient unter stetigem mäßigem Druck der seitlich am Oberschenkel angelegten Faust das Bein zur Unterlage hin ab, wobei er Hüft- und Kniegelenk langsam ausstreckt (siehe Abb. 36).

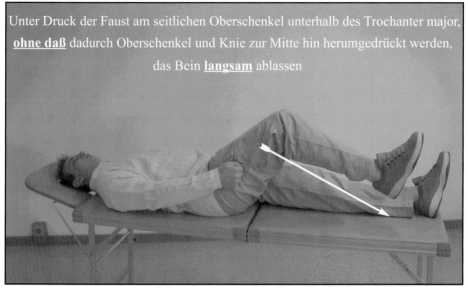

Abb. 36 Ablassphase des Beins bei der Behandlung einer Hüftsubluxation. Der Patient drückt dabei solange seitlich am Oberschenkel, bis das Bein gestreckt auf der Unterlage abgelegt ist.
(Foto selbst)

**Wenn das Bein ausgestreckt auf der Unterlage liegt,
ist in den meisten Fällen das längere Bein
um so viel kürzer geworden,
daß es mit dem Bein der Gegenseite gleich lang ist.**

Bei einer Hüftsubluxationsstellung, die über Jahrzehnte bestanden hat, braucht man gelegentlich etwas mehr Kraft, um die extrem verspannten Hüftbänder aufzudehnen. In einem solchen Fall legt der Therapeut eine Hand auf die Kniescheibe des im Kniegelenk um 90° zum Oberschenkel abgewinkelten Knies. Mit der anderen Hand greift er an die Ferse, so daß diese in seiner Hohlhand liegt.
Dann drückt der Therapeut mit seiner auf der Kniescheibe liegenden Hand in Richtung Oberschenkel und Hüftgelenk, um den Druck auf die Hüftbänder zu verstärken und somit ein schnelleres und besseres Aufdehnen zu gewährleisten (siehe Abb 37). Natürlich hat der Patient dabei, wie schon gesagt, seine zur Faust geballte Hand seitlich am Oberschenkel liegen, denn er muß ständig seitlich drücken, um die Druckkraft der Therapeutenhand auf die Kniescheibe, die in Richtung Oberschenkel und Hüfte gerichtet ist, in das Hüftgelenk umzuleiten.

**Man muß aber steng darauf achten, daß dabei am Oberschenkel
keine Winkelstellung zum Oberkörper unter 90° entsteht,
weil ansonsten die Hüfte wieder subluxiert.**

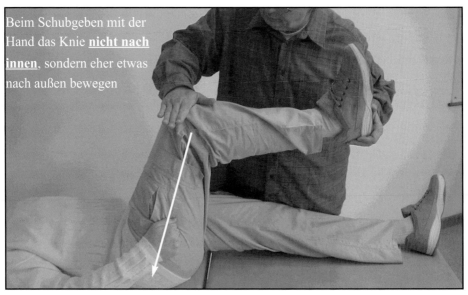

Abb. 37 Darstellung der Behandlung einer alten Hüftsubluxation mit stark verspannten Bändern, wobei zur Aufdehnung ein größerer Druck notwendig ist. (Foto selbst)

**Man muß bei der Behandlung der Hüfte
grundsätzlich auch darauf achten,
daß, durch den Druck der Faust des Patienten
am seitlichen Oberschenkel,
das Bein mit dem Knie nicht zur Körpermitte hin herübergedrückt wird,
da die Hüfte ansonsten, wie beim Beineüberschlagen, subluxiert.**

Je länger eine Subluxation des Hüftgelenkskopfes mit anschließender Bänderkontraktion um den subluxierten Hüftgelenkskopf bestand, um so länger und schwerer kann die aufdehnende Repositionbehandlung sein. Es sind manchmal mehrere Durchgänge in der oben beschriebenen Behandlungsweise nötig, um den Hüftgelenkskopf wieder in der Hüftgelenkspfanne zu positionieren. Auch wenn es in den allermeisten Fällen möglich ist, einen Beinlängenausgleich durch die Behandlung von Hüft-, Knie- und Sprunggelenksubluxationen zu erreichen, gibt es doch, wenn auch extrem selten, Fälle, bei denen eine Beinlängendifferenz nicht auszugleichen ist.

**Obwohl der Mensch in der Regel
mit zwei gleichlangen Beinen auf die Welt kommt,
kann es doch durch Mißbildungen (extrem selten)
zu einer echten Beinverkürzung oder -verlängerung kommen.**

Weiterhin kann eine echte Beinverlängerung/-verkürzung durch Unfälle entstehen. In all diesen Fällen muß natürlich ein Schuhausgleich verordnet werden, obwohl auch hier eine Gelenksprüfung mittels der SMT® notwendig ist, da eine echte Beinlängendifferenz mit einer hüftgelenksbedingten Beinverlängerung kombiniert sein kann.

**Alle Patienten, bei denen die Beinlängendifferenz
durch Hüft-, Knie - und Sprunggelenksbehandlung
nicht ausgeglichen werden kann,
müssen mit einem Schuhausgleich des kürzeren Beins versorgt werden.**

Ich habe es schon häufiger erlebt, daß eine Hüfte trotz intensivster Bemühungen vorerst nicht zu reponieren (zurückzubewegen) war, die Beinlängendifferenz ließ sich also nicht beseitigen. Folgerichtig wurde daraufhin ein Schuhausgleich verordnet. Nach einiger Zeit kam der Betreffende zu mir und beklagte sich, daß der Schuhausgleich, der anfangs durchaus als angenehm empfunden wurde, jetzt nicht mehr passe. Bei der Beinlängenprüfung stellte ich dann fest, daß das Bein, welches mit einer Schuherhöhung versehen war, genau um diese zu lang war.
Wie kann man sich diesen Vorgang erklären? Die Ursache ist ein Nachlassen der Spannungsverhältnisse im Becken. Der Aufbau der Spannung im Becken setzt sich aus mehreren Faktoren zusammen. Der erste Punkt ist die Hüftsubluxation selbst, bei der es zu einer Verspannung der tiefen Gesäßmuskulatur kommt, die am Trochanter major ansetzt und somit die Beweglichkeit des Hüftgelenks einschränkt. Der zweite Punkt ist die Spannung durch eine gleichzeitig bestehende Kreuzbeinsubluxation. Der dritte Punkt eines Spannungsaufbaus ist aber sicher auch in der Fehlstellung des Beckens durch eine Beinlängendifferenz zu suchen.
Die Faktoren der Punkte zwei und drei können im Laufe der Zeit ein solches Ausmaß angenommen haben, daß eine Reposition einer subluxierten Hüfte und damit die Beseitigung des daraus resultierenden Beckenschiefstandes unmöglich wird. Wenn man nun durch die Verordnung eines Schuhausgleichs des kürzeren Beins den Beckenschiefstand beseitigt, hat man einen wesentlichen Beitrag zu einem allmählichen Spannungsabbau in der Hüft- und Beckenmuskulatur geleistet. Wird nun noch die Kreuzbeinsubluxation mitbehandelt, reduziert man die Spannung in der Hüftmuskulatur zusätzlich, so daß eine Reposition einer subluxierten Hüfte dann doch noch möglich wird. Das kann aber nur dann geschehen, wenn der Patient selbständig seine Nachbehandlung der Hüftsubluxation (siehe nächstes Kapitel) konsequent durchführt.

**Bitte denken Sie bei der Anmeldung zur ersten Behandlung daran,
den Patienten zu bitten,
ein Paar Schuhe <u>ohne Schuhausgleich</u> mitzubringen,
da nach der Therapie in der Regel die Beine gleich lang sind
und der Patient jetzt keine Schuhe
mit einseitiger Erhöhung mehr tragen darf.**

Zieht er nach dem Beinlängenausgleich
wieder Schuhe mit einem Schuhausgleich an,
erzeugt er wieder einen Beckenschiefstand,
der die Resubluxationsneigung der Kreuzbeinbeckengelenke wieder verstärkt.

4.3.1.1.2 HANDGRIFF ZUR SELBSTBEHANDLUNG EINER HÜFTSUBLUXATION

Da die Bänder der Hüfte durch die möglicherweise lange Fehlstellung des Hüftgelenkkopfes überdehnt und, nach dessen Reposition, locker sind, ist es verständlich, daß der reponierte Hüftgelenkkopf leicht wieder subluxiert. Das geschieht um so eher, als der Patient noch nicht gelernt hat, die Verhaltensanweisungen des Therapeuten zu beachten. Das gilt besonders für das Übereinanderschlagen der Beine und das Stretchen und Dehnen der Becken- und Hüftmuskulatur. Das tiefe Sitzen im Auto und in tiefen Sesseln läßt sich oft nicht vermeiden. Man sollte sich für diese Gelegenheiten einen Keil oder ein Kissen in die tiefste Stelle der Sitzgelegenheit unter das Gesäß legen.

Anfänglich fällt es vielen Patienten schwer einzusehen, daß der täglich mehrmals angewandte Handgriff zur Hüftbehandlung von so extremer Wichtigkeit ist. Je besser der Patient sich auf die vom Therapeuten empfohlenen Dinge einstellen kann und um so konsequenter er dabei ist, desto schneller wird er in der Gesamttherapie Erfolg und Besserung erfahren. Aber auch nach einer Gesundung darf der Patient nicht in seine alten Gewohnheiten zurückfallen, sondern er sollte die Therapiehandgriffe zur eigenständigen Nachbehandlung danach wenigstens zwei- bis dreimal täglich auf Dauer anwenden. Nur so kann man hoffen, daß bei unseren heutigen häufigen Sitzhaltungen im Auto, am Arbeitsplatz oder abends im Sessel, ein Wiederauftreten der alten Schäden mit den entsprechenden Beschwerden vermieden werden kann.

Der Handgriff der SMT®- für die Selbstbehandlung der Hüftsubluxation kann im Liegen und im Sitzen, am einfachsten aber im Stehen gemacht werden. Dabei winkelt der Patient den Oberschenkel im Hüftgelenk um 90 Grad ab, genauso wie bei der Hüftuntersuchung durch den Therapeuten (siehe Abb. 38). Er legt ebenfalls die zur Faust geballte Hand seitlich an den Oberschenkel. Dann läßt der Betreffende das auf 90° erhobene Bein **langsam** zum Stand ab (siehe Abb. 39). Dabei muß man das langsame Ablassen deutlich betonen, damit der Hüftgelenkskopf auch Gelegenheit findet, in die Gelenkspfanne zurückzugleiten. Bei zu schnellem Ablassen des Beines kann es zu keiner Reposition kommen.

Wichtig ist bei dieser Nachbehandlung, daß man dem Patienten erklärt, daß er das Knie leicht nach außen und nicht nach innen hält, und daß er das erhobene Bein senkrecht nach unten absenkt, ohne es nach vorne auszustrecken.

Wenn man die Faust an der Seite des zu behandelnden Beins am Oberschenkel angelegt hat, reicht ein mäßiger Druck zur Reposition aus, so daß auch Menschen mit wenig Kraft oder Schmerzen in den Händen diesen Handgriff durchführen können. Sollte die Hand so stark beeinträchtigt sein, daß man sie zum Drücken wirklich nicht her-

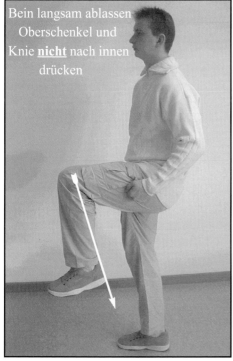
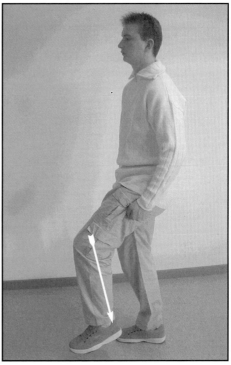

Abb. 38 Grundhaltung zur Nachbehandlung einer Hüftsubluxation durch den Patienten. Das Knie muß unbedingt leicht nach außen gerichtet sein. (Foto selbst)

Abb. 39 Bewegungs- und Ablassphase während der Nachbehandlung einer Hüftsubluxation durch den Patienten. (Foto selbst)

anziehen kann, besteht die Möglichkeit, mit dem Handgelenk, welches meistens nicht so schmerzhaft und stabiler als die Hand ist, zu drücken.
Diesen Handgriff sollte der Patient anfänglich, d.h. für ein bis zwei Wochen, mindestens zwölfmal täglich beidseits durchführen.

**Dabei ist es im Regelfall völlig ausreichend,
wenn man den Nachbehandlungsgriff zur Hüftgelenkreposition
einmal rechts und einmal links anwendet.**

Wenn man beide Hüftgelenke therapiert, so schadet das einem eventuell gesunden Gelenk nicht. Es ist aber doch in den meisten Fällen so, daß beide Hüftgelenke durch eine Subluxation unterschiedlichen Ausmaßes betroffen sind.
Nun hört sich zwölfmal täglich sehr viel an, man sollte aber bedenken, daß es sich dabei um einen kurzen Handgriff handelt, auch daß man diesen Handgriff in der Regel nur einmal rechts und einmal links anwenden muß.

Diese Zeit sollte und kann eigentlich jeder Patient aufbringen, so er denn gesund werden will. Man sollte dem Patienten außerdem den Rat geben, diesen SMT®-Handgriff für die Hüftnachbehandlung zusätzlich besonders dann durchzuführen, wenn er doch versehentlich die Beine übereinandergeschlagen hat, nach dem Autofahren, nach längerem Sitzen in einem Sessel und vor allem vor dem Zubettgehen. Das Letztere, damit die Hüftgelenksköpfe über Nacht in der Pfanne liegen können und die Bänder Zeit haben, sich zusammenzuziehen.

Nun gibt es Patienten, die nicht genug Kraft in den Händen haben, denen gar eine Hand fehlt, oder die nicht ohne Hilfe stehen können. Diese Personen können die Hüftgelenkselbstübung im Liegen machen, wobei sie an Stelle der Hand eine etwa fünf bis sieben zentimeterdicke Handtuchrolle oder einen Gürtel an den Oberschenkel legen, so daß er direkt am Trochanter major zu liegen kommt.

**Der Gürtel oder das gerollte Handtuch wird nun
von der <u>gegenseitigen</u> Hand zur Behandlungsseite so gehalten,
daß der Zügel <u>über den Körper zur Gegenseite</u>
der zu behandelnden Hüfte quer über die Körpermitte gerichtet ist.**

Über den Zügel wird das Bein nun langsam abgelassen, wobei die Handtuchrolle die Funktion der Hand übernimmt.

Dadurch, daß der Zügel quer über die Körpermitte zur Gegenseite hin gehalten wird, entsteht ein seitlicher Zug auf den Oberschenkel, so daß der Hüftgelenkkopf in die Pfanne zurückgleitet.

4.3.1.1.3 UNTERSUCHUNG DES KNIEGELENKS UND DESSEN BEHANDLUNG

Wie oben schon erwähnt, kann auch eine Kniesubluxation eine Beinverlängerung hervorrufen. Die Untersuchung des Kniegelenkes beginnt wie die Untersuchung und Behandlung der Hüfte in Rückenlage, wobei die Grundhaltung die gleiche ist, mit in der Hüfte auf 90° erhobenem Oberschenkel und im Knie ebenfalls um 90° abgewinkeltem Unterschenkel, so daß dieser parallel zur Unterlage gehalten wird (siehe Abb. 40).

Dann faßt der Therapeut mit einer Hand mittels eines Zangengriffs von unten in die Kniekehle des zu behandelnden Beines, damit er mit seiner Hand einen Schub von unten auf den Kniegelenkanteil des Unterschenkels geben kann. Bei dieser Grifftechnik liegt der Daumen des Behandlers auf dem Außen- und der Zeigefinger auf dem Innenmeniskus des Kniegelenks (siehe Abb. 41).

Ihre Untersuchungsliege sollte frei im Raum stehen, so daß Sie bei Untersuchung und Therapie um den Patienten herumgehen können. Die Untersuchungs- und Behandlungstechnik ist einfacher, wenn man sich nicht über den Patienten hinwegbeugen muß. Wenn man z. B. von der rechten Seite des zu behandelnden Beines an den Patienten herantritt, greift man immer mit der rechten Hand im Zangengriff in die Knie-

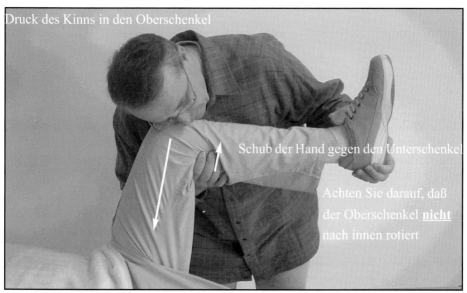

Abb. 40 Grundstellung der Subluxationsuntersuchung und -behandlung eines Knies. Achten Sie unbedingt darauf, daß Sie das Knie nicht zur Körpermitte herüberdrücken, da ansonsten die Hüfte herausgehebelt wird.
(Foto selbst)

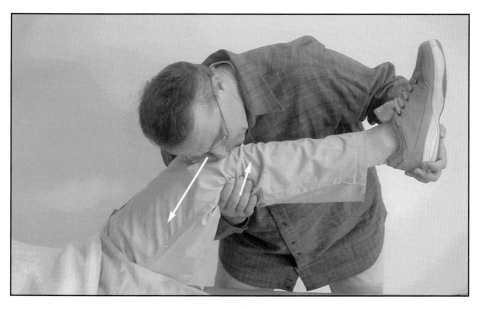

Abb. 41 Bewegungsphase der Subluxationsuntersuchung und -behandlung eines Knies.
(Foto selbst)

kehle, so daß der Daumen auf den Außen- und der Ringfinger auf den Innenmeniskus zu liegen kommt. Die andere Hand, die linke also, hält in nun schon gewohnter Weise die Ferse in der Hohlhand.

Beim Untersuchungvorgang legt der Therapeut seine Wange, möglichst mit der Jochbeinregion, auf die Kniescheibe des zu untersuchenden Knies. Anschließend wird das Knie langsam auf 180° durchgestreckt. Dabei gibt die im Zangengriff an den Unterschenkel im Kniekehlenbereich angelegte Hand einen Schub nach oben und die auf der Kniescheibe ruhende Wange übt einen Druck nach unten in Richtung Oberschenkel aus. Die Hand an der Ferse hilft beim Vorgang des Durchstreckens des Kniegelenks, indem sie die Ferse langsam nach oben führt. Da vielen Patienten das Anheben eines Beines in der Hüfte mit durchgestrecktem Kniegelenk Schmerzen bereitet, sollte der Therapeut das Bein während dieses Vorganges in der Hüfte langsam zur Unterlage hin absenken. Dazu muß er sich während der Behandlung des Knieglenks immer weiter herabbücken, ohne dabei seine Therapiehaltung aufzugeben.

Nach dem Untersuchungsvorgang wird wieder in schon gewohnter Weise die Beinlänge geprüft. Ist es jetzt nach der Untersuchung zu einem Gleichstand der Schuhsohlenkappen gekommen, hat eine Subluxation des Kniegelenkes vorgelegen, die beseitigt wurde. Findet sich immer noch eine Beinlängendifferenz, muß als letztes Beingelenk das Sprunggelenk untersucht werden.

4.3.1.1.4 SELBSTBEHANDLUNG EINER KNIEGELENKSUBLUXATION

Bei der Subluxation eines Kniegelenks sind die Bänder nach der Gelenksreposition locker, weil sie längere Zeit überdehnt waren. Wie bei dem Hüftgelenk tritt nun sehr leicht eine neue Resubluxation auf. Dieser Befund muß vom Patienten, wie bei dem Hüftgelenk, regelmäßig nachbehandelt werden, bis die Bänder des Kniegelenks sich zusammengezogen und wieder gefestigt haben.

Beim Therapiehandgriff mittels der SMT® für die Kniegelenkssubluxation muß der Patient das zu behandelnde Bein auf eine Treppenstufe oder auf einen Trittschemel stellen. Dann winkelt er das Knie auf 90° ab. Die zum behandelnden Knie gleichseitige Hand, also beim linken Knie die linke und beim rechten Knie die rechte Hand, wird im Zangengriff in die Kniekehle des zu behandelnden Knies gelegt, so daß der Daumen nun auf den Innen- und der Zeigefinger auf den Außenmeniskus zu liegen kommt. Der Patient schaut dabei auf den Handrücken seiner therapierenden Hand. Die gegenseitige noch freie Hand legt man auf die Kniescheibe (siehe Abb. 42).

Jetzt wird das Knie langsam auf 180 Grad durchgestreckt. Die in der Kniekehle liegende Hand gibt einen Schub nach oben und die andere Hand, die auf der Kniescheibe liegt, drückt auf die Kniescheibe, so daß der Druck in den Oberschenkel gerichtet ist.

Die Schub- und Druckkräfte müssen solange aufrechterhalten werden, bis das zu behandelnde Kniegelenk auf 180 Grad durchgestreckt wurde. Der Fuß bleibt dabei, wie schon erwähnt, am besten auf dem Schemel oder auf der Treppenstufe stehen (siehe Abb. 43).

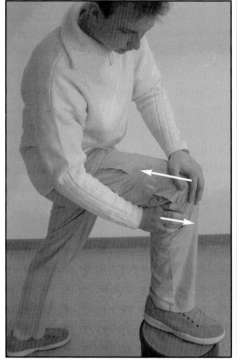 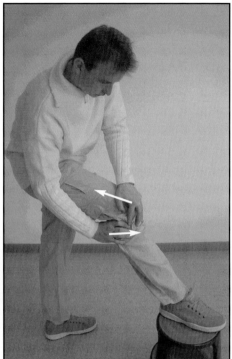

Abb. 42 Grundhaltung zur Nachbehandlung einer Kniesubluxation.
(Foto selbst)

Abb. 43 Bewegungsphase bei der Nachbehandlung einer Kniesubluxation.
(Foto selbst)

4.3.1.1.5 UNTERSUCHUNG EINES SPRUNGGELENKS UND DESSEN THERAPIE

Der Therapeut nimmt die Schuhspitze mit der rechten Hand (siehe Abb. 44) und bewegt mit einer langsamen, sachten Bewegung die Schuhspitze auf sich zu, wobei er mit einer gleichzeitigen leichten Gegenbewegung das auf 90° abgewinkelte Sprunggelenk nahezu auf 180° durchgestreckt (siehe Abb. 45).

In der Praxis der SMT® ist es so, daß ich im Ablauf der Beinlängenprüfung meist keine Sprunggelenksubluxationen mehr finde. Der Grund dafür ist der, daß, durch die Untersuchungshaltung bei der Beinlängenprüfung, bei der, wie ich Ihnen erklärt habe, das Sprunggelenk unbedingt auf 180° nach hinten unten durchdrückt werden muß, eine Subluxation des Sprunggelenks automatisch therapiert wird.

Nach der Untersuchung und Therapie des Sprunggelenks wird die Beinlänge verglichen.

4.3.1.1.6 SELBSTBEHANDLUNG EINER SPRUNGGELENKSUBLUXATION

Bei der Therapie der Sprunggelenksubluxation tritt, ebenfalls wie bei den anderen Gelenken auch, durch die Reposition des Gelenks eine Bänderlockerung auf. Der Re-

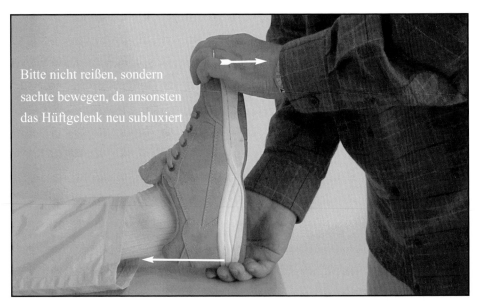

Abb. 44 Grundstellung zur Sprunggelenkuntersuchung und -behandlung.
(Foto selbst)

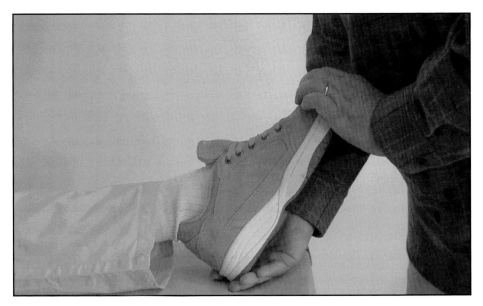

Abb. 45 Bewegungsphase der Sprunggelenkuntersuchung und -behandlung. Bitte achten Sie darauf, daß Sie das Sprunggelenk **nur ganz sachte** auf 180° durchstrecken und am Fuß nicht reißen, da ansonsten das Hüftgelenk subluxieren kann. (Foto selbst)

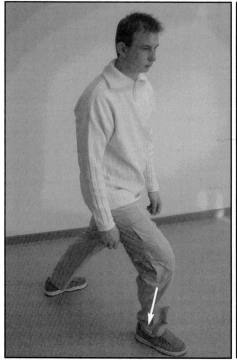 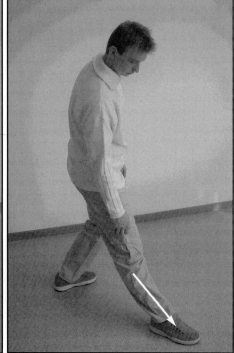

Abb. 46 Grundstellung zur Nachbehandlung einer Sprunggelenksubluxation durch den Patienten. (Foto selbst)

Abb. 47 Bewegungsphase bei der Nachbehandlung einer Sprunggelenksubluxation durch den Patienten. (Foto selbst)

subluxationsneigung muß der Patient mit dem SMT®-Therapiegriff zur Selbstbehandlung des Sprunggelenks entgegenarbeiten, bis sich die Sehnen und Bänder den neuen Verhältnissen angepaßt haben.

Der Patient stellt dazu seinen Fuß flach auf den Boden und knickt das Sprunggelenk auf 90° ab (siehe Abb. 46). Das geht am besten, wenn man das Bein in Hüft- und Kniegelenk leicht abwinkelt. Jetzt gibt der Patient einen Druck mit dem Bein auf die Ferse und streckt das Sprunggelenk langsam auf fast 180° durch, ohne dabei die Zehen oder den Vorfuß anzuheben (siehe Abb. 47).

Die Handgriffe zur Selbstbehandlung
von Hüft-, Knie- und Sprunggelenk mittels der SMT®
müssen vom Patienten anfangs sehr häufig angewendet werden.

Hat der Patient gelernt, alle für die verschiedenen Gelenke schädlichen Verhaltensweisen zu vermeiden, sollte er doch nicht gänzlich mit der Nachbehandlung aufhören, sondern diese SMT®-Handgriffe auf Dauer ab und zu anwenden.

Erstens erinnert ihn das daran, weiterhin auf sein Verhalten zu achten, auch wenn die Beschwerden sich gebessert haben oder verschwunden sind. Zweitens kann es doch, trotz aller Vorsicht, bei unserer heutigen Lebensweise, bei der sehr viel gesessen wird, zu einer neuen Subluxation kommen, die, unbehandelt, wieder Anlaß für neue Beschwerden sein kann.

4.3.1.1.7 URSACHEN EINER KNIE- UND SPRUNGGELENKSSUBLUXATION

Die Subluxation des Kniegelenks ist bei weitem nicht so häufig wie die des Hüftgelenks, die Gründe dafür sind ähnlich. Sie entsteht durch eine zu starke Beugung im Kniegelenk, d. h. einer Abbiegung des Knies wesentlich unter 90 Grad.

Dabei passiert es leider, daß beim Ausstrecken des Knies die Gelenkflächen nicht mehr exakt aufeinandertreffen. Der Unterschenkelanteil des Kniegelenks bleibt hinter dem Oberschenkelanteil zurück, so daß der Tibiakopf (Kniegelenkanteil des Unterschenkels) etwas zurücksteht und der Kniegelenkanteil des Femur (Oberschenkel) nach vorne heraussteht. Damit wird der Untersuchungs- und Therapiemechanismus bei der Kniegelenktherapie mittels der SMT® klar, daß man nämlich den Unterschenkel im Kniegelenk nach vorne und den Oberschenkel nach hinten bewegen muß, um eine normale Gelenkstellung zu erhalten. Eine Beinverlängerung wäre ansonsten die Folge.

Für das Kniegelenk schädigende Haltungen treten bei jedem Abwinkeln des Knies unter einen Winkel von 90° auf, insbesondere beim Sitzen in tiefen Sesseln oder wenn man die Beine unter dem Stuhl nach hinten ausstreckt oder die Füße mit dem Sprunggelenk um das Stuhlbein herumzieht. Aber auch bei einer Hockstellung kann das Kniegelenk subluxieren.

Gymnastische Überdehnungsübungen der Beingelenke, bei denen der Unterschenkel mit den Händen umfaßt wird und an den Oberkörper gezogen wird, wie sie oft in der Aufwärmphase vor sportlichen Aktivitäten angewandt werden, sollte man ebenfalls unterlassen. Auch das Arbeiten in der Hocke oder das Sitzen auf den Fersen, wenn man auf den Knien arbeitet, kann das Kniegelenk so schädigen, daß eine Subluxation die Folge ist.

Das Sprunggelenk wird im täglichen Leben nicht so häufig wie die anderen Beingelenke überdehnt. Hauptsächlich ereignet sich dieses beim Sport oder wenn der Patient den Fuß im Sitzen hinter das Stuhlbein einzieht. Dabei wird das Sprunggelenk auseinandergezogen und subluxiert.

Jeder Zug an einem Gelenk und jedes Abwinkeln eines Gelenks unter 90° bedeutet, daß Gelenksubluxationen auftreten, die zu Beinverlängerungen mit einem Beckenschiefstand führen.

4.3.2 GESAMTABLAUF DER BEINLÄNGENPRÜFUNG

Nach der Beschreibung der Untersuchungsmöglichkeiten bei einer Beinlängendifferenz und deren Behandlung und Selbstbehandlung sollte man sich bei der Untersuchung einen gewissenhaften, regelmäßigen Untersuchungsablauf angewöhnen, um keine Befunde zu übersehen und um am Ende der Beinlängenprüfung später noch zu wissen, welche Gelenke betroffen waren. Das ist deshalb wichtig, weil Sie dem Patienten nicht nur seine beschwerdeauslösenden Wirbelsäulen- und Gelenkschäden beschreiben, sondern ihm obendrein noch erklären sollten, wie er sich nachbehandeln muß, um auf Dauer eine Heilung zu erzielen.

Zu Beginn der Untersuchung, nachdem sich der Patient mit dem Rücken auf eine Untersuchungsliege gelegt hat, werden die im Knie gestreckten Beine angehoben und dabei wird nach einer Beinlängendifferenz geschaut. Findet man eine solche, wird diese mit dem SMT®-Therapiegriff für das Hüftgelenk behandelt.

Nach dem Therapiegriff an der Hüfte wird die Beinlänge wieder durch das Hochheben der gestreckten Beine geprüft. Nun gibt es zwei Möglichkeiten: die Beine sind entweder nach dem Therapiegriff gleich lang, oder sie sind nicht gleich lang. Für den Fall, daß die Beine nicht gleich lang sind, folgt anschließend die Prüfung des Knie- und eventuell des Sprunggelenks.

Kam es zu einem Beinlängenausgleich, so war die therapierte Hüfte subluxiert. Nach einem solchen Therapieerfolg darf man sich aber nicht zufriedengeben, in dem Glauben, jetzt seien alle Schäden behoben.

**Es ist auffallend, daß die Reposition einer Hüfte meist
<u>nicht</u> über das Maß des Beinlängenausgleichs hinausgeht,
auch wenn sich in über 95% der Fälle beide Hüftgelenke
noch weiter in einer Subluxationsstellung befinden.**

Untersucht man jetzt die Hüfte der Gegenseite nicht, so bleibt häufig eine beidseitige Subluxation zurück.

**In der Regel tritt nach der Untersuchung und Behandlung
der Hüfte der Gegenseite eine Beinverkürzung zu Tage,
die dann natürlich eine neuerliche Behandlung
der ursprünglichen Seite notwendig macht.**

Wenn Sie die ursprüngliche Seite therapieren, erzielen Sie in in vielen Fällen wieder einen Beinlängenausgleich. Ist eine Beinlängendifferenz trotz aller Bemühungen bei der Hüftbehandlung nicht zu beseitigen, gibt es wiederum zwei Möglichkeiten: entweder ist noch ein Beingelenk wie Knie- oder Sprunggelenk subluxiert oder es liegt eine alte und schwere Hüftsubluxation mit extrem kontrahierten Bändern um den Hüftkopf vor.

**Es kommt sehr häufig vor,
daß die Hüften nur langsam und in gegenseitigen Wechselschritten
vollständig in die Gelenkpfanne zurückfinden.**

Warum in den meisten Fällen ein Beinlängenausgleich nur soweit gelingt, bis beide Hüften auf gleicher Höhe stehen und damit beide Beine gleichlang sind, obwohl durchaus auf beiden Seiten noch eine erhebliche Subluxation besteht, kann ich nicht sagen.
Kritiker, welche die Richtigkeit und Zuverlässigkeit der Beinlängenuntersuchung und des Ausgleichs bestreiten, könnten einwenden, daß man, bei der Behandlung der Subluxation der einen Hüfte die Hüfte der Gegenseite herausschieben würde, so daß das Bein der Gegenseite länger würde. Dagegen sprechen mehrere Punkte:
Die Hüftgelenkpfanne ist eine anatomisch feste knöcherne Struktur, die den ganzen Hüftgelenkkopf nach hinten und zur Mitte des Körpers umschließt. Trotzdem wäre es denkbar, daß bei der Reposition einer Hüftsubluxation die sehr verspannte Becken- und Gesäßmuskulatur die Hüfte auf der Gegenseite herausdrücken könnte. Ich persönlich halte diese Überlegung zwar für unwahrscheinlich, denn der Vorgang des Beinlängenausgleichs hört, trotz wechselseitiger Behandlungsschritte, früher oder später auf und beide Hüften lassen sich nicht mehr bewegen, weil sie vollständig in der Hüftgelenkpfanne reponiert sind.
Wenn Sie sich bei der Behandlung der Hüftgelenke wirklich aufs Äußerste bemüht haben und sicher sind, die Handgriffe richtig angewandt zu haben, Sie aber keinen Beinlängenausgleich erreichen und ein Bein länger bleibt, dann folgt als nächster Schritt die Untersuchung des Knies des längeren Beins. Führt auch dieser Schritt nicht zu einem Beinlängenausgleich, wird als nächstes das Sprunggelenk des längeren Beines untersucht.
Bleibt bei der Untersuchung von Hüft-, Knie- und Sprunggelenk eine Beinlängendifferenz bestehen, liegt entweder eine chronisch schwerste Hüftgelenksubluxation mit extrem kontrahierten Hüftbändern oder eine in den späteren Kapiteln noch zu besprechende Kreuzbeinsubluxation vor. Diesen Befund erkennt man an der Fußsohlenstellung beim Beinlängenvergleich.
Man kann ob der großen Vielzahl der möglichen Kombinationen von Subluxationen verschiedener Beingelenke aber folgende Grundregel aufstellen:

**Untersuchen Sie immer beide Hüft-, Knie- und Sprunggelenke eines Beines,
auch wenn die Beine zu Beginn der Untersuchung gleich lang sind.**

**Findet sich nach der Untersuchung
aller Beingelenke keine Beinlängendifferenz,
können Sie davon ausgehen, daß Hüfte, Knie und Sprunggelenke
richtig stehen
und daß der Patient wirklich zwei gleich lange Beine hat.**

Bleibt trotz aller Bemühungen doch eine Beinlängendifferenz bestehen, muß das längere Bein eben nochmals von oben nach unten untersucht werden.

Achten Sie immer darauf, daß nach scheinbarem Beinlängenausgleich nicht doch noch eine Kombination von Gelenksubluxationen vorliegt, die sich gegenseitig aufheben.

Die Patienten werden durch den Beinlängenausgleich etwas kleiner. Ich habe es öfters nachgemessen, wobei ich feststellen konnte, daß das Maß der Größenminderung nur einen Bruchteil des gesamten Beinlängenausgleichs ausmacht.
Der Grund hierfür ist der, daß die Hüfte schräg im Körper steht, sie ist dabei zur Mitte hin ausgerichtet. Dadurch bewegt sich die Hüfte zwar etwas nach oben, aber in erster Linie ist die Bewegung des Hüftkopfes bei der Korrektur einer Hüftsubluxation zur Körpermitte hin gerichtet. Dadurch ist die Größenminderung der Patienten geringer als das Ausmaß der Beinverkürzung beim Beinlängenausgleich, aber um so stärker, je schlimmer das Ausmaß der Subluxationen der Beingelenke ist.
Man kann die Patienten aber beruhigen. Im Endeffekt werden sie nicht wirklich kleiner, denn die Größenminderung des Beinlängenausgleichs wird durch die Größenzunahme bei der Wirbelsäulenaufrichtung, durch den Abbau der Spannung in der Rückenmuskulatur und den Skoliosenausgleich, mehr als wettgemacht. Außerdem können Sie die Damen dahingehend beruhigen, daß ihr Beckenumfang im Rahmen der Hüftbehandlung abnimmt, was viele als sehr erfreulich empfinden.
Bei manchen Patienten kann man die Beine im Hüftgelenk bei der Beinlängenprüfung nur schwer und unter Schmerzen auf 90 Grad anheben. Die Ursache dafür ist, daß die Gesäßmuskulatur extrem verspannt ist. Beim Anheben der Beine müßte sich die Muskulatur des Gesäßes dehnen. Das kann sie aber auf Grund ihrer starken Kontraktion, die Folge einer Kreuzbeinsubluxation ist, nicht. Die notwendige Verlängerung wird nun durch die Verkürzung des Weges ausgeglichen, d. h. die tiefe Gesäßmuskulatur bewegt sich nach unten und klemmt den Ischiasnerv stärker ein, so daß die Schmerzen im Bein beim Anheben zunehmen. Deshalb sollten Sie in einem solchen Fall auf ein maximales Anheben verzichten.

Das bei der Beinlängenprüfung, maximale Anheben der Beine auf einen Winkel von 90° hat <u>keinen Einfluß</u> auf die Genauigkeit der Untersuchung.

Der Therapeut kann die Untersuchung auch bei ausgestreckt liegenden oder weniger stark angehobenen Beinen (bei starken Schmerzen) durchführen.

Das Anheben der Beine ist nur deshalb notwendig, <u>damit der Patient den Befund erkennt.</u>

Außerdem soll er sehen, wie die Beinlänge <u>von ihm selbst</u>
mittels eines kleinen Handgriffs ausgeglichen
wird (die erste wichtige vertrauensbildende Maßnahme der SMT®).

Zur genauen Beurteilung der Beinlänge ist ausschlaggebend,
daß die Beine des Patienten gerade ausgestreckt sind und
der Therapeut die Sprunggelenke maximal durchdrückt.

Es besteht nun noch die Möglichkeit, daß Sie alles nach Vorschrift gemacht haben, aber die Beinlängendifferenz mit den vorgeschriebenen Handgriffen an den verschiedenen Gelenken nicht zu beseitigen war, auch die forcierte Hüftgelenksreposition mit verstärktem Druck auf das Knie erbrachte keinen Erfolg.

Hier besteht noch die Möglichkeit,
daß außer einer echten Beinverkürzung
die Ursache <u>nicht an einem Beingelenk,</u>
<u>sondern am Kreuzbein</u> zu suchen ist.

Wenn Sie die Beinlängenprüfung mit vollständig nach hinten unten durchgedrücktem Sprunggelenk durchführen, fällt es Ihnen ganz leicht, eine Beinverlängerung, bedingt durch ein subluxiertes Beingelenk (Hüfte, Knie oder Sprunggelenk) von einer Beinverlängerung durch eine Kreuzbeinsubluxation zu unterscheiden.

Auch eine Kreuzbeinsubluxation kann eine Beinverlängerung machen,
die aber <u>nichts</u> mit einer Beinverlängerung
durch eine Hüft-, Knie- oder Sprunggelenksubluxation zu tun hat.

Die Beinverlängerung durch eine Kreuzbeinsubluxation
sieht man beim Beinlängenvergleich,
wenn das Sprunggelenk nach hinten und unten durchgedrückt
und die Knie durchgestreckt sind, daran,
daß sich eine Schuhspitze bei erhobenen Beinen
nach oben in Richtung Zimmerdecke
und beim abgelassenenen Bein auf den Untersucher zu vorschiebt.

Folgende Zeichen deuten bei der Beinlängenprüfung auf eine Kreuzbeinsubluxation hin:
Nach dem Ausgleich der Beinlänge in Hüft-, Knie- und Sprunggelenk ist bei einer nochmaligen Beinlängenprüfung, mit im Sprunggelenk nach hinten durchgedrücktem Gelenk und mit im Knie durchgestreckten angehobenen Beinen, häufig eine Schuh-

spitze stärker nach oben in Richtung Zimmerdecke hin gerichtet (siehe Abb. 48). Die Fersen stehen auf gleicher Höhe, wobei man meist auf die Ferse des Fußes, dessen Schuhspitze nach oben steht, einen stärkeren Druck als auf der Gegenseite aufwenden muß, um die Fersen auf gleicher Höhe zu halten. Die höher stehende Schuhspitze ist dahingegen ein Hinweis auf eine stärkere Kreuzbeinsubluxation.
In den meisten Fällen sind die ISG´s beidseitig herausgesprungen, wobei eine Seite stärker subluxiert als die der Gegenseite. Die höher stehende Schuhspitze zeigt in der Regel die Seite an, auf der das Kreuzbeinbeckengelenk subluxiert (teilausgerenkt) ist. Man kann aber auch manchmal auf der Gegenseite der vorstehenden Schuhspitze eine Kreuzbeinsubluxation finden. Diese Befundkonstellation kann ich nicht ausreichend erklären. Vielleicht handelt es sich dabei um einen Befund, bei dem der ältere und schwerere, für die Schuhspitzenstellung eigentlich verantwortliche Schaden, von einem neueren akuten Befund überdeckt wird.
Für das Phänomen der vorstehenden Schuhspitze, als sichtbares Zeichen einer Kreuzbeinsubluxation beim Beinlängenvergleich, gibt es folgenden Grund:
Wenn das Kreuzbein in seinem oberen Anteil bei einer Subluxation eine Ventralbewegung macht, führt die Beckenschaufel gleichzeitig eine entgegengesetzte Dorsalbewegung aus. Im unteren Kreuzbeinanteil ist das Bewegungsmuster genau umgekehrt. Hier macht das Kreuzbein eine Dorsal- und das Sitzbein mit der Hüftgelenk-

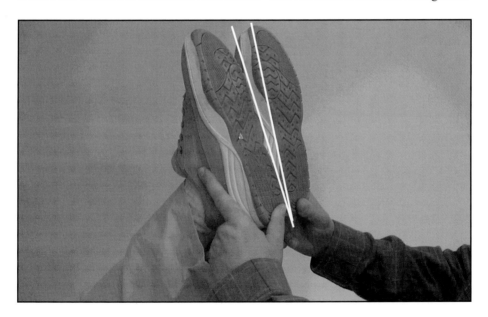

Abb. 48 Darstellung des Hinweises auf eine Kreuzbeinsubluxation. Die Schuhspitze steht nach dem Anheben der Beine in der Hüfte stärker zur Decke hoch, wenn man das Sprunggelenk nach hinten und unten durchdrückt und dabei die Fersen nach erfolgtem Beinlängenausgleich auf gleicher Höhe stehen. (Foto selbst)

pfanne eine Ventralbewegung. Hierdurch kommt es zu einer Beinverlängerung. Diese ist aber an der Ferse immer bei durchgedrücktem Sprunggelenk (siehe Abb. 48) wegdrückbar, auch wenn man bei starken Befunden auf dieser Seite wesentlich mehr Druck aufwenden muß als auf der Gegenseite.

4.3.2.1 PERONÄUS-ZEICHEN

Bei dem schon erwähnten beinverlängernden Kreuzbeinschub muß man das Phänomen des Peronäusschubes unterscheiden.

Nach dem Ablassen der Beine, wenn diese locker auf der Unterlage liegen während die Fersen gleichzeitig auf gleicher Höhe gehalten werden, bemerkt man häufig, daß sich eine Schuhspitze weiter auf den Untersucher zubewegt.

Das kann, muß aber nicht, auf der Seite des beim Beinlängenvergleich festgestellten Kreuzbeinschubes (Schuhspitze steht bei nach hinten durchgedrücktem Sprunggelenk nach oben) sein. Nicht selten kann man aber auch feststellen - dazu muß man einen Augenblick warten - daß die Schuhspitze der Gegenseite die Vorwärtsbewegung macht.

Bei diesem Phänomen handelt es sich um eine Einklemmung des N. peronäus, einem Ast des Ischiasnervs am Unterschenkel, bei dessen Ausfall oder Schädigung die Fußspitze herabhängt und nicht mehr angehoben werden kann.

Das bedeutet, daß zu dem Kreuzbeinschub nun die Peronäuseinklemmung hinzukommt, die dann besonders stark wird, wenn die Beine ausgestreckt sind und sich die tiefen Gesäßmuskeln dehnen müßten. Da dies aber auf Grund ihrer Verspannung nicht möglich ist, wird die Dehnung durch die Verkürzung des Weges ausgeglichen, so daß sich die Muskeln nach unten bewegen, was zu einer stärkeren Ischiaseinklemmung führt. Die Peronäusschädigung findet hierbei also nicht am Unterschenkel statt, sondern im Gesäß im Rahmen der Ischiaseinklemmung durch die Muskeln piriformis und obturatorius.

4.3.2.2. TIBIALIS POSTERIOR-ZEICHEN

Gelegentlich beobachtet man weniger ein Vorstehen der Schuhspitze, sondern vielmehr ein Einwärtsdrehen des äußeren Schuhrandes (siehe Abb. 49). Hierbei handelt es sich auch um ein Zeichen einer Ischiaseinklemmung, nämlich des zweiten Astes des N. ischiadicus an Unterschenkel und Fuß, des Nervus tibialis posterior.

Dieses Phänomen kann aber nicht nur am Fuß der Seite, dessen Kreuzbeinsubluxation stärker ist, auftreten, sondern ebenso am Fuß der Gegenseite.

Die Einklemmung der Nerven peronäus und tibialis posterior zeigen die Seite der stärksten Verspannung der tiefen Gesäßmuskulatur an.

Auch eine Kreuzbeinsubluxation kann also eine Beinverlängerung machen, was aber nichts mit der Beinverlängerung durch ein subluxiertes Beingelenk wie Hüft-, Knie- oder Sprunggelenk zu tun hat.

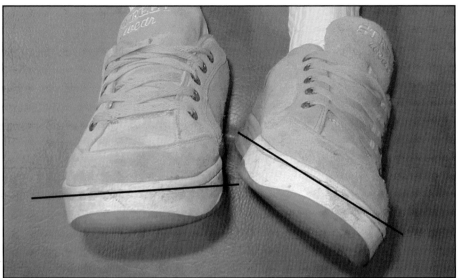

Abb. 49 Darstellung des Hinweises auf eine Kreuzbeinsubluxation mit stärkerer Ischiaseinklemmung, mit dem N. Tibialis-posterior-Zeichen, wobei sich der äußere Fußrand stärker nach innen dreht als auf der Gegenseite. (Foto selbst)

**Die Kreuzbeinsubluxation macht sich
bei der Beinlängenprüfung regelmäßig
durch das Hochstehen der Schuhspitze bemerkbar,
nachdem die Beinlänge ausgeglichen ist
und die Hüften optimal im Gelenk reponiert sind.**

**Dieses Phänomen des Kreuzbeinschubes muß man
vom Peronäuszeichen unterscheiden.
Das Peronäuszeichen ist erst dann zu sehen,
wenn die Beine wieder locker auf der Unterlage liegen,
wobei die Fersen auf gleicher Höhe stehen müssen.**

**Das Peronäus- und Tibialisphänomen muß nicht auf der gleichen Seite
wie der Kreuzbeinschub zu finden sein.**

Das bedeutet, daß nach Ablassen der Beine die zum Kreuzbeinschub gegenseitige Schuhspitze sich langsam auf den Untersucher zubewegt oder sich der Fuß nach innen dreht.

4.3.3 GRUNDREGELN ZUR VOLLSTÄNDIGEN UND ÜBERSICHTLICHEN BEINLÄNGENPRÜFUNG

Da die Zusammenhänge der Beinlängenprüfung auf Grund der vielen Möglichkeiten (auch Kombinationen) verschiedener Subluxationen sehr kompliziert sein können, habe ich 9 Grundregeln aufgestellt, welche eine gewisse Klarheit in die verwirrenden Einzelheiten bringen sollen:

1.

Es muß immer ein Beinlängenvergleich zu Anfang der Beinlängenuntersuchung und nach jedem Behandlungsschritt durchgeführt werden.

2.

Auch bei Fehlen einer anfänglichen Beinlängendifferenz müssen trotzdem immer beide Hüften und ein Bein zusätzlich in Knie- und Sprunggelenk untersucht und behandelt werden, bevor Sie behaupten können, alle Gelenke seien in Ordnung.

3.

Bei einer verbliebenen Beinlängendifferenz müssen immer beide Beine in den verschiedenen Gelenken (Hüft-, Knie- und Sprunggelenk) untersucht und behandelt werden, solange, bis bei der Beinlängenprüfung am Fersenstand keine Differenz mehr zu sehen ist.

4.

Sollte eine Beinlängendifferenz trotz Behandlung der verschiedenen Beingelenke - bei Knie- und Sprungglenk reicht grundsätzlich ein Durchgang zur Reposition aus - nicht auszugleichen sein, sollten Sie durch verstärkten Druck auf das Knie, mit Druckrichtung in den Oberschenkel, versuchen, die stark verkrampften Hüftbänder aufzudehnen und eine Reposition des Gelenks zu erreichen. Manchmal muß man diesen Behandlungschritt mehrmals wiederholen.

5.

Sollte trotz forcierter Hüftgelenkbehandlung kein Beinlängenausgleich an den Fersen zu erzielen sein, kann eine echte Beinverkürzung oder Beinverlängerung vorliegen und der Patient braucht einen Schuhausgleich am kürzeren Bein.

6.

Man darf aber eine Beinlängendifferenz durch Subluxationen von Beingelenken nicht mit der durch Kreuzbeinsubluxationen hervorgerufenen verwechseln. Die Beinverlängerung durch Subluxationen von Hüft-, Knie- oder Sprunggelenk kann man an der Ferse bei nach hinten durchgedrücktem Sprunggelenk und eine Beinverlängerung durch eine Kreuzbeinsubluxation an dem Schuhspitzenstand erkennen.

7.

Wird bei einer permanenten Beinlängendifferenz (die Schuhsohlen sind an der Ferse bei nach hinten durchgedrücktem Sprunggelenk nicht auf die gleiche Höhe zu bringen) ein Schuhsohlenausgleich des kürzeren zum längeren Bein verordnet, so sollte innerhalb der nächsten Wochen, mindestens ein viertel Jahr lang, regelmäßig kontrolliert werden, ob dieser noch notwendig ist. Durch das Tragen eines Schuhausgleichs können sich die manchmal extrem verspannten Bänder und Muskeln der Hüfte und des Beckens doch noch so entspannen, daß letzendlich auf den Ausgleich wieder verzichtet werden kann, weil dann doch noch ein manueller Beinlängenausgleich mittels der SMT® möglich ist.

8.

Sind beide Beine nach der Untersuchung und Behandlung aller Bein- und der Kreuzbeinbeckengelenke gleich lang (keine Differenz bei der Beinlängenbeurteilung an Ferse und Schuhspitze), kann man mit Recht behaupten, daß keine Beinlängendifferenz mehr vorliegt.

9.

Beim Vergleich der Schuhspitzen bei abgelegten und locker ausgestreckten Beinen nach der Behandlung einer Kreuzbeinsubluxation muß man wissen, daß sich der Schuhspitzenvorstand häufig nicht sofort bessert, weil sich die Muskulatur des Beckens noch nicht entsprechend gelockert hat und der N. ischiadicus immer noch mehr oder weniger eingeklemmt ist. Der Befund an der Schuhspitze sollte etwas besser sein und vor allem sollte der massive Kreuzbeinschub beim Durchdrücken dieses Sprunggelenks an der Ferse nach hinten und unten nachgelassen haben oder verschwunden sein. Dieses Phänomen ist ein Hinweis auf die erfolgreiche Korrektur einer Kreuzbeinsubluxation.

4.4 UNTERSUCHUNG DER WIRBELSÄULE

Mit dem letzten Kapitel ist die Untersuchung und die Behandlung der Beinlänge und -gelenke abgeschlossen und wir wenden uns der Untersuchung und Behandlung der Wirbelsäule zu.

**Die Prüfung und Behandlung der Kreuzbeingelenke
ist grundsätzlich der erste Schritt bei der Untersuchung der Wirbelsäule.**

Dazu muß sich der Patient jetzt von der Untersuchungsliege erheben.

**Bitte achten Sie darauf,
daß die Patienten beim Aufstehen und Hinstellen nach dem Beinlängenausgleich mit leichtem bis heftigem Schwindel reagieren können.**

**Lassen Sie den Patienten nochmals kurz hinsitzen
und ein Glas Wasser trinken,
dann verschwinden die Beschwerden in ein bis zwei Minuten.**

Der Schwindel oder die kurze Benommenheit hängt weniger mit dem Anheben der Beine und dem Rückstrom des Blutes zum Kopf zusammen, als vielmehr mit der geänderten Statik bei ausgeglichener Beinlänge. Das Gehirn, das den Beckenschiefstand zum Teil über Jahrzehnte gewöhnt war, kann sich nicht in Sekunden auf die neuen Beinlängen einstellen und reagiert auf die veränderte statische Information mit Schwindel oder Benommenheit.
Mit dem Beinlängenausgleich ändern sich auch die Belastungen der Muskel- und Sehnenverhältnisse, die besonders im oberen Bereich der Wirbelsäule Bedeutung bekommen. Ebenso können sich die Durchblutungsverhältnisse zum Gehirn ändern, die einige Augenblicke brauchen, um sich neu einzuregulieren.
Als einen weiteren Punkt muß man wissen, daß es Wetterlagen gibt, bei denen die Patienten mehr zu Schwindel neigen als an anderen Tagen. Dabei spielt weniger das Wetter als vielmehr der Luftdruck eine Rolle und ich bin davon überzeugt, daß hier besonders Luftdruckänderungen zum Tragen kommen.
Druck auf einen Nerv ändert die Information, die durch den Nerv, in Form eines in einzelnen Impulsen kodierten elektischen Stroms (Aktionspotential) geleitet wird, in der Art und Weise, daß sich die Frequenz und wahrscheinlich auch die Stärke der einzelnen Aktionspotentiale ändert, so daß ein anderer Informationsfluß und -gehalt entsteht.
Somit ist es verständlich, daß Wetter, aber auch Mondphasen Einfluß auf unser Nervensystem nehmen können. Wenn der Mond in der Lage ist, den Wasserspiegel der Meere bis zu 10 Metern zu heben, kann der Mensch doch nicht behaupten, er bliebe von diesen Kräften unbehelligt. Ähnlich verhält es sich beim Luftdruck, der mittels einer Quecksilbersäule gemessen wird, die je nach Druckverhältnissen ansteigt oder

absinkt. Auch diese Kräfte haben einen Einfluß auf unseren Körper und speziell auf unser Nervensystem, wobei das vegetative (autonome = willentlich nicht steuerbare) Nervensystem viel empfindlicher reagiert als der übrige Körper.
Dabei reagiert unser Nervensystem besonders auf Änderungen des Luftdrucks, da sich bei einer längeren Phase stabiler Verhältnisse ein Gleichgewicht ergibt, bei dem sich das Nervensystem auf den konstant gleichen Druck einstellen kann.
Luftdruckänderungen vom Tief (niedriger Luftdruck) zum Hoch (hoher Luftdruck) sind belastender und werden als störender empfunden als der umgekehrte Wechsel vom Hoch zum Tief.
Leidet der Patient zusätzlich noch an Blockierungen des Herz- und des Kreislaufwirbels, so kann eine Reaktion von Nervensystem und Gehirn zusätzlich noch verschlimmert werden. Solche Patienten reagieren dabei häufig mit stärkerem Schwindel.
Auch das Ausmaß der primären Beinlängendifferenz spielt bei der Stärke der Reaktion eine Rolle. Je größer die primäre Beinlängendifferenz ausfällt, um so stärker ist auch der Schwindel nach dem Aufstehen. Patienten mit zwei gleich langen Beinen, auch wenn sich diese an beiden Hüften um das gleiche Ausmaß behandeln lassen, reagieren fast nie mit Schwindel.
Das dem Patienten dargebotene und vom ihm langsam getrunkene Glas kalten Leitungswassers hilft dem Betreffenden zu einem schnelleren Ausgleich der Verhältnisse im vegetativen Nervensystem und damit zu einem beschleunigten Abklingen des Schwindels.
Nach dem Aufstehen von der Untersuchungsliege entkleidet der Patient seinen Oberkörper. Die Hose sollte bis zum Gesäßansatz heruntergestreift werden. Der Patient stellt sich dabei so hin, daß er dem Untersucher den Rücken zuwendet und sich bei leicht vorgebeugtem Oberkörper mit den Armen aufstützt (siehe Abb. 50).

**Der Oberkörper darf dabei nicht zu stark vorgebeugt werden,
da diese Haltung zusätzliche Spannung
in der Rücken- und Beckenmuskulatur aufbaut,
so daß Untersuchung und Behandlung schwieriger werden.**

**Der Grund dafür ist der,
daß man zusätzlich zur schadensbedingten Spannung
jetzt noch die Spannung durch das zu starke Vorbeugen
mit vermehrtem Druck und einer Kraft,
welche die Gefahr eines Behandlungsschmerzes verstärkt, überwinden muß.**

Die Beine sind dabei leicht gespreizt, aber entspannt und die Knie durchgestreckt. Die Füße stehen auf gleicher Höhe (siehe Abb. 50).
Früher habe ich gesagt, daß man Patienten, die nicht selbständig stehen können, mittels der SMT® nicht mehr helfen kann. Meine Frau kam auf die Idee mit einer Bier-

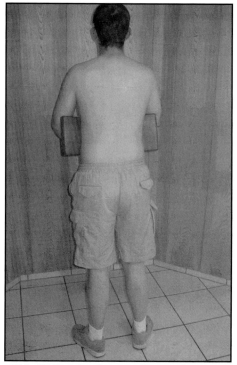

Abb. 50 Grundstellung zur Untersuchung und
Behandlung des Kreuzbeins
und der Wirbelsäule.
(Foto selbst)

tischbank. Darauf wird der Patient bäuchlings, nach dem Beinlängenausgleich, bei dem man ihm helfen muß, wenn er dazu eigenständig nicht in der Lage ist, gelegt. Die Arme hängen locker seitlich herab. Nun wird Wirbelsäule und Kreuzbein mit den gleichen Handgriffen untersucht und behandelt wie beim stehenden Patienten. Die Arme müssen dabei die Mobilisation (siehe Kapitel 4.4.4.3.1) übernehmen, indem der Betreffende diese gegenläufig wie beim Marschieren vor- und zurückschwenkt.
Man beginnt bei der Wirbelsäulenuntersuchung grundsätzlich mit dem Einölen der zu untersuchenden und zu behandelnden Region. Die Untersuchung des Kreuzbeins und seiner Gelenke (Kreuzbeinbeckengelenke = ISGs) ist neben der Beinlängenprüfung sicherlich die wichtigste bei der SMT®. Folgende Fakten sind hierbei wichtig:

**1.
Das Kreuzbein und die Subluxation seiner Gelenke
sind nicht nur orthopädischerseits,
sondern für die Entstehung aller Erkrankungen des Menschen
von größter Bedeutung.**

2.
Das Kreuzbein stellt die Basis der Wirbelsäule dar und nicht Beine und Füße.

3.
Schäden im Kreuzbein durch eine noch zu besprechende
Kreuzbeinsubluxation (Teilausrenkung, siehe Kapitel 4.4.1)
haben einen großen Einfluß auf den Rest unseres Körpers.

4.
Die grundsätzliche Folge einer Kreuzbeinsubluxation ist ein
zunehmender Spannungsaufbau,
der zentrifugal von der Kreuzbein- und Beckenregioin ausgeht
und der im Laufe der Zeit in seinen Ausmaßen immer schlimmer wird.

5.
Dieser Spannungsaufbau ist für die Zunahme
von Wirbelsäulen- und Gelenkschäden verantwortlich,
die wiederum die Art von Funktionsstörungen und später von Erkrankungen
unseres gesamten Organismus` bestimmt.

6.
Der Schweregrad von Funktionsstörungen,
aus denen im Laufe der Zeit Erkrankungen entstehen,
wird fast ausschließlich durch Schweregrad und Dauer
der Kreuzbeinsubluxation bestimmt.

4.4.1 KREUZBEINSUBLUXATION, DEREN URSACHEN UND AUSWIRKUNGEN

Neben der Hüftsubluxation ist die Kreuzbeinsubluxation (Teilausrenkung) einer der häufigsten und **wichtigsten** Befunde, den man bei Patienten mit Rückenproblemen erheben kann. Die Ursache einer Kreuzbeinsubluxation wird durch einen Beckenschiefstand bei einer Beinverlängerung durch Beingelenksubluxationen begünstigt. Bei einer Beinverlängerung wird die Beckenschaufel des längeren Beines nach oben geschoben. Dabei kommt das Kreuzbein in eine Schräglage und steht in seinen Gelenken unter einer starken Spannung. Dieser Spannungszustand hat eine große Instabilität in den Kreuzbeingelenken zur Folge. Bei einer Zunahme der Spannungs- und Scherkräfte subluxiert das Kreuzbeinbeckengelenk (siehe Abb. 52).
Die Form des Kreuzbeins, mit seiner in der oberen Hälfte gelegenen Gelenksfläche, die ventral breiter ist als dorsal, begünstigt die Kippbewegung des oberen Kreuzbeinanteils zur Bauchseite hin. In Abb. 53 sehen Sie verschiedene Schweregrade einer Kreuzbeinsubluxation. Eine Folge einer Kreuzbeinsubluxation ist unter anderem eine Hohlkreuzbildung mit kompensatorischem Rundrücken (siehe Abb. 51).

So werden Hohlkreuz und Rundrücken
nicht durch eine Haltungsschwäche,
sondern durch eine Kreuzbeinsubluxation ausgelöst (siehe Abb. 51).

Im Laufe der Zeit kann das Hohlkreuz verschwinden, die Lendenwirbelsäule ist dann steilgestellt, aber in Folge der Kreuzbeinfehlstellung zwischen Kreuzbeinoberkante und dem 5. Lendenwirbel mehr oder weniger stark abgeknickt.

Eine Druckerhöhung in der Beckenmuskulatur, wobei grundsätzlich eine Subluxationsneigung der Kreuzbeinbeckengelenke (auch ohne Beckenschiefstand) entsteht, tritt z. B. bei allen Unfällen, gleichgültig welcher Art auf, auch wenn das Unfallgeschehen weit von der Beckenregion entfernt auftritt. Manchmal reicht aber schon ein Stolpern aus, um eine Kreuzbeinsubluxation auszulösen.

Diese Druckerhöhung entsteht auch bei allen Drehbewegungen im Becken, besonders dann, wenn man nicht die Ferse des durch den Stand unbelasteten Fußes vom Boden löst, aber auch beim Heben von schweren Gegenständen über die Seite, bei einer Unterkühlung durch einen Zug, bei extremer körperlicher Belastung, bei einem schockartigen traumatischen Erlebnis oder bei einer extremen Streßsituation.

Machmal reicht z. B. schon eine ungeschickte Drehung im Bett oder ein starker Hustenanfall oder auch eine große psychische Belastung aus. Durch die Druckerhöhung in der Beckenmuskulatur pressen die Beckenschaufeln das Kreuzbein oben nach ven-

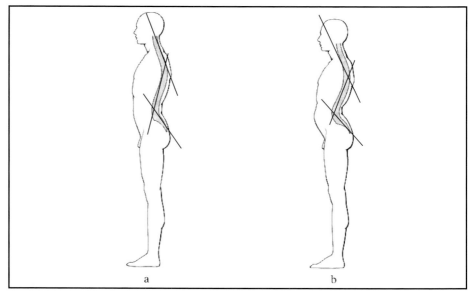

Abb. 51 Darstellung der Hohlkreuzhaltung und Rundrückenbildung
als Folge einer Kreuzbeinsubluxation (a. Normalbefund, b. Hohlkreuz und Rundrücken).
(Orthopädisch-technische Indikationen, A.-R. Baehler,
Verlag Hans Huber, Bern 1996)

tral (bauchwärts) heraus.

Diese Subluxationsstellung, die man übrigens auf jeder Seitaufnahme bei der Röntgenuntersuchung der Lendenwirbelsäule erkennen kann (einen Extremfall sehen Sie in Abb. 54), hat mehrere für die Gesundheit des Menschen katastrophale Folgen:

1.

Da das Kreuzbein bei seiner Subluxation zwei entgegengesetzte Bewegungen um eine waagrecht gedachte Mittelachse vollzieht, die etwa auf Höhe der Spina iliaca superior posterior leigt, macht der obere Anteil des Kreuzbeins eine leichte Vorwärts- (zum Bauch hin) und der untere meist gelenkfreie Anteil des Kreuzbeins eine starke Rückwärtsbewegung (siehe Abb. 52 und Abb. 53).

**Diese Subluxationsbewegung geschieht
aber meist nicht auf beiden Seiten gleichmäßig,
sondern in wechselseitigen Schritten.**

**Eine Beinverlängerung entsteht
bei einer Kreuzbeinsubluxation dadurch,
daß das Hüftgelenk
eine zur Rückwärtsbewegung des unteren Kreuzbeinanteils
entgegengesetzte Vorwärtsbewegung macht.**

2.

Durch die Rückwärtsbewegung des unteren Anteils des Kreuzbeins wird die tiefe Gesäßmuskulatur überdehnt. Ein überdehnter Muskel versucht grundsätzlich, seinen ursprünglichen Funktionszustand wieder herzustellen, indem er sich zusammenzieht. Gelingt es aber nicht, den Normalzustand wieder herzustellen, weil z. B. die knöchernen Strukturen, an denen der Muskel festmacht, nicht in ihre alte Position zurückfinden, nimmt der Spannungsgrad in der Muskulatur ständig zu, bis im Laufe der Zeit aus einer Verspannung eine Kontraktion (Verkrampfung) wird.

3.

**Dadurch, daß die horizontale Gelenkachse
im oberen Anteil des Kreuzbeins liegt,
führen geringe Vorwärtsbewegungen
im oberen Kreuzbeinanteil
zu einer wesentlich stärkeren Rückwärtsbewegung
des unteren, frei stehenden Kreuzbeinanteils.**

Im Rahmen einer Kreuzbeinsubluxation verspannt sich die tiefe Gesäßmuskulatur, wobei die Mm. piriformis und obturatorius die wichtigsten sind, da sie durch die Rückwärtsbewegung des Kreuzbeins, zusätzlich zu der zugbedingten Verspannung

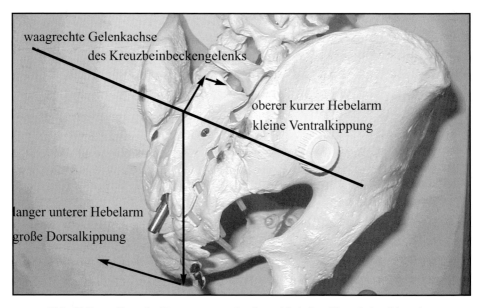

Abb. 52 Darstellung des Bewegungsmechanismus' bei einer Kreuzbeinsubluxation.
(Foto selbst)

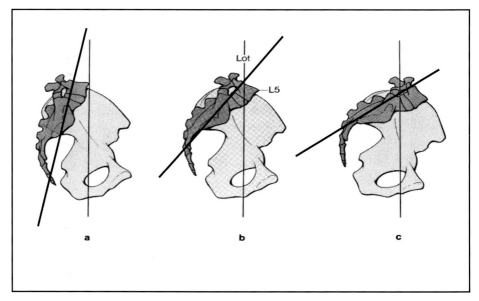

Abb. 53 Darstellung einer normalen Kreuzbeinstellung und verschiedener Schweregrade einer Kreuzbeinsubluxation, a. Normalbefund, b. leichte und c. schwere Subluxation.
(Baensch und Friedl, Lehrbuch der Röntgendiagnostik,
Band I, Thieme Verlag 1939)

bei einer Hüftsubluxation, noch stärker gedehnt werden und kontrahieren (zusammenziehen und verspannen). Diese beiden Muskeln ziehen von der Innenseite des Kreuzbeins zu dem seitlich am Oberschenkel zu findenden Knochenfortsatz, dem Trochanter major (siehe Abb. 19). Dabei entsteht die stärkste Verspannung und Kontraktion meist auf der Gegenseite der schwereren Kreuzbeinsubluxation. Das bedeutet, daß im Normalfall der Patient auf der Gegenseite der stärkeren Kreuzbeinsubluxation Beschwerden hat.

Im Laufe der Zeit kann es bei alten Schäden zu einer Symptomumkehr kommen, weil sich mit der Zeit eben auch die Muskulatur der Seite, auf welcher die stärkere Kreuzbeinsubluxation zu finden ist, zunehmend verspannt. Ein Faktor, der dazu beträgt, ist wahrscheinlich die unbewußte oder bewußte Entlastung des kranken Beins zu Gunsten des beschwerdefreien, so daß eine Überbelastung des bisher beschwerdefreien Beins zu einer schnelleren und stärkeren Verspannung führt.

4.

Durch eine Muskellücke, die von der tiefen Gesäßmuskulatur gebildet wird, muß der Ischiasnerv hindurch, um vom kleinen Becken in das Gesäß und die Beine gelangen zu können (siehe Abb. 19).

Bei der Kontraktion der Mm. piriformis und obturatorius
in Folge einer Kreuzbeinsubluxation
wird der N. ischiadicus eingeklemmt,
was Ischiaserkrankungen auslöst.

Dieses Phänomen und die daraus entstehenden Erkrankungen werden in späteren Kapiteln dieses Buches abgehandelt.

5.

Da die Muskeln piriformis und obturatorius am Trochanter major festmachen, überträgt sich ein Zug, der durch eine Verspannung dieser Muskeln entsteht, auf den Schenkelhals und damit auch auf den Hüftgelenkkopf.

<u>Somit sind Hüftgelenkerkrankungen
eine direkte Folge einer Kreuzbeinsubluxation.</u>

Auch diese Zusammenhänge und Erkrankungen werden in späteren Kapiteln dieses Buches besprochen.

6.

Fast alle Menschen erkranken im Laufe ihres Lebens an einer Kreuzbeinsubluxation. Ich kann mich innerhalb meiner zwölfährigen Tätigkeit mit der SMT® nur eines Patienten entsinnen, der keine aufwies.

**Die Instabilität der Kreuzbeinbeckengelenke
haben wir Menschen
unserer Aufrichtung aus dem Vierfüßler- zum Zweibeingang zu verdanken.**

Tiere haben mit den Kreuzbeinbeckengelenken nicht so viel Probleme, aber auch Tiere können an einer Kreuzbeinsubluxation erkranken.
Die Dackellähme ist eine typische Form dieses Phänomens. Hierbei können die Hinterbeine nicht mehr richtig bewegt werden, in den schlimmsten Fällen sind diese völlig gelähmt und werden nachgeschleift. Dafür ist wahrscheinlich nicht der lange Rücken der Dackel verantwortlich, sondern das Herabspringen von Sesseln, Sofas und Stühlen, die von diesen Tieren gerne als Ruheplatz ausgewählt werden. Dieses Herabspringen, wobei die kurzen und gebogenen Beine der Hunde den Aufprall nicht entsprechend gut abfedern können, führt im Laufe der Zeit zu einer Kreuzbeinsubluxation, die, wenn sie ein bestimmtes Maß überschreitet, zu einer Ischiaseinklemmung durch die Muskeln piriformis und obturatorius wie beim Menschen führt, die sich dann als Lähmung bemerkbar macht.
Auch Kühe können sich vertreten und sich eine Kreuzbeinsubluxation zuziehen. Vor Jahren gab es in einem Nachbarort von Ottobeuren einen Heilkundigen, der in der Lage war, Kühe die sich "verdappt" (vertreten) hatten, wie der Allgäuer es im Volksmund ausdrückt, wieder einzurenken. Leider habe ich dieses nie mit eigenen Augen verfolgen können.
Warum behaupte ich, daß die Kreuzbeinsubluxation in erster Linie ein menschliches Schicksal ist?

**Die Konstruktion des Beckenrings
ist für die generelle Neigung des Menschen
zu Kreuzbeinsubluxationen verantwortlich.**

Das Becken des menschlichen Skeletts ist eigentlich für den Vierfüßlergang konstruiert, weil in diesem Fall die auf den Kreuzbeinbeckengelenken liegenden Beckenschaufeln die Iliosakralgelenke vor Subluxationen schützten.
Durch die Aufrichtung des Menschen zum Zweifüßlergang, wobei die Hände zum Werkzeug- und Waffengebrauch frei wurden, was den Evolutionssprung zum Homo sapiens begünstigte oder vielleicht auch ausmachte, ist beim Menschen eine Schwachstelle entstanden, die dafür verantwortlich ist, daß der Mensch stärker unter Krankheiten und Schmerzen leiden muß als die auf vier Beinen gehenden Tiere.
Durch die Aufrichtung enstand bei uns Menschen die generelle Neigung des Kreuzbeins zur Subluxation (Teilausrenkung).
Diese Kreuzbeinsubluxation hat gravierende Folgen für den Menschen.
Durch eine Hüftsubluxation tritt unter anderem ein etwas harmloserer Befund auf, das Phänomen nämlich, daß die Betreffenden, wenn sie länger stehen müssen, auf Dauer nicht auf beiden Beinen gleichzeitig stehen können. Sie müssen immer ein Bein et-

was in Hüfte und Knie abwinkeln oder zur Seite wegstellen.
Wenn der Patient beim Stehen ein Bein etwas abwinkelt oder zur Seite herausstellt, so daß er praktisch nur ein Bein belastet, erreicht er, daß das durch eine einseitige Beinverlängerung schiefstehende Becken wieder gerade steht. Ein Beckenschiefstand kann vom Stehenden nicht lange ertragen werden, da sich der Beckenschiefstand auf die Form der Wirbelsäule auswirkt (häufig sind Gleichgewichts- und Kreislaufprobleme die Folge).
Eine schwerwiegendere Folge ist die:

**daß die anfängliche Verspannung der tiefen Gesäßmuskulatur
sich bei einer Kreuzbeinsubluxation
im Laufe der Zeit
auf die gesamte Beckenmuskulatur überträgt,
so daß es dort zu einem zunehmenden Spannungsaufbau kommt!**

**Diese Verspannung überträgt sich
von der Beckenmuskulatur
zentrifugal auf den gesamten Körper des Menschen!**

Somit entstehen Skoliosen und Kyphosen, die im Laufe der Zeit zunehmen, wodurch sich die Skoliosen und Kyphosen verstärken. Dadurch kommt es zu einer zunehmenden Einengung der Spinalnerven, die seitlich an der Wirbelsäule den Rückenmarkskanal verlassen, um den menschlichen Organismus zu versorgen.

**Das bedeutet, so enstandene Nerveneinklemmungen und -irritationen
ziehen anfänglich nur Funktionsstörungen der Organe nach sich.**

**All diese Funktionsstörungen bilden wiederum den Boden,
auf dem sich später Krankheiten entwickeln.**

**Aber auch Muskeln, Sehnen und Knochen erleiden Funktionsstörungen,
welche sich in Schmerzerkrankungen manifestieren.**

Warum tritt eine Kreuzbeinsubluxation immer beidseitig auf, auch wenn ein Kreuzbeinbeckengelenk meist stärker betroffen ist als das der Gegenseite? Zum Spannungsabbau in den Kreuzbeinbeckengelenken bei einem Beckenschiefstand reicht die Subluxation einer Seite aus. Wird die für den Beckenschiefstand ursächliche Beinlängendifferenz nicht beseitigt, so baut sich jetzt im bisher nicht oder geringer subluxierten Gelenk ebenfalls Spannung auf, bis es auch auf dieser Seite zu einer Subluxation kommt. Dieser Prozeß kann so oft hin- und hergehen, bis das Kreuzbein in seinen Gelenken so stark subluxiert ist, daß es nahezu waagrecht zwischen den Beckenschaufeln steht (siehe Abb. 54).

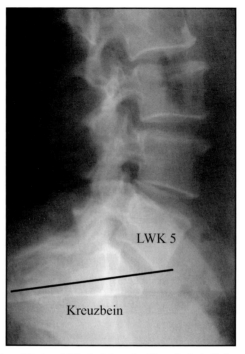

Abb. 54 Darstellung eines Röntgenbilds, bei dem das Kreuzbein in Folge einer extremen beidseitigen Kreuzbeinsubluxation nahezu waagrecht zwischen den Beckenschaufeln steht. Durch den Druck der oberen hinteren Kreuzbeinkante auf die Basis des 5. LWK baut sich dieser unten hinten ab. Eine leichte Spondylolisthesis zwischen L5 und S1 ist auch zu sehen. (Foto selbst)

Diese Tatsache erklärt auch, warum immer beide Kreuzbeinbeckengelenke, in den meisten Fällen in unterschiedlich starkem Ausmaß, subluxieren.

<u>Man findet bei allen kranken Menschen,</u>
auch bei denen, die keine Beinlängendifferenz haben
(das Becken also geradesteht,
so daß keine Scherkräfte auftreten, die
auf die Kreuzbeinbeckengelenke einwirken
und dort zu einer Instabilität führen)
<u>zumindestens im fortgeschrittenen Alter eine Kreuzbeinsubluxation.</u>

Auf Röntgenbildern kann man eine Kreuzbeinsubluxation nicht nur in der Seitaufnahme der Lendenwirbelsäule erkennen (in Abb. 54 können Sie einen Extremfall betrachten), sondern auch auf der Beckenübersichtsaufnahme, die immer von vorne gemacht wird.

Ein Hinweis auf eine Kreuzbeinsubluxation ist eine Fehlstellung von Beckenschaufeln und Kreuzbein (siehe Abb. 55).

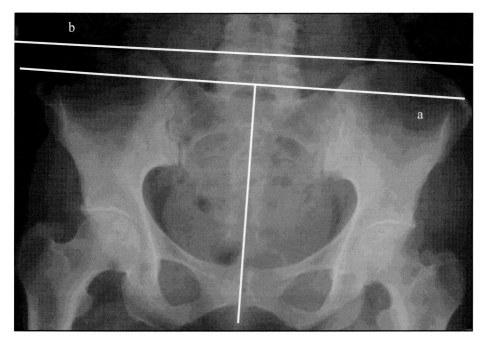

Abb. 55 Hinweise auf eine Hüft- und Kreuzbeinsubluxation auf einem Röntgenbild des Beckens, das von vorne aufgenommen wurde. Hüftköpfe und Beckenschaufeln stehen nicht gleich hoch (Beckenschiefstand). An der Hüfte sieht man, daß der Abstand zwischen Trochanter major und Hüftkopf rechts und links unterschiedlich groß ist, und daß der Trochanter minor sich ebenfalls unterschiedlich groß abbildet (Hüftsubluxation). Wenn man eine Gerade durch die oberen Kreuzbeinhöcker (a) legt, steht diese nicht parellel zu einer Geraden, die durch die höchsten Punkte der Beckenschaufeln (b) gelegt wurde. (Foto selbst)

4.4.1.1 KREUZBEINUNTERSUCHUNG

Wenn man sich die anatomischen Fakten noch einmal vor Augen führt, erinnert man sich daran, daß das Kreuzbein zwischen den hinteren Anteilen der Beckenschaufeln sitzt und eine fast dreieckige Form hat. Es ist mit den Beckenschaufeln rechts und links durch je ein Gelenk (ISG = Iliosacral-Gelenk oder Kreuzbeinbeckengelenk) verbunden.

Das Kreuzbein steht fast senkrecht zwischen den Beckenschaufeln, wobei es eine leicht nach dorsal durchgebogene Form hat. Das Kreuzbeingelenk ist auf der oberen Hälfte des Kreuzbeinknochens gelegen, der untere Anteil des Kreuzbeinknochens steht frei.

Das Steißbein als Anhängsel am untersten Ende des Kreuzbeins zeigt mit seiner Spitze nach ventral. Es ist dabei so geformt, daß der sitzende Mensch auf der dorsalen Rundung des Steißes sitzt und die Spitze des Steißbeins nach ventral, nach vorne zum Schambein hin, von der Sitzfläche wegzeigt.

**Von oben gesehen ist das Kreuzbein
an seinem ventralen (bauchseitigen) Anteil deutlich breiter
als auf seiner dorsalen (rückwärtigen) Seite.**

**Hierbei überragen die Beckenschaufeln seitlich die Kreuzbeinbeckengelenke,
deren Stellung einen Winkel von 45° aufweisen (siehe Abb. 22)**

Welche Beurteilungskriterien gelten beim Kreuzbein? Bei der Untersuchung sitzt der Therapeut am besten hinter dem Patienten auf einem Hocker, der in schon beschriebener Weise mit dem Rücken zu ihm hin aufgestützt und leicht vorgebeugt dasteht, und prüft mit seinen **flach aufgelegten Fingern** (Daumen am besten, kann aber durchaus auch ein anderes Fingerpaar sein) den Sitz des Kreuzbeins (siehe Abb. 56).
Man sollte in der Untersuchungsphase deshalb nicht die Eindringtiefe der Fingerspitzen als Beurteilungskriterium heranziehen, weil die Fingerspitzen tief im Gewebe versinken können und somit eine exakte Beurteilung erschwert wird (siehe Abb. 57, falsche Handhabung).
Werden die Finger flach auf oder an die zu untersuchende Struktur gelegt, so daß das Fingerendgelenk in die Tiefe drückt und die Fingerspitzen nach hinten zum Therapeuten hin zeigen, ist eine genaue Beurteilung der Eindringtiefe der Finger in das Gewebe nur noch **eine Frage der Zeit und der Geduld**.
Das Kreuzbein hat drei voneinander unabhängige funktionelle Subluxationspunkte, die vom Therapeuten nacheinander untersucht werden müssen (siehe Abb. 58 u.59).

1. PUNKT

Dieser Untersuchungspunkt liegt im Bereich des "Grübchens", einer Hauteinziehung, unter der man einen kleinen Knochenhöcker tasten kann. In der ersten und zweiten Auflage dieses Buches habe ich noch geschrieben, daß es sich bei dem Knochenhöcker um einen Vorsprung auf dem Kreuzbein handelt. Inzwischen bin ich sicher, daß es sich hier um die Spina iliaca superior posterior (hinterer oberer Darmbeinstachel) der Beckenschaufel handelt. Erst wenn man diese Tatsache zugrunde legt, werden die am Patienten zu ertastenden Streckenverhältnisse im Abstand der verschiedenen Untersuchungspunkte verständlich.
Alle Untersuchungspunkte liegen vom seitlichen Steißbeinrand auf einer in nahezu exakt 45° verlaufenden Linie. Dabei beträgt der Abstand vom seitlichen Steißbeinrand zum Grübchen ungefähr 4 bis 5cm (siehe Abb. 58 und 59).
Man könnte nun einwenden, daß es sich bei dem Grübchen um eine Lokalität auf der Beckenschaufel handelt, die mit dem Kreuzbein eigentlich nichts zu tun hat. Wieso kann man hier das Ausmaß einer Kreuzbeinsubluxation erkennen?
Die Erklärung resultiert aus der Subluxationsbewegung des Kreuzbeins. Da das Kreuzbein oben eine Vorwärtsbewegung macht, vollzieht die Beckenschaufel eine

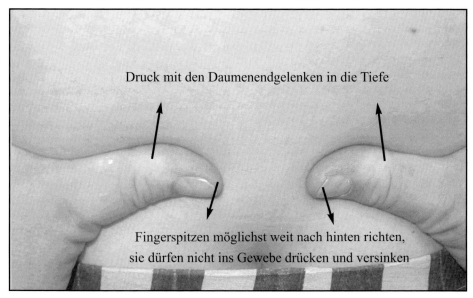

Abb. 56 Darstellung der Daumenlage während der Untersuchungsphase. Dabei liegen die Daumen flach auf, so daß man mit dem Daumenendgelenk in die Tiefe drückt und nicht mit der Fingerspitze. Die Daumenspitzen stehen dabei in Richtung Therapeut zurück.
(Foto selbst)

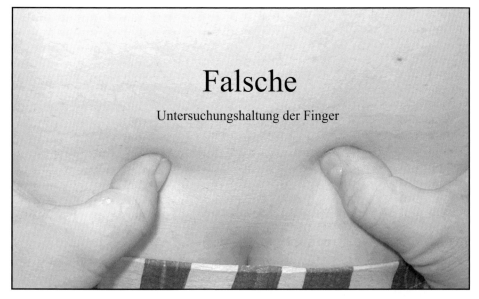

Abb. 57 Darstellung des Suchens einer knöchernen Struktur mit den Daumenspitzen.
Für eine Beurteilung eines Gelenkschadens ist diese Fingerhaltung nicht geeignet.
(Foto selbst)

kompensatorische Rückwärtsbewegung, die nicht nur den unteren hüftgelenktragenden Beckenanteil nach vorne schiebt, so daß eine Beinverlängerung entsteht, sondern auch den oberen hinteren Beckenkammanteil zurückschiebt, wodurch der hintere obere Darmbeinstachel nach dorsal verlagert wird. Dadurch kann man die Spina iliaca superior posterior auf der Seite der stärksten Kreuzbeinsubluxation an dem deutlichsten und am weitesten nach dorsal herausstehenden Knochenanteil tasten.

2. PUNKT

Diesen zweiten Punkt findet man rechts und links am Steißbeinknochen. Dazu muß man mit den Fingerspitzen den rechten und den linken Rand des Kreuzbeins suchen. Dieser Untersuchungspunkt ist am obersten Ende der Analrinne zu finden (siehe Abb. 58 u. 59). Wenn man den Knochenrand mit den Fingerspitzen ertastet hat, werden die Finger aufgeklappt, so daß nun das Fingerendgelenk in das Gewebe drückt (siehe Abb. 56). Wichtig dabei ist, daß beim Aufklappen der Finger diese nicht so auseinandergezogen werden, daß sie auf die Gesäßmuskulatur zu liegen kommen, sondern die Daumenspitzen sollten immer noch in Höhe des Steißbeinknochens liegen.

3. PUNKT

Dieser 3. Punkt ist direkt unterhalb der Spina iliaca superior posterior auf der 45°-Linie vom Grübchen zum seitlichen Steißbein zu finden (siehe Abb. 58 und 59). Er liegt schon auf dem Kreuzbein. Die Beurteilung dieses Punktes ist nicht einfach und bedarf einiger Erfahrung. Das Beurteilungskriterium ist, neben einer häufig nur sehr gering zu tastenden Fehlstellung, eine deutliche seitendifferente Spannung oder Härte im Gewebe, die eine Kreuzbeinsubluxation signalisiert.
Der Befund der unterschiedlichen Eindringtiefe der Finger in das Gewebe ist an dieser Stelle deshalb so dezent und häufig kaum tastbar, weil dieser Punkt sehr nahe an der queren Kreuzbeingelenkachse liegt. Dadurch ist die Dorsalverlagerung des Kreuzbeins in diesem Bereich sehr gering ausgeprägt, was eine Beurteilung mittels der unterschiedlichen Eindringtiefe der Finger in das Gewebe sehr schwierig macht.

**Das Ertasten des seitlichen Steißbeinrandes
und des Punktes auf der Spina iliaca superior posterior unter dem Grübchen
ist für eine genaue Beurteilung einer Kreuzbeinsubluxation
in den meisten Fällen ausreichend.**

Die Möglichkeiten von Subluxationstellungen des Kreuzbeins sind vielfältig, weil unterschiedliche Anteile der Kreuzbeingelenke stärker als andere subluxiert sein können.
In den meisten Fällen ist es aber so, daß beide Seiten unterschiedlich stark subluxiert sind. Nur überdeckt die Subluxation der stärker betroffenen Seite die der Gegenseite, die erst nach der Therapie der anfangs schlimmeren Seite zum Vorschein kommt. Oft findet man einen krankhaften Befund einer Seite also erst, wenn der der anderen Sei-

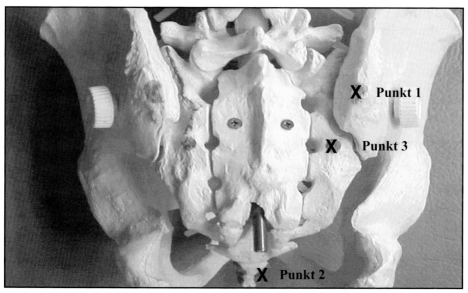

Abb. 58 Darstellung der drei Untersuchungspunkte zur Kreuzbeinuntersuchung auf Subluxationen am anatomischen Modell. Die Punkte liegen alle auf einer 45°-Linie vom Steiß zur Spina iliaca superior posterior, die unter dem Grübchen liegt.
(Foto selbst)

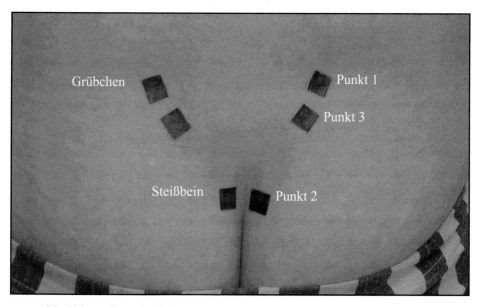

Abb. 59 Darstellung der drei Untersuchungspunkte des Kreuzbeins auf Subluxationen am Patienten. Die Punkte liegen alle auf einer 45°-Linie vom Steißbein zum Grübchen.
(Foto selbst)

te therapiert wurde. Das heißt, auch bei Kreuzbeinuntersuchung und -behandlung muß man immer zwischen Untersuchungs- und Therapieschritten hin- und herwechseln. Eine weitere sehr häufige Kombination von Kreuzbeinsubluxationen ist eine Verschiebung auf beiden Seiten, aber nicht auf gleicher Höhe, z. B. links unten, und rechts in der Mitte und oben. Man darf sich erst zufrieden geben, wenn alle Gelenkanteile beider Seiten so therapiert wurden, daß sie in der Flucht stehen, wenn man die Finger auf den 3 Untersuchungspunkten anlegt.

**Auch ein anfänglicher Kreuzbeingleichstand
sollte einen nicht übersehen lassen,
daß beide Seiten
um den gleichen Faktor subluxiert sein können.**

**Daher ist ein Therapiegriff
beider Seiten zwingend notwendig,
bevor man sagt, das Kreuzbein steht gerade.**

4.4.1.2 THERAPIE DER KREUZBEINSUBLUXATION

Bei der Therapie der Kreuzbeinsubluxation ist das Verständnis der Reposition des unteren und mittleren Kreuzbeinanteils sehr einfach. Man bedient sich dabei der Hebelgesetze.

**Wenn man den nach unten und dorsal (hinten) herausstehenden
gelenkfreien Anteil des Kreuzbeinknochens
mittels einem Druck gegen das Steißbein nach vorne drückt,
macht der obere gelenktragende Anteil des Kreuzbeins
eine Rückwärtsbewegung in das Gelenk zurück.**

Ich muß zugeben, daß die exakte Beurteilung und Therapie einer beidseitigen, wenn auch auf den verschiedenen Seiten unterschiedlich starken Kreuzbeinsubluxation der schwierigste, zeitaufwendigste, aber auch **allerwichtigste** Teil der ganzen SMT® darstellt. Ich muß es hier nochmals erwähnen, denn:

Das Kreuzbein stellt die Basis der Wirbelsäule dar.

**Kommt es zu Schäden an der Basis,
ist das gesamte Stabilitätsgefüge der Wirbelsäule
und damit des gesamten Organismus` gestört.
Schmerzsyndrome, Funktionsstörungen
und spätere Erkrankungen aller Art sind die Folge.**

Mittlerweile habe ich mehrere Grifftechniken zur Kreuzbeinbehandlung entwickelt.

Die Therapie wurde dadurch die im folgenden Kapitel beschriebene Ellenbogen- und faustdruckmethode immer leichter, effizienter und schmerzärmer, so daß heute die Reposition des Kreuzbeins nahezu schmerzlos und ganz exakt durchgeführt werden kann.

4.4.1.2.1 ELLENBOGEN- UND FAUSTDRUCKMETHODE

Die Behandlung des Kreuzbeins stellte bisher einen Schwachpunkt der SMT® dar, denn man brauchte viel Kraft, so daß die Therapie manchmal entsprechend schmerzhaft wurde und nicht selten hat es dabei Blutergüsse gegeben. Mit den neuen Druckmethoden ist dieses Problem gelöst, so daß man maximal sanft behandeln kann, der Patient keine Schmerzen hat und die Gefahr von Komplikationen in Form von Blutergüssen auch nicht mehr besteht.
Die Ellenbogendruckmethode ist sicherlich die effizienteste und einfachste.

Sie ist so simpel, daß man sie sogar jedem Laien in wenigen Minuten beibringen kann.

Bei der neuen Ellenbogendruckmethode (siehe Abb. siehe Abb. 60 u. 61) legt der Therapeut seinen Ellenbogen, er kann natürlich auch die Knöchel einer zur Faust geballten Hand heranziehen, im oberen Drittel der Gesäßfalte gegen das Steißbein.
Ellenbogen oder Faust drücken immer mitten gegen das Steißbein und die Druckrichtung ist nach vorne auf das Schambein zu gerichtet.
Achten Sie darauf, daß Sie nicht nach rechts oder links in die Gesäßmuskulatur abgleiten, da Sie sonst in die Nähe des Ischiasnervs und die verspannte und schmerzhafte tiefe Gesäßmuskulatur kommen, was starke Schmerzen auslösen kann.
Obwohl man mittels dieser Technik sehr kräftig drücken kann, ist das absolut nicht notwendig. Wenn man zu stark drückt, werden die Gelenkflächen des Kreuzbeinbeckengelenks zu stark aufeinandergepreßt und damit die zur Reposition notwendige Mobilisation eingeschränkt. Durch ein zu starkes Drücken bereitet man dem Patienten nicht nur unnötige Schmerzen, sondern vermindert auch den therapeutischen Erfolg.
Der Grund, daß der drückende Ellenbogen oder die Knöchel einer Faust am Steiß ruhen und nicht mehr zur Seite sowie nach oben verschoben werden dürfen, ist der, daß die Reposition des Kreuzbeinbeckengelenks, wobei das Kreuzbein sich in seinem oberen Anteil nach dorsal ins Gelenk zurückbewegen muß, über die Hebelwirkung eines konstanten Druckes gegen die Mitte des Steißbeinknochens geschieht. Die Repositionsbewegung des im oberen nach ventral gekippten Anteils des Kreuzbeins ist um so größer, je weiter man den Druck und damit die Hebelkraft unten am Steißbein ansetzt.
Mit den neuen Grifftechniken wird auch vermieden, daß die bei schwereren Kreuzbeinsubluxationen zum Teil stark entzündeten Kreuzbeinbeckengelenke, die unter der Spina iliaca superior posterior gelegen sind, berührt und gereizt werden, so daß durch

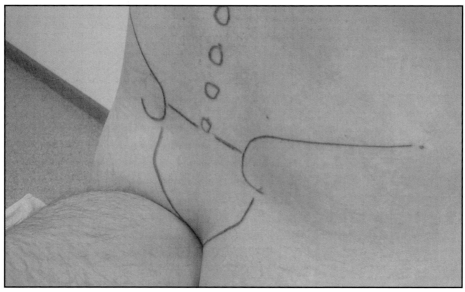

Abb. 60 Darstellung der Ellenbogendruckmethode am Patienten. Bitte achten Sie darauf, daß der Ellenbogen immer direkt auf dem Steißbein angesetzt, das zwischen dem oberen Anteil der senkrechten Gesäßfalte zu finden ist. (Foto selbst)

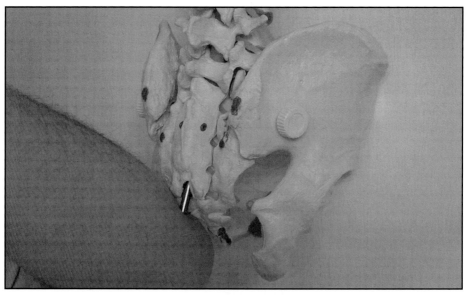

Abb. 61 Darstellung der Ellenbogendruckmethode am anatomischen Modell.
Bitte achten Sie immer darauf, daß der Ellenbogen mitten auf das Steißbein zu liegen kommt und nicht in die Gesäßmuskulatur abgleitet, so daß man dann auf den Ischias drückt.
(Foto selbst)

die Behandlung keine zusätzlichen Schmerzen oder eine Verschlimmerung der Entzündung auftreten.

Bitte achten Sie darauf, daß der Hauptdruck von Ellenbogen oder Faust möglichst weit unten an der Steißbeinspitze angesetzt wird.

Nun bittet man den Patienten, ein Bein zur Mobilisation **aus der Hüfte** vor- und zurückzuschwenken.

Es schwenkt immer das zur Behandlungsseite gegenseitige Bein!

Der Patient muß zur Mobilisation ein Bein so lange schwenken, bis Ellenbogen, Faust oder Massagegerät des Therapeuten von seinem Rücken verschwunden ist.

Eine Ausnahme, bei welcher zur Mobilisation das Bein oder der Arm der Behandlungsseite geschwenkt werden darf, ist die, wenn es dem Patienten auf Grund einer körperlichen Behinderung unmöglich ist, dieses mit der gegenseitigen Extremität (Arm oder Bein) zu tun.

Will man das rechte Kreuzbeinbeckengelenk (ISG) reponieren, muß der Patient zur Mobilisation das linke und bei der Behandlung des linken ISG`s das rechte Bein aus der Hüfte vor- und zurückschwenken. Unter Druck des gegen das Steißbein drückenden Ellenbogen oder der Faust, schwenkt der Patient das gegenseitige Bein 20- bis 30- mal vor und zurück (z. B. rechter Ellenbogen oder Faust drückt, linkes Bein schwenkt). Wenn der Betreffende entsprechend häufig geschwenkt hat, kann der Ellenbogen oder die Faust des Therapeuten nach unten zwischen die Gesäßbacken abgleiten, so daß ein zusätzlicher Schub auf die Steißbeinspitze entsteht.
Man muß während einer Therapiesitzung mehrmals die Behandlungsseite durch einen Wechsel des drückenden Ellenbogen oder der drückende Faust ändern.

Dabei sollte der Patient um so länger schwenken, je schwächer der Therapiedruck ausfällt.

Man kann bei der Behandlung mittels der SMT® generell, nicht nur im Kreuzbeinbereich, den Kraftfaktor durch den Zeitfaktor ersetzen.

Es ist günstiger, nicht so stark zu drücken und zu massieren, denn wenn Sie bei der Behandlung zu viel Druck ausüben, verkanten die Knochen des Kreuzbeinbeckengelenks zu leicht und bewegen sich nicht mehr.

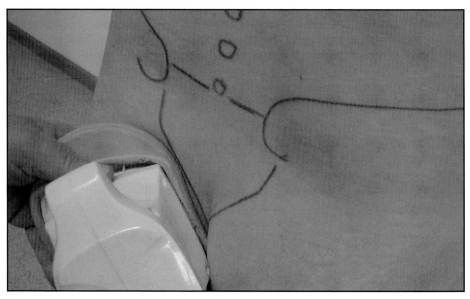

Abb. 62 Darstellung der Druckmassage mittels eines Massagegerätes zur Kreuzbeinbehandlung am Patienten. Das Gerät wird nahezu senkrecht zwischen den Gesäßbacken nach unten geschoben und der unter Teil nach vorne gegen das Steißbein gedrückt. (Foto selbst)

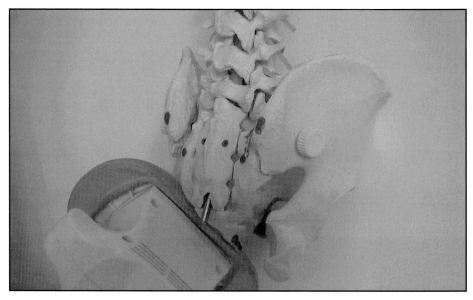

Abb. 63 Darstellung der Druckmassage mittels eines Massagagerätes zur Kreuzbeinbehandlung am anatomischen Modell. Das Gerät wird nahezu senkrecht zwischen den Gesäßbacken nach unten geschoben und der unter Teil nach vorne gegen das Steißbein gedrückt. (Foto selbst)

**Der Druck auf die unter dem Grübchen gelegene
Spina iliaca superior posterior,
unter der wiederum das Kreuzbeinbeckengelenk gelegen ist, sollte,
wie in den bisher empfohlenen Therapiegriffen zur Kreuzbeinbehandlung
möglichst vermieden werden
oder zumindest gering und sachte ausfallen.**

**Ich bin heute überzeugt,
daß zur Reposition einer Kreuzbeinsubluxation
ein Druck auf die Spina iliaca superior posterior (unter dem Grübchen)
und auf den anschließenden Beckenkamm
<u>therapeutisch keinen Sinn macht,</u>
sondern vielmehr Komplikationen auslösen kann.**

**Diese Komplikationen entstehen dadurch,
daß bei Druckkontakt mit der Spina iliaca s. p.,
auf Grund von Entzündungen im Kreuzbeinbeckengelenk (ISG),
die Behandlung für den Patienten
häufig extrem schmerzhaft wird.**

**Diese Komplikation ist eigentlich vermeidbar,
da die eigentliche Reposition des Kreuzbeins
ja im Wesentlichen nur über die Hebelwirkung des am
frei stehenden und gelekenkfreien Kreuz- und Steißbeinanteil stattfindet.**

4.4.1.2.2 THERAPIE MITTELS DER KANTE EINES MASSAGEGERÄTES

Die Behandlung einer Kreuzbeinsubluxation wird für jederman zum Kinderspiel, indem man ein quadratisches, kräftig rüttelndes und gut gepolstertes Massagegerät mit seiner seitlichen Kante an die Kreuzbeinkante und auf die Mitte des Steißbein drückt und massieren läßt (siehe Abb. 62 und 63).

Es ist dabei am einfachsten, wenn man die Kante des Massagegerätes nahezu senkrecht in der Gesäßrinne nach unten schiebt. Zur Behandlung des linken Kreuzbeinbeckengelenks befindet sich der Gummi des Massagegerätes auf der linken äußeren und zur Behandlung des rechten ISGs auf der äußeren rechten Seite. Dann schiebt man den unteren Teil des Kante des vibrierenden Gimmifußes unten so weit nach vorne, daß er möglichst weit vorne gegen das Steißbein zu dessen Spitze hin drückt. Dann wird der untere Teil der Kante des Massagegerätes nach ventral gehebelt, so daß sie gegen das Steißbein drückt.

<u>**Der größte Druck muß immer
im Bereich des Steißbeins,
möglichst zu dessen Spitze hin, ausgeübt werden.**</u>

Bei der Kreuzbeinbehandlung mittels eines Massagegerätes ist es vorteilhaft, wenn der Patient durch Schwenken eines Beines zusätzlich mobilisiert.

Wenn es dem Patienten nicht möglich ist, z. B. auf dem rechten Bein zu stehen, er aber mit diesem mobilisieren sollte, weil die linke Kreuzbeinseite behandelt wird, ist es grundsätzlich immer (aber besonders im Fall der Therapie mittels eines Massagegerätes) erlaubt, das behandlungsseitige Bein zu schwenken.
Natürlich muß man auch im Falle der Kreuzbeinbehandlung mittels eines Massagegerätes die Behandlungsseite mehrmals wechseln, um eine vollständige Reposition zu erreichen. Mit der Handkanten- und Massagegerättechnik hat nicht nur der Therapeut die Möglichkeit, eine Kreuzbeinsubluxation zu beheben, sondern sogar jeder Laie kann in der kürzesten Zeit in die Technik eingewiesen werden.

Der größte Vorteil der Therapie einer Kreuzbeinsubluxation mittels eines Massagerätes ist die, daß eine aktive Mobilisation durch den Patienten <u>nicht unbedingt vonnöten ist</u>.

Natürlich wird der Repositionsvorgang durch eine Mobilisation risiko- und schmerzärmer.

Die aktive Mobilisation des Patienten wird bei der Massage mittels eines Massaggereätes durch dessen Vibration ersetzt.

Dadurch bietet sich die Therapie mittels eines Massagerätes besonders auch für <u>behinderte Patienten</u> und die Selbstbehandlung an.

Ein weiterer Vorteil gerade für Behinderte ist der, daß die Therapie einer Kreuzbeinsubluxation nicht mehr nur im Stehen, sondern auch im Sitzen (dazu muß der Patient so auf einem Hocker sitzen, daß das Gesäß etwas nach hinten über den Hockerrand heraussteht, so daß man das Massagegerät richtig ansetzen kann) oder sogar in Bauchlage gemacht werden kann.

Diese Form der Therapie mittels Handkante, Ellenbogen oder der Kante eines Massagegerätes an der seitlichen Kreuzbeinkante macht die Kreuzbeinbehandlung im allgemeinen nahezu schmerzlos, also wirklich sanft, einfach und völlig gefahrlos.

Nur der rückläufige Therapiegriff mittels der Knöchel einer geballten Faust ist noch sehr wichtig, weil man mit ihm kleinste Restschäden korrigieren kann, die häufig im Bereich der Steißbeinspitze zu tasten und bei der primären Behandlung nicht völlig zu korrigieren sind (siehe nächstes Kapitel).

4.4.1.2.3 RÜCKLÄUFIGE KNÖCHELDRUCKMETHODE

Es gibt noch einen dritten sehr wichtigen Therapiegriff für die Behandlung einer Kreuzbeinsubluxation. Man wendet diese Grifftechnik dann an, wenn nach einer Kreuzbeinbehandlung bei der Kontrolluntersuchung das Steißbein einseitig noch stärker zu tasten ist.

Bei der Anwendung der bisher beschriebenen Therapiegriffe zur Reposition einer Kreuzbeinsubluxation kommt es, durch den Druck der verspannten Beckenmuskulatur auf die Beckenschaufeln und Kreuzbeingelenke, häufig zu einer nicht ganz vollständigen Reposition des oberen Kreuzbeinanteils.

Der Grund dafür ist der, daß man über einen Hebel - das ist der frei stehende untere Kreuzbeinanteil - die Beckenschaufeln oben so weit auseinanderpressen muß, daß der obere gelenktragene nach ventral subluxierte Anteil des Kreuzbeins ins Kreuzbeinbeckengelenk zurückklappen kann.

Gerade der Druck an der Steißbeinspitze, als äußersten Hebelpunkt, ist für eine vollständige Gelenkreposition aber notwendig.

In dem Fall, bei dem der Kontrollbefund unter den Grübchen recht zufriedenstellend ausfällt, aber der Befund am Steißbein immer noch eine Subluxationsstellung aufweist, muß man den Therapiegriff der SMT® mittels des Knöchels anwenden. Auf diese Weise erzeugt man mehr Kraft und Druck, um die Beckenschaufeln soweit auseinanderzupressen, daß es zu einem vollständigen Gelenkschluß kommt.

**Diese Grifftechnik bei der Kreuzbeinbehandlung
wendet man also immer dann an,
wenn es gilt, eine stärkere Hebelwirkung
im oberen Gelenkanteil
durch einen stärkeren Druck
am unteren freistehenden
und nach dorsal verlagerten Anteil des Kreuzbeins zu erzielen.**

<u>**Achtung, dieser Therapiegriff kann recht schmerzhaft sein**</u> **und
man muß recht tief in die senkrechte Analfalte eindringen.**

**Bitte warnen Sie den Patienten vor,
so daß er nicht erschrickt und ausweicht.**

Dazu legt man die Knöchel einer geballten Faust unterhalb und seitlich des Knochenvorsprungs unter dem Grübchen, also der Spina iliaca posterior superior (siehe Abb. 64 und 65), an. Bitte setzen Sie den Knöchel nicht direkt auf die Spina iliaca superior posterior, weil unter diesem Knochenvorsprung das Kreuzbeinbeckengelenk liegt. Es ist in den allermeisten Fällen schon stark entzündet und durch den Druck des Knöchels kann der Schmerz nochmals gesteigert werden.

Während der Patient auch in diesem Fall mit dem gegenseitigen Bein zur Mobilisati-

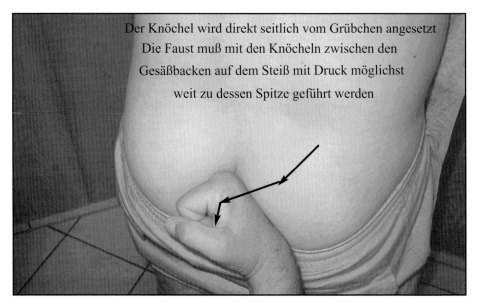

Abb. 64 Darstellung der Faust bei der Anwendung des Therapiegriffs bei der Behandlung einer Kreuzbeinsubluxation mittels der rückläufigen Knöcheldruckmethode, gezeigt am Patienten.
(Foto selbst)

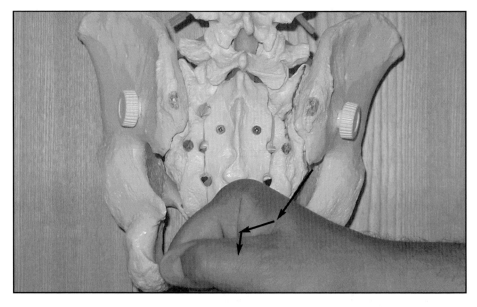

Abb. 65 Darstellung der Faust bei der Anwendung des Therapiegriffs bei der Behandlung einer Kreuzbeinsubluxation mittels der rückläufigen Knöcheldruckmethode am anatomischen Modell.
(Foto selbst)

on vor- und zurückschwenkt, fährt der Knöchel (siehe Abb. 64 und 65) über die seitliche Kreuzbeinkante auf das Steißbein des Betreffenden zu, um dann mit gutem Druck zwischen den Gesäßbacken auf dem Steißbein in die Tiefe bis zur Steißbeinspitze zu gleiten.

Auch in diesem Fall muß darauf geachtet werden, daß man am unteren Anteil des Kreuzbeins den Ansatzpunkt der Bänder Ligamentum sacrotuberale und Lig. sacrospinale bogenförmig von unten her umfährt.

4.4.1.2.4 LÖSUNG DER VERSPANNTEN MUSKULATUR ZWISCHEN L5 UND KREUZBEIN

Bei der Fingerprüfung zur Kontrolle der Kreuzbeinposition nach mehrmaliger wechselseitiger Behandlung erhält man häufig den Befund, daß im Steißbeinbereich das Ergebnis sehr gut ausfällt, aber in Punkt 1, also an der Spina iliaca superior posterior, der Finger auf einer Seite immer noch auf eine dezente Fehlstellung hinweist.

Die Usache ist eine Muskel- und Sehnenverspannung zwischen Kreuzbein und 5. Lendenwirbel.

Diese Verspannung, die immer auf der Seite der **stärksten und ältesten Kreuzbeinsubluxation** zu finden ist (es muß nicht unbedingt die zu Beginn der Kreuzbeinbehandlung ausgeprägteste sein), verhindert nicht nur eine endgültige Reposition des Kreuzbeinbeckengelenks, sondern zieht den 5. Lendenwirbel zu eben dieser Seite herum.

Diese Verspannung muß spätestens bei der 2. oder 3. Therapiesitzung gelöst werden. Ideal wäre es, wenn man gleich zu Anfang diesen Befund mitbehandeln würde. Ich mache dies aber aus Gründen, die ich im Kapitel 4.4.3.3.2 beschrieben habe, bei der 1. und eventuell auch bei der 2. Therapisitzung grundsätzlich nicht.

Der Therapiegriff sieht so aus, daß ich mit dem Daumen, dem Zeigefingerknöchel oder mit der Ellenbogenspitze seitlich an den blockierten 5. Lendenwirbel gehe, den Patienten mit dem gegenseitigen Bein schwenken lasse und dabei in die Tiefe drücke und die Muskulatur dort weichknete, bis ich merke, daß sich die Verspannung löst. Dann ziehe ich Daumen, Knöchel oder Ellenbogenspitze zur Seite nach unten weg, wobei ein schmerzhafter Druckkontakt mit der Spina iliaca superior posterior nicht zu vermeiden ist. Man muß deshalb zur Seite weggleiten, da man sonst bei einer Gleitrichtung nach unten auf das Kreuzbein kommt und so dieses wieder zum subluxieren bringt.

Bitte warnen Sie den Patienten, daß gleich ein kurzer stechender Schmerz auftritt, wenn Sie über die Spina iliaca s. p. hinwegfahren. Der Schmerz fällt natürlich um so heftiger aus, je entzündeter das Kreuzbeinbeckengelenk ist.

Daher ist es auch günstig, diesen Befund erst bei der 2. oder 3. Therapiesitzung zu therapieren, wenn die Entzündung im Kreuzbeinbeckengelenk schon etwas nachgelassen hat.

4.4.1.3 EINIGE ALLGEMEINGÜLTIGE GESICHTSPUNKTE ZUR KREUZBEINBEHANDLUNG

Der Druck muß bei allen Handgriffen zur Kreuzbeinbehandlung auf dem Steißbein am stärksten sein, da nur so, auf Grund der Hebelgesetze, eine ausreichende reponierende Rückwärtsbewegung des oberen Kreuzbeinanteils erreicht werden kann.

<u>Von großer Hilfe ist es nicht nur bei der Kreuzbein-, sondern auch bei der noch zu besprechenden Lenden- und Brustwirbelsäulenbehandlung, wenn der Patient nicht nur mit der Extremität der Gegenseite zur Behandlungsseite mobilisiert, sondern wenn er den Kopf erhebt, vielleicht sogar etwas nach hinten beugt und gleichzeitig leicht hin und her dreht wie beim Neinsagen.</u>

Bitte sagen Sie das Ihrem Patienten auch gleich zu Anfang, daß ein Befund, der über Jahre und Jahrzehnte in einem zunehmenden Maße entstanden ist, <u>nicht</u> mit <u>einer</u> Therapiesitzung zu beheben sei. Man muß täglich regelmäßig und kontinuierlich nachbehandeln.

Die Chinesen sagen, daß es mindestens so vieler Behandlungen zur Heilung eines Schadens bedarf, als der Patient an Jahren Beschwerden hat (z. B. Beschwerdezeitraum von 10 Jahren erfordert auch mindestens 10 Behandlungen).

Das bedeutet z. B. für ein nahezu waagrecht stehendes Kreuzbein, daß es viele Behandlungen braucht, bis man spürt, daß im Laufe der Zeit die Steißbeinspitze langsam immer weiter in der Tiefe verschwindet.
Die Behandlungen mittels dieser Therapiegriffe werden gelegentlich für den Patienten im Rahmen mehrerer Therapiesitzungen zunehmend schmerzhafter **(kann durch die Kantenmassage mittels eines Massagegerätes vermieden werden)**, da man eine vollständige Kreuzbeinreponierung nicht bei der ersten oder zweiten Sitzung erreichen kann. Je öfter man behandelt, desto deutlicher kommen die Jahre und Jahrzehnte alten Schäden zum Vorschein. Das bedeutet, Muskel-, Sehnen- und Bänderverspannungen wurden mit den Jahren immer schlimmer und härter.
Dieser Schmerz ist aber in der Regel nur von kurzer Dauer und wenn Sie den Patienten vorwarnen, stellt er kein Problem dar, denn nach der Behandlung spürt der Betreffende eine deutlich zuehmende Erleichterung seiner Beschwerden.

Sie dürfen nicht glauben, daß Sie alte und schwerste Schäden in einer Therapiesitzung beseitigen können oder müßten.

**Sie können solche Schäden bessern,
so daß der Patient eine deutliche Erleichterung erfährt,
man muß ihm aber klar machen,
daß die Heilung ein langwieriger Prozeß ist, bei dem er selbst,
möglichst mit Unterstützung eines Angehörigen, aktiv mitwirken muß!**

Manchmal bedarf es größter Anstrengung von beiden Seiten, des Patienten und des Therapeuten, einen solchen Befund zu heilen.

Bei der Therapie einer Kreuzbeinsubluxation, die üblicherweise auf beiden Seiten unterschiedlich stark ausgeprägt zu finden ist, ist es notwendig, beide Kreuzbeingelenke im Wechsel, rechts und links, zu behandeln. Nach jedem Therapieschritt muß der Behandler prüfen, ob und wie sich der Befund geändert hat und ob nach der Therapie der einen Seite ein Restbefund der Gegenseite zu Tage tritt. Dabei gehe ich so vor, daß ich natürlich bei einem vollständigen Subluxationsbefund einer Seite zuerst diese therapiere und dann den Befund kontrolliere. Findet sich nun ein Subluxationsbefund der Gegenseite, behandle ich diese, prüfe wieder und therapiere nun den eventuell auf der ursprünglich betroffenen Seite neuerlich zu tastenden Subluxationsbefund. Das geschieht in der Regel solange in wechselseitigen Therapieschritten, bis ich sicher bin, daß keine Subluxationen mehr vorliegen.

Ausnahmen davon sind Extrembefunde wie ein waagrecht stehendes Kreuzbein, von dem klar ist, daß anfangs immer nur eine Befundverbesserung möglich ist, aber keine vollständige Reposition. Das Kreuzbein muß dabei, obwohl eine vollständige Reposition primär nicht zu erreichen ist, doch auf beiden Seiten möglichst gleichmäßig stehen, d. h. die Finger dürfen bei der Lageprüfung des Kreuzbeins keine Höhendifferenz nach dorsal aufweisen.

Bei einem gekreuzten Subluxationsbefund, das bedeutet z. B. einen unten am Steißbein linksseitigen und oben am Grübchen rechtsseitigen Befund, behandle ich immer den oberen Befund zuerst, da danach bei der Subluxationskontrolle der gesamte Befund der linken Seite in allen 3 Untersuchungspunkten zu Tage tritt, welcher durch die zusätzliche obere Subluxation der Gegenseite kaschiert war.

4.4.2 UNTERSUCHUNG UND THERAPIE DER RESTLICHEN KÖRPERGELENKE

Auch die im Folgenden abgehandelten Gelenke unseres Körpers können subluxieren und so über die Störung der über sie hinwegziehenden Merdiane (Gefäßnervenstränge, bestehend aus einem Geflecht von autonomen, willentlich nicht steuerbaren Neven) und die entsprechend gekoppelten Segmente Schmerzen und Organstörungen auslösen.

Bei den Subluxationen aller Gelenke gibt es eine Häufigkeit und unterschiedliche Wertigkeit. Das Kreuzbeingelenk ist zumindestens bei kranken Menschen grundsätzlich subluxiert. Das Hüftgelenk ist in den allermeisten Fällen bei Personen mit einer Erkrankung oder einer organischen Funktionsstörung ebenfalls subluxiert. Knie- und

Sprunggelenk sind deutlich weniger häufig betroffen.
Wenn man von den in den vorangegangenen Kapiteln besprochenen Gelenken einmal absieht, ist das wichtigste Gelenk im oberen Körperbereich das Kiefergelenk, dann folgen Acromioclavicular (Schulterdach)- und Sternoclavicular (Gelenk zwischen Schlüsselbein und Brustbein)-Gelenk, Schulter-, Ellenbogen-, Hand-, Handwurzel- und Fußwurzel-, Mittelhand- und Mittelfußwurzel-, Finger- und Zehengelenke.
Auf die Bedeutung von Subluxationen dieser Gelenke gehe ich ausführlich in meinem zweiten Buch über die SMT® "Fast alles ist möglich" ein.

4.4.2.1 KIEFERGELENK

Ein sehr wichtiges Gelenk ist das Kiefergelenk. Es ist deshalb von so großer Bedeutung, weil über das Kiefergelenk vier Meridiane (Magen-, Gallenblasen- und Dünndarm-Meridian sowie der Dreifache Erwärmer) hinwegziehen. Außerdem hat das Kiefergelenk einen engen anatomisch-räumlichen Kontakt zum Gehör- und Gleichgewichtsorgan.
Kiefergelenksubluxationen entstehen immer dann, wenn der Mund äußerst weit geöffnet wird. Das kann z. B. bei einer Zahnbehandlung passieren. Eine Kiefergelenksubluxation kann aber auch beim Kauen von harten Gegenständen auftreten, besonders dann, wenn der 4. Halswirbel, der für die nervale Versorgung des Gelenks mitverantwortlich ist, subluxiert ist und das Kiefergelenk damit instabil wird.
Zur Untersuchung und Behandlung legt man die ausgestreckte Hand an den Kiefer

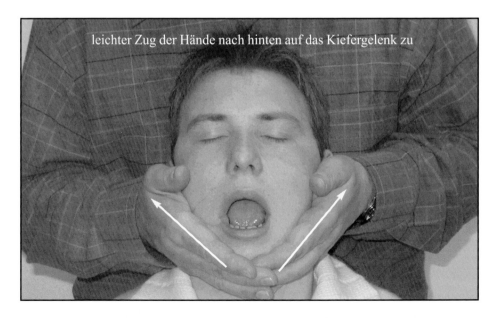

Abb. 66 Handhaltung zur Untersuchung und Behandlung der Kiefergelenke.
(Foto selbst)

des Patienten, so daß der Handballen am Kieferwinkel und die Fingerspitzen am Kinn des Betreffenden zu liegen kommen (siehe Abb. 66). Dann bittet man den Patienten, den Mund weit zu öffnen, wobei er den Mund nicht maximal aufreißen soll, da sonst das Kiefergelenk noch stärker subluxieren kann und eine Reposition durch die große Spannung schwieriger wird.

Nun fordert man den Patienten auf, den Mund langsam zu schließen, so daß die Zähne aufeinanderkommen. Dabei muß der Patient den Unterkiefer locker halten und zurückzuziehen versuchen. Er darf ihn auf keinen Fall beim Mundschluß nach vorne schieben.Der hinter dem Patienten stehende Therapeut drückt mit seinen am Kiefer angelegten Händen den Unterkiefer des Patienten beim Mundschluß nach hinten, in der Endphase des Mundschlusses drückt er mit den Handballen leicht den Kiefer am Kieferwinkel nach oben, ohne daß dabei ein Zug an der Halswirbelsäule entsteht.War das Kiefergelenk subluxiert, rutscht es häufig mit einem deutlichen Ruck, der gelegentlich von einem knackenden Geräusch begleitet wird, in das Gelenk zurück.

4.4.2.2. AKROMIOCLAVICULARGELENK (SCHULTERDACHGELENK)

Das Akromioclavicular (AC-Gelenk)- oder auch Schulterdachgelenk subluxiert bei Unfällen, bei denen der Betreffende auf den Arm oder auf die Schulter fällt. Aber auch bei extremen Zugkräften wie z. B. beim Heben von schwersten Gegenständen kann das Gelenk Schaden nehmen, indem es so auseinandergezogen wird, daß nach der Entlastung keine regelrechte Gelenkstellung mehr zustande kommt. Das Gelenk subluxiert dann besonders leicht, wenn durch eine Blockierung des 6. Halswirbels eine Instabilität im Gelenk vorhanden ist.

Als Befund tastet man bei einer Subluxation des Gelenks im Vergleich zur anderen Seite eine Vergrößerung des Gelenkspalts. Ein weiterer Befund bei erheblichen Gelenkschäden ist der, daß der Schlüsselbeinanteil des subluxierten Gelenks deutlich höher steht als die gleiche Struktur der Gegenseite.

Zur Therapie legt man die Finger auf den Gelenkanteil, der vom Schlüsselbein gebildet wird (siehe Abb. 67). Mit der anderen Hand stabilisiert man die Schultern des Patienten durch einen Zug nach hinten, so daß der Patient dem Behandlungsdruck auf der einen Seite nicht mit einer Schulterdrehung der anderen Seite nach vorne hin ausweichen kann.

Nun bittet man den Patienten, seine seitlich am Körper locker herabhängenden Arme aus den Schultern zur Mobilisation gegenläufig, wie beim Marschieren, vor - und zurückzuschwenken.

Der Therapeut drückt nun mit den auf dem Schlüsselbein aufgelegten Fingern nach unten. Der Druck in die Tiefe geht fließend in einen Schub in das Schlüsselbein über, so daß der Gelenkanteil des Schlüsselbeins, welcher der am leichtesten zu bewegende Anteil des Akromioclavicular-Gelenks darstellt, nach unten in das Gelenk zurückgleiten kann. Der Schub ins Schlüsselbein in Richtung Brustbein soll das Gelenk so entlasten, daß mehr Platz im AC-Gelenk zum Zurückgleiten der Gelenkknochen geschaffen wird.

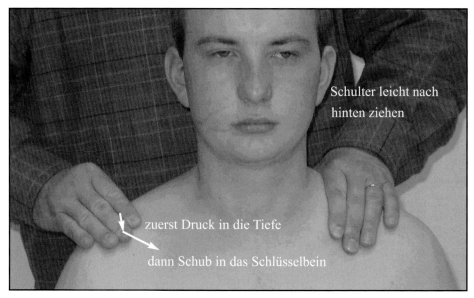

Abb. 67 Handhaltung und Bewegungsrichtung bei der Behandlung einer Subluxation des Akromioclavicular-Gelenks.
(Foto selbst)

4.4.2.3 STERNOCLAVICULARGELENK (BRUSTBEIN-SCHLÜSSELBEINGELENK)

Subluxationen des Sternoclaviculargelenks (SC-Gelenk) entstehen durch die gleichen Mechanismen wie beim Acromioclavicular-Gelenk (AC-Gelenk). Unfälle, aber auch das Heben von schweren Gegenständen schädigen das Gelenk, indem es gestaucht oder auseinandergezogen wird und demzufolge bei der Entlastung eine Fehlstellung der Gelenkflächen verbleibt.

Eine Subluxation des Sternoclaviculargelenks tastet man durch ein Hervorstehen des Schlüsselbeinanteils des SC-Gelenks (siehe Abb. 68). Der Befund kann schmerzhaft sein, wenn das Gelenk entzündet ist, aber häufig machen solche Veränderungen den Patienten keine spürbaren Beschwerden.

Behandelt wird eine Subluxation des SC-Gelenks in der gleichen Art und Weise wie das AC-Gelenk. Man stabilisiert mit der freien Hand die Schulter (Dorsalzug), welche auf der Gegenseite der Behandlungseite zu finden ist, damit der Patient bei der Therapie auf den Therapiedruck nicht mit der anderen Schulter ausweichen kann.

Dann legt man die Finger auf den Gelenkanteil des SC-Gelenks, der vom Schlüsselbein gebildet wird (siehe Abb. 68). Der Patient wird aufgefordert, die Arme aus den Schultern zur Mobilisation leicht gegenläufig vor- und zurückzuschwenken und der Therapeut drückt auf den Gelenkanteil des Schlüsselbeins. Dieser Druck geht in einen Zug über, der in das Schlüsselbein zur Schulter hin gerichtet ist.

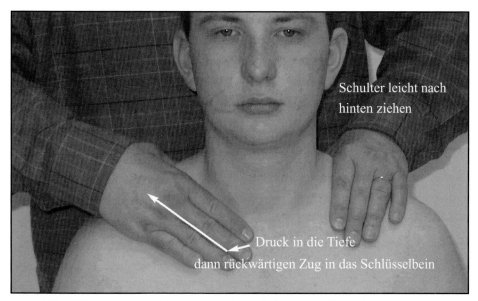

Abb. 68 Handhaltung und Bewegungsrichtung bei der Behandlung einer Subluxation des Sternoclavicular-Gelenks.
(Foto selbst)

Aber bitte versuchen Sie nicht, einen jahrzehntealten Befund in wenigen Augenblicken mit Gewalt zu beheben. Wenn man zu viel und zu forsch dieses Gelenk, aber auch das AC-Gelenk behandelt, können in einem bis dato reizlosen Gelenk Entzündungen entstehen oder vorhandene Entzündungen schlimmer werden.

4.4.2.4 SCHULTERGELENK

Das Schultergelenk besteht aus einer recht kleinen und sehr flachen, zudem noch senkrecht stehenden Gelenkfläche, an welcher der Gelenkkopf des Oberarmes ruht. Das Dach des Schultergelenks wird vom Akromioclavicular-Gelenk gebildet. Zusammengehalten wird das Gelenk durch Sehnen und Bänder.
Eine Subluxation des Schultergelenks im Sinne der SMT® wird folgendermaßen behoben: Man streckt das Gelenk **unter Druck in das Gelenk** von 90° auf 180° durch.

**Bei der 90°/180°-Regel
handelt es sich um eine Grundregel
der meisten Gelenksubluxationsbehandlungen.**

Zur Schultergelenkbehandlung legt man eine Hand auf das Schulterdach und gibt einen Druck nach unten, so daß das Schulterdach bei der Behandlung nicht nach oben hin ausweichen kann. Die andere Hand umfaßt den Ellenbogen (siehe Abb. 69) und hebt diesen seitlich zum Oberkörper, mit einem leichten Druck in Gelenkrichtung, an,

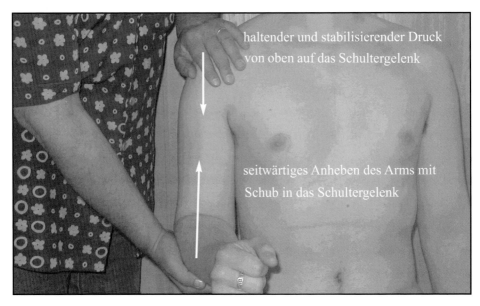

Abb. 69 Grundstellung zur Untersuchung und Behandlung des Schultergelenks.
(Foto selbst)

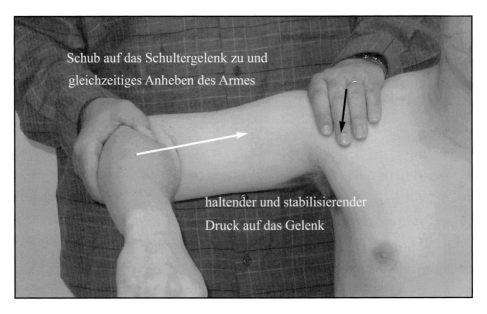

Abb. 70 Darstellung des Endes der Bewegungsphase zur Untersuchung und Behandlung einer Subluxation eines Schultergelenks, mit der seitlich nach oben gerichteten Bewegung.
(Foto selbst)

bis der Oberarm zur Schulter parallel steht (siehe Abb. 70).
Für Patienten, denen auf Grund einer starken Schultergelenkentzündung das seitliche Anheben des Arms zu schmerzhaft ist, gibt es eine Alternative, die von der gleichen Grundstellung ausgeht, nur daß der Arm nicht zur Seite, sondern nach vorne angehoben wird (siehe Abb. 71).

4.4.2.5 ELLENBOGENGELENK
Bei der Subluxationsbehandlung des Ellenbogengelenks wird eine Hand des Therapeuten zur Stabilisierung von hinten an das auf 90° abgewinkelte Ellenbogengelenk (Olecranon) gelegt. Die andere Hand umfaßt das Handgelenk, welches in Supinationsstellung (Handfläche nach oben) gehalten werden muß (siehe Abb. 72).
Dann wird der Arm im Ellenbogengelenk durchgestreckt. Bei der Öffnungsbewegung gibt die Hand des Therapeuten am Handgelenk einen Schub in das Ellenbogengelenk. Die andere Hand des Therapeuten am Ellenbogen (Olecranon) verhindert die Ausweichbewegung durch den Schub auf den Ellenbogen zu.

4.4.2.6 HANDGELENK
Bei Untersuchung und Therapie des Handgelenks läßt der Patient seine Hand im Handgelenk abgewinkelt herabhängen. Der Therapeut umfaßt die herabhängende Hand des Patienten mit einer Hand, die andere ist um den Unterarm direkt oberhalb des Handgelenks des Patienten gelegt (siehe Abb. 73). Mit einem Schub in Richtung Handgelenk wird die Hand des Patienten von 90° auf 180° durchgestreckt.

4.4.2.7 HANDWURZEL- UND MITTELHANDGELENKE SOWIE FUSSWURZEL- UND MITTELFUSSGELENKE
Die Handwurzelknochen bilden in der Hohlhand eine Art Tunnel. An die Handwurzelknochen schließen sich die Mittelhandknochen an. Die Gelenke der Handwurzelknochen untereinander, aber auch zu den Mittelhandknochen, können subluxieren. Dabei kommt es zu einer Störung des Hohlhandgefüges. Um dieses wieder herzustellen, umfaßt der Therapeut mit beiden Händen die Hand des Patienten, so daß seine Handballen auf den Handrücken zu liegen kommen (siehe Abb. 74).
Die Finger des Therapeuten greifen in die Hohlhand und kneten diese durch, so daß die Knochen der Hohlhand auf den Handrücken zubewegt werden. Die Handballen des Therapeuten auf dem Handrücken bilden das Widerlager.
Auch wenn bei den Fußwurzel- und Mittelfußknochen der Tunnelcharakter nicht so offensichtlich sein mag, unterscheidet sich hier die Behandlung im Prinzip in keiner Weise von der der Handwurzel- und Mittelhandknochen.

4.4.2.8 FINGER- UND ZEHENGELENKE
Zur Untersuchung und Behandlung der Finger- und Zehengelenke umfaßt man den zum Gelenk proximalen und distalen Knochen mit den Fingern, beugt das Gelenk auf 90° ab (siehe Abb. 75) und streckt es mit einem Schub in das Gelenk auf 180° durch.

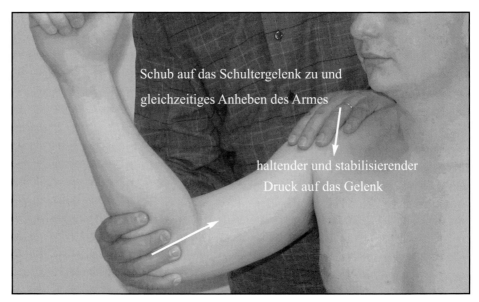

Abb. 71 Darstellung der alternativen Bewegungsphase, bei stark schmerzhaftem Schultergelenk, zur Untersuchung und Behandlung einer Subluxation eines Schultergelenks, mit der Bewegungsrichtung noch vorne und oben. (Foto selbst)

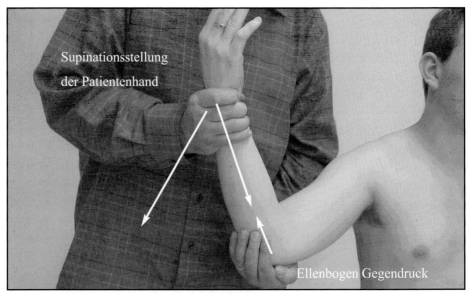

Abb. 72 Grundstellung zur Untersuchung und Behandlung des Ellenbogengelenks. Bitte achten Sie darauf, daß die Hand dabei in Supinationsstellung (Handfläche nach oben) gehalten wird. (Foto selbst)

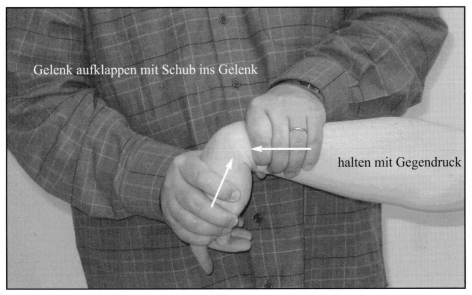

Abb. 73 Grundstellung zur Untersuchung und Behandlung des Handgelenks. Bitte achten Sie darauf, daß Gelenk und Hand in Pronationsstellung (Handrücken nach oben) gehalten werden.
(Foto selbst)

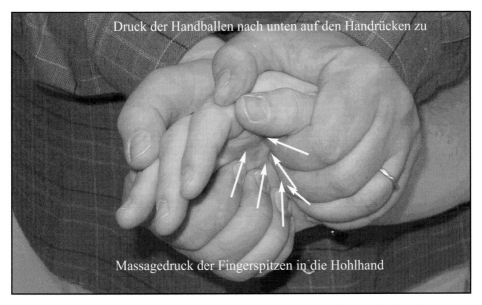

Abb. 74 Handhaltung von Patient und Therapeut bei der Untersuchung und Behandlung der Handwurzelknochen in der Hohlhand.
(Foto selbst)

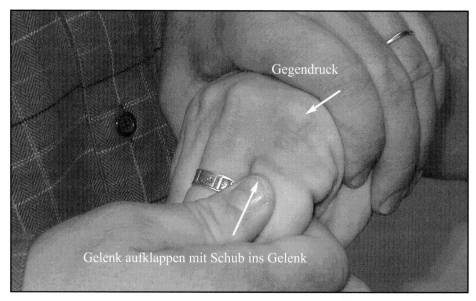

Abb. 75 Grundstellung zur Untersuchung und Behandlung von Finger-, aber auch Zehengelenken.
(Foto selbst)

4.4.3 FOLGERKRANKUNGEN EINER HÜFT- UND KREUZBEINSUBLUXATION

Im Folgenden möchte ich näher auf die wichtigsten Folgeerkrankungen einer Hüft- und Kreuzbeinsubluxation eingehen.

4.4.3.1 KINDLICHE HÜFTGELENKERKRANKUNGEN

Schon Säuglinge leiden sehr häufig an Hüftgelenksveränderungen, die, nicht erkannt, zu verheerenden Folgen führen können.

**Wie kann es schon bei Säuglingen
zu Beinverlängerungen und Kreuzbeinsubluxationen kommen?**

Schon der natürliche Geburtsvorgang kann der Grund für Beinlängendifferenzen und Kreuzbeinschädigungen im Sinne von Subluxationen beim Säugling sein.

**Die Ursache dafür ist ein schon
vor der Entbindung des Kindes bestehender Kreuzbeinschaden der Mutter.**

Dieser Kreuzbeinschaden, entstanden wodurch auch immer, baut im Laufe der Zeit eine starke Spannung in der gesamten Beckenmuskulatur auf. Diese Beckenmuskulatur muß sich während des Geburtvorganges dehnen, damit die Beckenknochen, die im normalen Zustand zu eng stehen, um das Kind hindurchzulassen, aufgedehnt werden können.

Natürlich ist auch ein Hormon notwendig, das von den schwangeren Frauen gebildet wird, welches die Bänder und Sehnen lockert und dehnungsfähig macht, daß die Beckenknochen so verschoben und verlagert werden, daß das Kind durch sie hindurchgleiten kann.

Bei einer Kreuzbeinsubluxation der Mutter spricht die verspannte und kontrakte Beckenmuskulatur nicht ausreichend auf die hormonelle Lockerung des Gewebes an, so daß die Dehnungsfähigkeit der Beckenknochen deutlich eingeschränkt ist. Somit ist bei einer Mutter mit einem Kreuzbeinschaden die Dehnungsfähigkeit der Knochen des Beckenrings aus hormonellen Gründen durchaus gegeben, die verspannte Beckenmuskulatur macht diese hormonell ausgelöste und sinnvolle Veränderung aber zunichte.

Übrigens haben kindliche Fehllagen ebenfalls etwas mit Kreuzbein- und Wirbelsäulenschäden der schwangeren Mutter zu tun. Hierüber schreibe ich derzeit in einem entsprechenden Lehrbuch ausführlich.

Nun kann das Becken mit seinen Muskeln so stark verspannt sein, daß das Kind nicht in den Geburtskanal eindringen kann. Der Druck des kindlichen Kopfes und die später einsetzende Wehentätigkeit reichen nicht aus, um die Beckenknochen auseinanderzuschieben und diesen in den Geburtskanal eindringen zu lassen. Ein Kaiserschnitt wird erforderlich.

Tritt das Kind in den Geburtskanal ein und bleibt dort stecken, weil der Druck der Wehentätigkeit und des Kindskopfs nicht ausreicht, um den Geburtskanal aufzudehnen, wird eine Zangen- oder Saugglockenentbindung notwendig.
Werden Medikamente zur Wehenanregung gegeben, erhöht sich der Druck der Gebärmuttermuskulatur auf das Kind und damit auf den Geburtskanal, so daß es sein kann, daß sich dieser langsam und unter großen Schmerzen der Gebärenden doch noch aufdehnen läßt und eine "normale" Entbindung damit möglich wird. Lange Gebärzeiten mit frustraner Wehentätigkeit sind Folge einer Kreuzbeinsubluxation der kreißenden Mutter. Frauen ohne Kreuzbeinsubluxation und ohne Wirbelsäulenschäden haben bei der Geburt nicht solche Schwierigkeiten.
Zurück zur Kreuzbeinsubluxation und Beinlängendifferenz des Säuglings. Eine Kreuzbeinsubluxation ist mit zwei Komponenten für die Schäden am Becken des Säuglings verantwortlich:
A. Die verspannte mütterliche Muskulatur drückt extrem stark auf den Säugling. Dieser Druck kann so stark werden, daß die Herztätigkeit des Säuglings beeinträchtigt wird und das Herz, nach einer tachykarden (schneller Puls) Phase, unregelmäßig und langsam wird. Diese Veränderung des Herzschlags ist ein Alarmzeichen, daß der Säugling in Lebensgefahr ist. Ein Kaiserschnitt oder, wenn das Kind schon zu tief im Geburtskanal stecken bleibt, ein forcierter Geburtsvorgang mittels Saugglocke oder Zange wird notwendig.
Ein solcher verzögerter Geburtsvorgang ist durch den Sauerstoffmangel eine Gefahr. Bei jeder Geburt erleidet das Kind einen bis zu einem gewissen Grad tolerablen Sauerstoffmangel, der aber so kurz wie möglich gehalten werden sollte, damit das Gehirn keinen Schaden nimmt. Durch den Druck der verspannten mütterlichen Beckenmuskulatur auf den Säugling können aber Schäden am Säugling entstehen, die sich nicht sofort bemerkbar machen, sondern eine gewisse Latenzzeit brauchen, um symptomatisch zu werden.
B. Der zweite Aspekt ist der, daß es, bei einem hohen Druck durch eine verspannte Beckenmuskulatur der Mutter, zu einem verzögerten Geburtsvorgang kommt und damit beim Säugling Hüft- und Kreuzbeingelenke geschädigt werden.
Das bedeutet, daß durch das Zusammenpressen der Beckenschaufeln des Kindes durch die enge und stark auf sie drückende Geburtskanalmuskulatur der Mutter das Kreuzbein durch die Beckenschaufeln oben nach ventral herausgedrückt wird, also subluxiert.

Viele Säuglinge kommen aber nicht nur mit einer Kreuzbeinsubluxation zur Welt, sondern auch mit einer Hüftsubluxation.

Die Knochen von Hüftgelenk, Hüftkopf und Hüftgelenkpfanne sind bei einem neugeborenen Kind noch keine vollständig ausgereiften Strukturen, wie wir sie vom Körper eines Erwachsenen kennen. Sowohl beim Hüftkopf als auch bei der Hüftgelenkpfanne handelt es sich beim frisch geborenen Säugling um Knorpelkerne, die in einem bestimmten Winkel- und Druckverhältnis im Gewebe zueinander stehen müssen, damit sich die knöchernen Strukturen des Hüftgelenks richtig entwickeln und ausbilden können.

Ein zu hoher Druck der Muskulatur im Geburtskanal auf das Becken des Kindes kann nicht nur zu einer Subluxation des Kreuzbeins führen, sondern auch die Knorpelkerne von Hüftkopf und Hüftgelenkpfanne so auseinanderdrücken und verlagern, daß der innige Kontakt der Knorpelkerne, der zur Knochenentwicklung notwendig ist, nicht mehr zustande kommt.

Jetzt können sich durch die dabei einsetzende Durchblutungs- und Innervationsstörung der Hüftgelenkskopf ebenso wie die Hüftgelenkspfanne nicht richtig ausbilden und eine orthopädische Hüftgelenksdysplasie entsteht.

**Eine Hüftdysplasie ist also eine Folge eines geburtstraumatischen Schadens,
bei dem durch die durch eine Kreuzbeinsubluxation
verspannte Muskulatur des Geburtskanals der Mutter
nicht nur die Kreuzbeingelenke des Säuglings,
sondern gleichzeitig die Hüftgelenke subluxieren.**

Dieser Schaden ist für die Entwicklung einer Hüftdysplasie verantwortlich.

Man behandelt eine Hüftdysplasie dadurch, daß man die Kinder entweder, bei geringeren Krankheitssymptomen, breit wickelt, oder, bei ausgeprägteren Fällen, eine Spreizhose verordnet. Dadurch wird der Hüftgelenkskopf von der Seite in die Gelenkspfanne gedrückt. Diese normalen Druck- und Belastungsverhältnisse nehmen, so paradox das klingen mag, den schädlichen Druck vom Gewebe, die Durchblutung und Innervation wird dadurch verbessert und die Knochen der Hüftgelenkspfanne und des Hüftgelenkkopfes entwickeln sich besser.

Kinder mit einer nicht rechtzeitig diagnostizierten Hüftgelenksdysplasie können das Laufen nicht richtig erlernen, oder nur sehr spät, und dann unter Schmerzen. Diese Menschen leiden ein Leben lang an der entstandenen Mißbildung, mit all ihren Folgekrankheiten, wie z.B. der vorzeitigen Hüftgelenksabnützung. Bei schweren Fällen sind später auch gelegentlich eine oder mehrere Operationen nötig.

Der Befund einer kindlichen Hüftsubluxation führt wie beim Erwachsenen zu einer Beinverlängerung. Häufig finde ich bei Säuglingen, noch häufiger bei Kleinkindern, bei denen eine Hüftsubluxation im orthopädischem Sinne durch Ultraschalluntersuchung der Hüften ausgeschlossen werden konnte, eine Hüftsubluxation im Sinne der SMT®, die mit einem spielerischen Handgriff, ohne Druck oder Gewalt, beseitigt werden kann.

Die Hebamme oder später die Mutter legt beim Wickeln des Kindes einen Zeigefinger seitlich an den Oberschenkel direkt unterhalb des Trochanter majors, drückt ganz leicht gegen den Oberschenkel (siehe Abb. 76), den sie zuvor im Hüftgelenk auf 90° abgewinkelt hat und führt das Bein nach unten, so daß es sich streckt (siehe Abb. 77).

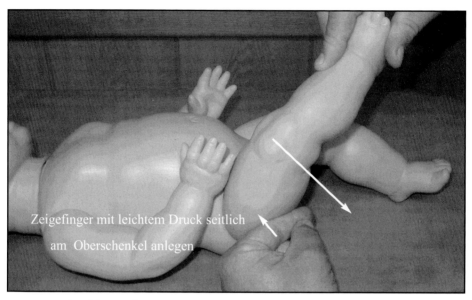

Abb. 76 Darstellung der Lage der Finger am Oberschenkel eines Säuglings bei der Behandlung einer Hüftsubluxation im Sinne der SMT®.
(Foto selbst)

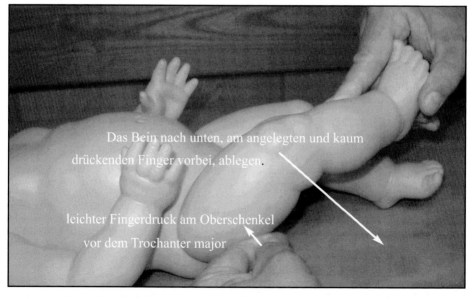

Abb. 77 Darstellung der Ablassphase des Oberschenkels bei der Behandlung einer Hüftsubluxation eines Säuglings mittels der SMT®.
(Foto selbst)

Der Zeigefinger bleibt seitlich am Oberschenkel mit leichtem Druck liegen und das abgewinkelte Bein des Säuglings wird nach unten zur Unterlage hin bewegt.
Eine Hüftgelenksprüfung mittels des SMT®-Handgriffs ist für mich bei den Vorsorgeuntersuchungen zwingend notwendig, weil in unerkannten Hüftgelenkschäden, trotz scheinbar orthopädisch unauffälligem Befund, der Grundstein für spätere Beschwerden liegt. Glauben Sie mir, Sie würden über die Häufigkeit von Hüftsubluxationen im Sinne der SMT® im Säuglings- und Kleinkindesalter erschrecken.

Der Befund einer geburtstraumatischen Kreuzbeinsubluxation wird dahingegen bis heute nicht erkannt und damit schon gar nicht behoben.

Dieser Umstand hat für die Gesundheit des heranwachsenden und später des erwachsenen Menschen <u>katastrophale Folgen</u>.

Die logische Folgerung daraus ist die, daß auch die Behandlung und Beseitigung einer orthopädischen Hüftsubluxation bei Säuglingen, sei es durch eine Spreizhosenbehandlung oder durch Operation, den Behandelnden nicht davon entbindet, nach einer Hüftsubluxation im Sinne der SMT® bei den Vorsorge- und Jugendschutzuntersuchungen zu schauen.
Ich erinnere mich an eine Patientin mit einem Zustand nach schwerer doppelseitiger Hüftgelenksdysplasie. Als junge Frau wurden ihr dann beide Hüften erfolgreich operiert. Es blieb nach Aussage der Orthopäden eine Beinlängendifferenz von ca. 6 cm zurück. Durch den hohen Schuhausgleich litt die Patientin unter Schmerzen beim Laufen, gleichzeitig hatte sie wegen dessen unschönen Aussehens starke Minderwertigkeitsgefühle. Nach einer Korrektur der Beingelenksdifferenzen mit den SMT®-Therapiehandgriffen, in diesem Falle beider Hüftgelenke, waren die Beine gleich lang und auf einen weiteren Schuhausgleich konnte zur Erleichterung der Patientin verzichtet werden, die Schmerzen waren natürlich auch verschwunden.
Sehr häufig kommt es in der täglichen Praxis vor, daß Kinder und Jugendliche nach sportlichen Tätigkeiten oder nach Unfällen über plötzliche heftige Hüft- oder Leistenschmerzen klagen. In der Regel findet man bei diesen Kindern eine starke Hüftsubluxation, nach deren Behandlung die Beschwerden sofort verschwinden.
Eine weitere sehr häufige Hüftgelenkserkrankung des Kindesalters ist die Perthessche Erkrankung, bei der der kindliche Hüftgelenkskopf durch eine Durchblutungs- und Innervationsstörung aufweicht und zerstört wird. Dabei kommt es zu einer pilzkopfförmigen Deformierung des erkrankten Hüftgelenkskopfs. Die Erkrankung kann mit teilweise starken Schmerzen ablaufen.
Die klassische Therapie erfolgt durch eine konsequente Entlastung der Hüfte durch Beinschienen, bei schweren Verläufen können sogar Operationen notwendig werden.
Ich persönlich kenne drei Kinder mit dieser Erkrankung. Von zweien weiß ich, daß

bei ihnen eine erhebliche Hüftgelenkssubluxation im Sinne der SMT® vorgelegen hat. Meiner Überzeugung nach ist diese Hüftsubluxation die eigentliche Ursache dieser Erkrankung. Durch die Hüftsubluxation kann es wegen Muskelverspannungen zu schweren Durchblutungs- und Innervationsstörungen kommen, die dann die Erkrankung auslösen.

Ich bin heute davon überzeugt, daß sich mit der rechtzeitigen Behandlung von Hüftsubluxationen Spreizhosenbehandlungen, die für Mutter und Kind gleichermaßen unbequem sind, vermeiden ließen und manch andere Folgeerkrankung den Kindern damit erspart blieben.

Ebenso wie eine Hüft- muß eine Kreuzbeinsubluxation sofort erkannt und behandelt werden. Dazu nimmt die Mutter oder der Vater den Säugling auf den Arm oder setzt ihn auf ein Knie, so daß der Rücken des Kindes dem Therapeuten zugewandt ist.

Man kann die Untersuchung des Kreuzbeins an Säuglingen aber auch in deren Bauchlage vornehmen. Der Nachteil dabei ist aber, daß man bei der Behandlung nicht richtig mit den Beinen schwenken kann. Also ist es günstiger, das Kind auf dem Arm zu halten oder auf ein abgewinkeltes Knie zu setzen.

Beim Säugling bedient man sich der gleichen Untersuchungs- und Therapiemethode wie beim Erwachsenen. Man tastet zuerst rechts und links den Steiß am Ansatz der Analrinne und als zweites den Knochenvorsprung unter dem Grübchen, der Spina iliaca superior posterior und vergleicht wie beim Erwachsenen die Eindringtiefe der flach auf diese Punkte aufgelegten Finger. Dort, wo der Finger (in der Regel der Dau-

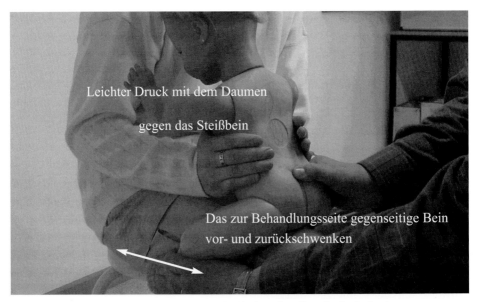

Abb. 78 Lage des Daumens am Steiß eines Säuglings in der Ruhephase
einer Kreuzbeinsubluxationsbehandlung und die Druckrichtung in der Bewegungsphase.
(Foto selbst)

men) weniger tief in das Gewebe eindringt, findet sich der behandlungsbedürftige Schaden.
Zur Behandlung legt man den Daumen flach auf die Steißbeinkante am Ansatz der Analrinne auf und drückt nach vorne und oben (siehe Abb. 78).

**<u>Dabei ist hier lediglich ein Minimaldruck vonnöten,
da das Gewebe des Säuglings noch sehr weich und nachgiebig ist.</u>**

**Gleichzeitig bewegt man mit der freien Hand
das zur Behandlungsseite gegenseitige Bein
aus der Hüfte zur Mobilisation vor und zurück.**

Den Druck am Steißbein hält man einige Zeit aufrecht (etwa 5 bis 10 Beinschwenkbewegungen).
Auch bei der Kreuzbeinsubluxationsbehandlung beim Säugling muß man immer beide Kreuzbeingelenke solange im Wechsel untersuchen und behandeln, bis man sicher ist, eine völlständige Reposition erzielt zu haben.

4.4.3.2 ENTSTEHUNG UND BEHANDLUNG VON HÜFTGELENKERKRANKUNGEN IM ERWACHSENENALTER

Wenn wir jetzt auf die Langzeitschäden der Wirbelsäule kommen, möchte ich Sie daran erinnern, daß **eine chronische Beinverlängerung durch eine Hüftsubluxation entsteht**. Dabei wird der Hüftgelenkskopf etwas aus dem Gelenk herausgezogen und verkantet danach mit dem Hüftgelenkskopf am Pfannendach. Das bedeutet praktisch, daß der knöcherne Pfannendacherker mit seiner doch recht scharfen Kante dauernd auf den Knorpel des Hüftgelenkkopfes drückt.

Beim Stehen und Gehen entsteht durch das auf den Hüften lastende Körpergewicht ein sehr hoher Druck auf den Hüftgelenkskopf. Durch diesen Druck kommt es zu einer Entzündung, die natürlich im Laufe der Zeit zu einer Schädigung des Gelenkknorpels führt.

Dieser Faktor ist sicherlich im Wesentlichen für eine Arthroseentstehung verantwortlich. Eine Hüftgelenkarthrose entsteht also durch eine chronisch schleichende und primär unbemerkt verlaufende Entzündung am Hüftgelenkkopf. Dieses gilt übrigens grundsätzlich für jede Arthroseentstehung.

Eine solche Arthrose wird von der Schulmedizin als Ursache von Schmerzen, in diesem Fall von Hüftschmerzen angesehen. Das ist falsch. Der Schulmedizin ist durchaus bekannt, daß nicht jede Arthrose auch schmerzhaft sein muß. Also kann die Arthrose nicht Schmerzursache sein.

So ist auch die Ursache eines Hüftschmerzes nicht die Arthrose, sondern eine Entzündung. Wenn sich ein Gelenk schmerzhaft entzündet, so nennt man diesen Befund eine Arthritis.

Die Ursache einer Arthritis ist aber nie die Arthrose selbst!

Arthrose und Arthritis haben einen gemeinsamen Hintergrund.

**Ursache für eine Arthroseentstehung sind
unbemerkt ablaufende Entzündungen,
die durch <u>Innervations- und Durchblutungsstörungen entstehen,</u>
<u>welche wiederum die Folge von Gelenksubluxationen</u>
<u>und Wirbelsäulenschäden in Form von Blockierungen und Skoliosen</u>
<u>mit Nerveneinklemmungen und -irritationen sind.</u>**

**Auf dem Boden einer Arthose
kann bei zuätzlicher oder stärkerer Belastung
eine Arthritis entstehen.**

Diese Mechanismen haben schwerwiegende Folgen für den Betroffenen. Bei den Hüftgelenkserkrankungen der Erwachsenen (aber auch der Kinder) kommen mehrere Schädigungsmechanismen zusammen, auf die ich ausführlicher eingehen möchte:

**Erstens entsteht allein durch eine Hüftsubluxation
eine Verspannung der tiefen Gesäßmuskulatur
(Mm. piriformis und obturatorius)
mit einem Zug auf den Trochanter major und damit auf den Schenkelhals
und den Hüftgelenkkopf.**

**Dieser Befund läßt durch eine heimlich ablaufende Entzündung
eine Arthrose unbemerkt entstehen.**

**Zweitens tritt bei einer Beinlängendifferenz
mit dem daraus folgenden Beckenschiefstand
grundsätzlich früher oder später eine Kreuzbeinsubluxation auf.**

**Durch die Rückwärtsbewegung
des unteren gelenkfreien Kreuzbeinanteils
wird der Zug auf die tiefe Gesäßmuskulatur
und damit auf Trochanter major, Schenkelhals und Hüftkopf verstärkt.**

**Eine Arthrose schreitet durch die bei einer Kreuzbeinsubluxation
stärker auftretenden Nerveneinklemmungen,
wodurch die Grundentzündung im Gelenk zunimmt, schneller fort.**

**Drittens kommt es im Rahmen einer Kreuzbeinsubluxation
und der damit verbundenen Verspannung
zu einer Einklemmung der Ischiasnerven,
wobei Teile des Nervs zum Hüftgelenkkopf ziehen und diesen versorgen.**

**Wird dieser Nervenanteil eingeklemmt,
kommt es zu Innervations- und Durchblutungsstörungen im Hüftkopf,
was wiederum eine Arthrose- und Arthritisentstehung begünstigt.**

Die Schulmedizin behauptet, daß die Arthrose Ursache der Beschwerden des Patienten sei. Das ist falsch.

Arthrose tut nicht weh!

Nun glaube ich förmlich den Aufschrei all jener Patienten zu hören, die an einer zum Teil sehr schmerzhaften "Arthroseerkrankung" leiden. Folgende Begründung möchte ich für diesen Satz anführen: Bei der medizinischen Tätigkeit mit orthopädischen Problemen, besonders im Hüftbereich, fallen einem immer wieder Patienten auf, die sehr starke Schmerzen haben, dabei aber oft nur relativ geringe Arthrosebefunde im Röntgenbild aufweisen. Daneben sind aber auch Patienten bekannt, die eine stark fortgeschrittene Arthrose und keine oder nur geringe Schmerzen haben. Alle Patienten mit zum Teil schwersten Arthroseerkrankungen möchte ich beruhigen und ihnen sagen, daß ich ihre Schmerzen voll und ganz glaube und sie nicht als eingebildete Kranke hinstellen möchte. Aber ihnen möchte ich sagen, daß die Ursache ihrer Beschwerden wie gesagt, nicht in der Arthrose selbst zu suchen ist, sondern in entzündlichen Reaktionen der Hüfte und der sie umgebenden Muskeln und Bänder. Die Entzündungen, welche übrigens auch der Auslöser einer Arthose sind, entstehen, wie beschrieben, durch Veränderungen an der Hüfte und am Kreuzbein mit einer Einklemmung der Nerven, welche die Hüfte innervieren. Wenn man nun die Beinlängendifferenz und die Kreuzbeinsubluxation behandelt, läßt die Entzündung im Arthrosegelenk nach, wodurch aus der schmerzhaften Arthritis wieder eine schmerzlose Arthose wird.

Zu jeder Arthritis gehört ein auf das Gelenk einwirkender Reiz.

Die Arthrose selbst ist aber nie Ursache der Arthritis.

Die lediglich durch eine Überlastung entstandenen Gelenksentzündungen lassen sich im Normalfall leicht und innerhalb weniger Tage durch eine entsprechende Therapie mit Kälte, Salben und Medikamenten in den Griff bekommen. Beschwerden, die nicht besser werden wollen, haben als Ursachenhintergrund immer eine Blockierung eines oder mehrerer Wirbel oder eine Blockierung des Kreuzbeins. Der Röntgenbefund einer sogenannten "aufgebrauchten Hüfte" (siehe Abb. 79), die von der Schulmedizin als Zeichen einer schweren Arthrose angesehen wird, weil angeblich der Knorpel verschwunden sei, wird als Begründung für einen operativen Hüftgelenkersatz angeführt. Hierbei handelt es sich um eine Fehlinterpretation auf Grund einer optischen Täuschung bei einer Röntgenaufnahme. In den meisten Fällen einer "aufgebrauchten Hüfte" kann man bei Betrachtung der Röntgenbilder feststellen, daß die Hüftgelenkpfanne in ihren Konturen etwas heller (weißer) ist, was eine vermehrte Kalkeinlagerung als Folge einer vermehrten Belastung bedeutet. Dennoch sind die Konturen der Hüftgelenkpfanne und des Hüftgelenkkopfes scharf akzentuiert. Es fehlen also die Zeichen einer Knochenzerstörung, da bei dieser die Knochenstrukturen unregelmäßig werden. Dennoch wertet die Schulmedizin die "aufgebrauchte Hüfte" als ein Zeichen einer fortgeschrittenen Arthrose, indem sie behauptet, der nicht mehr sichtbare Gelenkspalt zwischen Hüftkopf und Hüftgelenkpfanne sei das Zeichen einer schweren Arthrose, weil der Gelenkknorpel aufgebraucht, also verschwunden sei.

Bei der aufgebrauchten Hüfte handelt es sich um eine optische Täuschung, die mit der Art, wie man Becken und Hüftgelenke ablichtet, zusammenhängt.

Die Hüft- und Beckenaufnahmen werden üblicherweise so angefertigt, daß man das

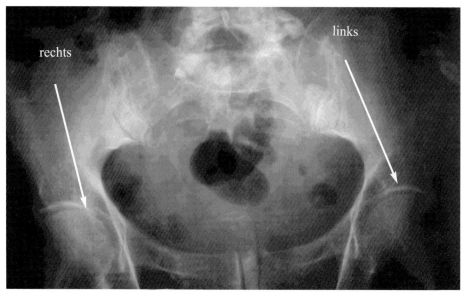

Abb. 79 Röntgenbild einer sogenannten „aufgebrauchten Hüfte". Vergleichen Sie bitte den Hüftgelenkspalt rechts, sehr schmal, kaum auszumachen und als aufgebraucht bezeichnet, mit dem linken wesentlich breiteren Spalt.
(Foto selbst)

gesamte Becken von vorne (frontal) aufnimmt. Der Strahlengang geht also von vorne nach hinten. Bei einer normal im Gelenk stehenden Hüfte sieht man deutlich den Gelenkspalt zwischen Hüftkopf und -gelenkpfanne, der von dem sich röntgenologisch nicht darstellbaren Knorpel gebildet wird.

Wird der Hüftgelenkkopf bei einer Hüftgelenksubluxation nun nach vorne herausgehebelt, kantet er am Pfannendacherker an. Die optische Folge bei einer Frontalaufnahme des Beckens und der Hüften ist die, daß der Gelenkspalt schmäler wird, was den Eindruck entstehen läßt, der Knorpel sei verschwunden (siehe Abb. 79).

**Somit ist der Befund einer röntgenologisch diagnostizierten
<u>„aufgebrauchten Hüfte"</u>,
ebenso wie die <u>Arthrose des Hüftgelenks</u>,
<u>kein Grund</u>,
dem Patienten einen operativen Gelenkersatz zu empfehlen.**

Auch das Hinken ist kein Grund für eine Empfehlung zu einem operativen Hüftgelenkersatz. Wenn ich sage „eigentlich", so meine ich damit, daß bei einer rechtzeitigen Therapie von Hüft- und Kreuzbeinsubluxation mittels der SMT® Hüftoperationen grundsätzlich vermieden werden können.

Beim Hinken neigt sich der Patient zur Seite seiner kranken Hüfte. Das hat folgenden

Grund: Beim Vorschwingen des Beins muß die tiefe Gesäßmuskulatur sich dehnen, damit der Vorschwung des Beins beim Gehen möglich wird. In Folge der massiven Verspannung eben dieser Muskulatur durch eine Hüft- und Kreuzbeinsubluxation kann sie sich nicht ausreichend, wie es eigentlich erforderlich wäre, dehnen. Da ein Nachgeben zum Vorschwung des Beins aber notwendig ist, geschieht dies über die Verkürzung des Weges. Dabei zieht die kontrakte Muskulatur das Becken des Betreffenden beim Beinvorschwung zur kranken Seite hinab.

Wird nun eine Hüft- und Kreuzbeinsubluxation beseitigt, entspannt sich daraufhin die tiefe Gesäßmuskulatur, so daß sie wieder adäquat reagieren kann, und das Hinken verschwindet.

Es existiert noch eine zweite Form des Hinkens, bei welcher der Patient sich beim Beinvorschwung zur gesunden Seite neigt. Dies ist dann der Fall, wenn der Ischias zusätzlich durch die verspannte tiefe Gesäßmuskulatur eingeklemmt wird und es somit zu einer Hüft- und Knieversteifung kommt. Die Folge ist, daß das Knie beim Beinvorschwung in Hüfte und Kniegelenk nicht mehr abgewinkelt werden kann und der Betreffende das Becken anheben muß, damit er das gestreckt gehaltene Bein mit einem Beckenschwung nach vorne bringen kann. Dabei neigt er zwangsläufig den Oberkörper zur gesunden Seite.

Eine Einschränkung muß man natürlich in diesem Rahmen machen: Ich muß eingestehen, daß es Fälle gibt, bei denen man mit der SMT® nicht mehr helfen kann, weil man mit der Therapie zu spät kommt. In diesen Fällen hat sich die Muskulatur so verhärtet, daß auch die Korrektur der dafür verantwortlichen Gelenkschäden (Hüft- und Kreuzbeinsubluxationen) keine Entspannung der tiefen Gesäßmuskulatur mehr erbringt. Solche Personen bedürfen zweifelsohne eines operativen Gelenkersatzes.

Bei dieser Entscheidung für oder gegen eine Operation sollte man aber nicht pauschaliert vorgehen, sondern durchaus einen Behandlungsversuch wagen. Wenn man nach drei bis fünf Behandlungen sieht, daß keine Besserung zu erreichen ist, darf man den Patienten getrost zum Chirurgen schicken.

4.4.3.3 LUMBOISCHIALGIE

Ein weiteres riesiges Problem in der Medizin und natürlich in der Orthopädie ist die Ischiaserkrankung. Viele Menschen leiden oft Jahre unter stärksten Schmerzen durch Einklemmungserscheinungen der unteren Spinalnerven. Diese Schmerzen strahlen in unterschiedlichster Weise in die Beine aus. Aber wie Sie im Laufe dieses Kapitels noch sehen werden, ist die Ischiaserkrankung noch viel mehr. Ich möchte im weiteren Verlauf dieses Buches der Einfachheit halber nur einfach von Ischialgie sprechen und damit alle Einklemmungserscheinungen der unteren Rückenmarksnerven bezeichnen.

In den folgenden Abschnitten werden die Ursachen für die Entstehung einer Ischialgie erklärt. Außer dem bekannten Bandscheibenvorfall, dem Wirbelgleiten (Spondylolisthesis) und der Rückenmarkskanalverengung (Spinalkanalstenose) mit Einklemmung und Reizung des Ischiasnervs gibt es weitere Ursachen für ein Ischiasleiden. Wenn ein Patient in die Ordination kommt, der schon längere Zeit an einer Ischialgie erkrankt war, wird er Ihnen oft als erstes erklären, bei ihm sei ein Bandscheibenvorfall festgestellt worden. Sein behandelnder Arzt habe ihm geraten, sich operieren zu lassen. Er selbst würde die Operation gerne vermeiden, habe aber diesbezüglich wenig Hoffnung. Der Bandscheibenvorfall der unteren Wirbelsäule ist die häufigste Erklärungsursache der Orthopädie für eine Ischialgie, was so sicherlich nicht richtig ist. Was ereignet sich beim Bandscheibenvorfall?

Wie in dem Kapitel „anatomische Grundlagen" schon beschrieben, ist der größte knöcherne Anteil eines Wirbels der Wirbelkörper. Als Pufferkissen zwischen diesen aufeinandergestapelten Wirbelkörpern ist ein Faserring mit einer darin befindlichen Gallertmasse (die Bandscheibe) eingeschoben (siehe Abb. 80). Dieses Polster verhindert, daß Erschütterungen des Körpers schädigend auf die Wirbelkörper einwirken können. Die Gallertkissen fangen die Erschütterungen ab. Es kann nun vorkommen, daß durch Überlastung, durch Verschleiß oder Unfälle der Faserring, der den Gallertkern umgibt, einreißt und die Gallertmasse nach außen gedrückt wird.

Die Schulmedizin behauptet, daß die nun austretende Gallertmasse jetzt entweder auf das Rückenmark oder auf die Spinalnerven drückt (siehe Abb. 81). Dies wiederum führe zu Einklemmungen, die eine Schädigung des Nervs mit Schmerzen oder Gefühlsstörungen zur Folge habe. Dieser Vorgang ist die von der Schulmedizin am häufigsten genannte Ursache für eine Ischialgie.

Untermauert wird diese Diagnose dadurch, daß man den Patienten einer Computertomographie oder einer Untersuchung mittels Kernspin des betroffenen Wirbelsäulenabschnitts unterzieht. Sehr häufig findet man auch einen oder gar mehrere Bandscheibenvorfälle, die dann von der Schulmedizin als Erklärung herangezogen werden. Dieser Befund hilft dem Arzt, dem Patienten den oft sehr langwierigen und schmerzhaften Therapieverlauf zu erklären. Der Patient akzeptiert das, weil er sich möglichst nicht operieren lassen will. Er bringt dabei mehr Geduld auf, die Schmerzen längere Zeit zu ertragen.

Eine 1994 in Amerika von dem Arzt M. C. Jensen und Mitarbeitern durchgeführte Un-

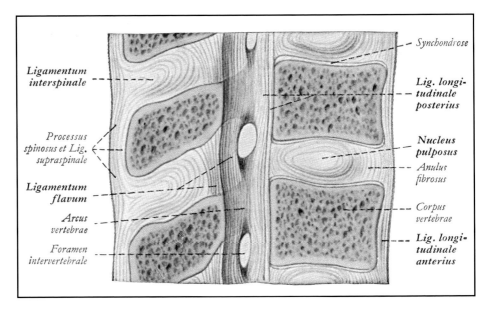

Abb. 80 Darstellung der Bandscheiben.
Auf der Abbildung stellen sie sich als schwarze Scheiben zwischen den Wirbeln dar.
(Foto selbst)

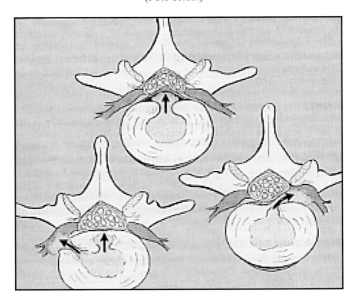

Abb 81 Darstellung von Bandscheibenvorfällen.
(Orthopädie, H. Cotta, Thieme Verl. Stuttgart, 1993)

tersuchung (Hoag Memorial Hospital, Newport Beach, Kalifornien, USA), die im New England Journal 331 (1994) Seite 69–73 veröffentlicht wurde, ist für meine folgenden Behauptungen beweisend. Bei kernspintomographischen Untersuchungen der Wirbelsäule von 98 gesunden, <u>beschwerdefreien</u> Personen fand sich bei jedem zweiten eine Vorwölbung der Bandscheibe in den Rückenmarksraum. Je älter die untersuchten Personen waren, um so öfter lagen beim einzelnen solche Bandscheibenvorwölbungen vor. Etwa ein Drittel (27%) hatten eine stärkere Vorwölbung ohne Gewebsabschnürung (Sequestration), ein Patient hatte sogar einen Vorfall mit Sequestration. Bei 38% der untersuchten Personen war mehr als eine Bandscheibe betroffen, weitere 20% hatten schon Schäden an den Bandscheiben, die einem Vorfall üblicherweise vorangehen.

**Wenn man diese Untersuchung,
die nur stellvertretend für viele andere genannt ist,
auf die tägliche Praxis überträgt,
so kann man behaupten,
daß nicht jeder im CT oder Kernspin
gefundene Bandscheibenvorfall
auch letztlich für die Ischiasbeschwerden
unserer Patienten verantwortlich sein kann.**

Es ist auch in der Praxis eine täglich zu machende Erfahrung, daß immer wieder Patienten schwere Ischialgien haben, ohne daß die Schulmedizin eine Ursache für die Schmerzen findet. Auf der anderen Seite gibt es Patienten mit schwersten röntgenologischen Befunden, die keinerlei Schmerzen oder sonstige Symptome haben.
Die Ursache ist darin zu sehen, daß in dem Bereich des Rückenmarkskanals, in dem die Bandscheibenvorfälle gefunden werden, kein Rückenmark mehr vorhanden ist. Das Rückenmark endet üblicherweise in der Höhe des letzten Brust- bis ersten Lendenwirbels. Im Rückenmarkskanal darunter finden sich nur noch Spinalnervenstränge, die zu den entsprechenden Austrittsöffnungen ziehen. Diese Spinalnervenstränge sind sehr elastisch und können unter nur leichter Dehnung einem Bandscheibenvorfall einfach ausweichen, da sie von Nervenwasser (Liquor) umgeben sind (siehe Abb. 82 und Abb. 83).
Erst ein Bandscheibenvorfall, der den Spinalkanal sehr stark verlegt, kann eine wirkliche Schädigung der Spinalnerven auslösen. Diese Bandscheibenvorfälle sind aber sehr selten. In meiner nunmehr 12-jährigen und in den letzten Jahren ausschließlichen Praxis mit der SMT® habe ich noch keinen derartigen Fall erlebt, obwohl ich täglich mit solchen Patienten zu tun habe.
Ganz anders sind die anatomischen Verhältnisse oberhalb des 1. Lendenwirbels, wo ein Bandscheibenvorfall sofort auf das Rückenmark drücken und es schädigen kann. Hier können unter anderem auch die Probleme der langen Bahnenschädigung entstehen, die später noch eingehend besprochen wird.

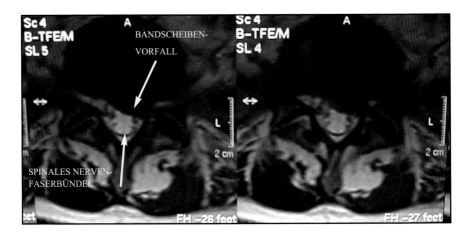

Abb. 82 Darstellung eines Bandscheibenvorfalls im Kernspin auf einer Querschnittsaufnahme der Wirbelsäule. Sie sehen, daß rechts und stärker links neben dem Nervenfaserbündel noch Nevenwasser (Liquor) als weiße Aussparungen zu sehen sind.

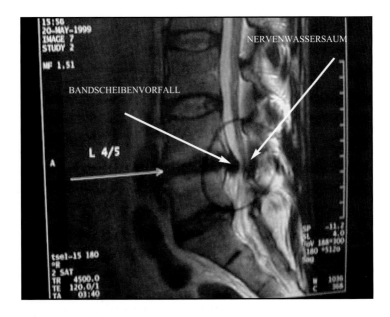

Abb. 83 Darstellung eines Bandscheibenvorfalls im Kernspin auf einer Längsschnittaufnahme der Wirbelsäule. Sie sehen, daß hinter dem grauen Nervenfaserbündel noch Nervenwasser (Liquor) als dünne weiße Aussparung zu sehen ist.

Wie entstehen also diese Ischialgien, die oft so große Beschwerden machen und so riesige Probleme darstellen? Auch hier muß ich auf Beckenschiefstand und Wirbelfehlstellungen sowie die Hüftsubluxation als Ausgangspunkt einer Ischialgie zurückkommen.

Wie schon beschrieben, führt die Hüftgelenksubluxation nicht nur zu einer Beinverlängerung, bei der die entsprechende Beckenschaufel höher als die Gegenseite geschoben wird.

Dies führt dazu, daß nicht nur das Becken schief steht, sondern daß auch die Wirbelsäule eine kompensatorische, gegenregulierende Fehlstellung einnimmt.

Bei einem Beckenschiefstand z. B. mit einer Beckenenabsenkung rechts, rotieren die unteren Abschnitte der Wirbelsäule ebenfalls nach rechts. Findet sich die Beckenabsenkung links, findet man die gegenregulatorische Skoliose ebenfalls links. Die darüber angeordneten Wirbelsäulenabschnitte formen sich meist zu einem Gegenschwung, welcher der unteren Skoliose gegengerichtet ist, so daß sie diese in der Gesamtstatik ausgleicht.

Eine Ausnahme bildet in der Regel der 5. und manchmal auch der 4. Lendenwirbel. Diese Wirbel werden immer zur Seite der stärksten und ältesten Kreuzbeinsubluxation herumgezogen, so daß sich der den Beckenschiefstand ausgleichende Skolioseschwung erst ab dem 4. oder 3. Lendenwirbel herauskristallisiert.

Natürlich spielen Bewegungsmuster, Rechts- oder Linkshändikeit und die Schlafposition ebenfalls eine Rolle für die Art einer Blockierungs- oder Skolioseausbildung. Das bedeutet für die Bandscheiben, daß Skolioseentwicklung und Spannungszunahme in der Wirbelsäule durch eine Hüft- und Kreuzbeinsubluxation mit Skoliosenverschlimmerung zwar grundsätzlich zwei unterschiedliche Mechanismen sind, die aber in der Realität funktionell nicht voneinander getrennt werden können.

Eine <u>Hüftsubluxation</u> ruft schon für sich <u>allein</u>
eine Verspannung der tiefen Gesäßmuskulatur
(Mm. piriformis und obturatorius) mit einer Ischiaseinklemmung hervor.

Hinzu kommt als weiterer gravierender Befund einer Beinlängendifferenz der Beckenschiefstand, mit dem Spannungsaufbau in den Kreuzbeinbeckengelenken und der daraus resultierenden verstärkten Subluxationsneigung dieser Gelenke. In der subluxierten Stellung ist der Spannungszustand für die Kreuzbeinbeckengelenke aufgehoben.

Die Spannung in der tiefen Gesäßmuskulatur
nimmt im Rahmen einer Kreuzbeinsubluxation zu,
so daß der Ischiasnerv zusätzlich eingeklemmt wird.

Wenn man die Abbildung mit der tiefen Gesäßmukulatur (siehe Abb 19) betrachtet, wird der Grund dafür verständlich. Die beiden Mm. piriformis und obturatorius umschließen den aus dem kleinen Becken kommenden und in das Bein ziehenden Ischiasnerv wie eine Schere.

Wenn das Kreuzbein nun in subluxierter Stellung steht, kommt es zu einem starken Zug auf diese beiden Muskeln und auf die ganze restliche tiefe Gesäßmuskulatur. Weil sich diese beiden Muskeln dadurch in einem Überdehnungszustand befinden, wollen sie ihren ursprünglichen Funktionszustand wiederherstellen, indem sie sich zusammenziehen. Auf Grund des Gelenkschadens ist aber eine Entspannung nicht möglich und so kommt es zu einer dauerhaften Überdehnung, welche die Muskeln mit der Zeit mit einer zunehmenden Kontraktur (Verhärtung) reagieren läßt. Da eine Dehnung des Muskels grundsätzlich notwendig wäre, die Kontraktur diese aber verhindert, bleibt diesen Muskeln als einzige Möglichkeit, eine notwendige Dehnung durch die Verkürzung des Weges zu ersetzen.

Besonders der M. piriformis übt hier einen sehr starken Druck nach unten aus und klemmt dabei den Ischiasnerv ein. Wenn nun beide Mm. piriformis und obturatorius sich um den gleichen Prozentsatz verkürzten, würden sie sich beide gleichmäßig nach unten bewegen und der Platz für den Nerv würde dabei nicht wesentlich eingeengt. Nun ist es aber so, daß die Gesäßmuskulatur in Schichten angeordnet ist. Wenn das Kreuzbein subluxiert, haben die tieferen Muskeln einen kürzeren Weg zum Trochanter als die höher gelegene Muskulatur. Diese wird also stärker gedehnt und ihre Verspannung nimmt dadurch zu. Der M. piriformis verlagert sich stärker als der M. obturatorius nach unten. Dieser Umstand ist letztlich für eine Einklemmung des Ischiasnervs verantwortlich.

Je nachdem welche Muskelgruppen auf welchen Ischiasanteil drücken (beim Ischiasnerv handelt es sich um ein dickes Bündel vieler unterschiedlicher Nervenfasern) haben wir ganz unterschiedliche Erscheinungsbilder der Schmerzsensationen, die eventuell auch von Gefühlsstörungen und Lähmungen begleitet sein können. Dabei ist die Region der Schmerzausbreitung nahezu identisch den von den entsprechenden Spinalnerven versorgten Dermatomen (siehe Abb. 84).

Es gibt auch Formen der Ischiaserkrankung, bei der nur die **Gefühlsstörungen** im Vordergrund stehen.

Die Nerveneinklemmung kann so ausgeprägt sein, daß möglicherweise wie bei einem schwersten Bandscheibenvorfall **Lähmungserscheinungen** in den Beinen entstehen.

Für die Ischiasbeschwerden, von denen die Schulmedizin behauptet, daß ein Wirbelgleiten oder eine Spinalkanalstenose verantwortlich wäre, gelten im Grunde die gleichen Überlegungen und Tatsachen.

**Der Ischiasschmerz wird in aller Regel
nicht durch den Bandscheibenvorfall,
das Wirbelgleiten oder die Spinalkanalverengung hervorgerufen,
sondern ist im Gegenteil
ein Symptom einer anderen Erkrankung,
bei der es sich um eine Hüft- und/oder Kreuzbeinsubluxation handelt.**

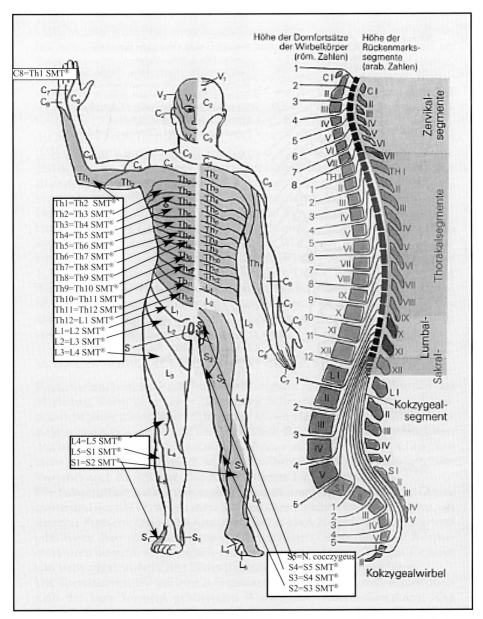

Abb. 84 Darstellung der von den verschiedenen Spinalnerven versorgten Dermatome im Leisten- und Beinbereich. Diese Dermatome stimmen recht gut mit der Schmerzausbreitung bei der Irritation der entsprechenden Spinalnerven überein. Bitte achten Sie darauf, daß bei dieser Abbildung noch die alte schulmedizinische Spinalnervennummerierung dargestellt ist, die von einem Segment C8 ausgeht. Da es das Segment C8 nicht gibt, verschieben sich ab C7 alle Segmentbezeichnungen um eine Nummer nach oben. <u>Bitte beachten sie die SMT®-Bezeichnungen in den im Bild eingefügten Kästchen.</u>

**Ischialgie, Bandscheibenvorfälle, Wirbelgleiten und Spinalkanalstenose
haben also eine gemeinsame Ursache,
nämlich eine Hüft- und Kreuzbeinsubluxation.**

**Die Veränderung an der Wirbelsäule ist somit
ein Symptom des Hüft- und Kreuzbeinschadens,
aber nicht Ursache der Beschwerden.**

Wie kann man die Tatsache, daß es sich bei Bandscheibenvorfällen, Wirbelgleiten und Spinalkanalstenose um Folgen einer Hüft- und/oder Kreuzbeinsubluxation handelt, verstehen? Bei einer Hüft- und/oder Kreuzbeinsubluxation baut sich in der tiefen Gesäßmuskulatur Spannung auf, da die durch die Gelenkfehlstellungen überdehnte tiefe Gesäßmuskulatur versucht, ihren ursprünglichen Funktionszustand wieder herzustellen. Dabei verspannt sie sich im Laufe der Zeit so stark, daß eine Kontraktur entsteht, die den Ischias einklemmt.

**Diese Muskelverspannung breitet sich mit der Zeit
auf die gesamte Beckenmuskulatur aus,
um dann später auf die Bein- und vor allem
Wirbelsäulenmuskulatur überzugreifen
und sich an der Wirbelsäule
von unten nach oben auszudehnen.**

**Später erreicht diese Spannungszunahme
auch Arm- und Kopfbereich.**

Durch diese Muskelspannung werden die Wirbel verstärkt aufeinandergepreßt. Dadurch stehen die Bandscheiben unter erheblichem Druck. Allein durch diesen Umstand, aber vor allem wenn durch zuätzliche Belastung mehr Spannung in der Wirbelsäule aufgebaut wird, wird der Druck auf die Bandscheiben weiter erhöht. Im Folgenden reißt der Faserring der Bandscheibe ein, der Gallertkern wird herausgedrückt, wodurch die Spannung in Bandscheiben und Wirbelsäule vermindert wird.
Belastungen, welche die Spannung in der Wirbelsäule zusätzlich erhöhen, sind Unfälle, gleichgültig welcher Art. Bei jedem Unfall entsteht eine Kreuzbeinsubluxation oder eine schon bestehende verschlimmert sich. Dieses gilt für jeden Unfall, z. B. auch bei einem Sturz auf den Arm, einem Schleudertrauma oder einer Thoraxprellung.
Weitere Faktoren, welche eine Kreuzbeinsubluxation auslösen können, sind körperlicher und psychischer Streß sowie Kälte im allgemeinen (Zug im Rücken beeinträchtigt den Blasen-Meridian) oder auch kalte Füße (Nieren-Meridian auf der Fußsohle, hiermit hängt die Tatsache zusammen, daß es bei kalten Füßen gerne Blasen- und Nierenerkrankungen gibt).
Ganz ähnlich sind die Zusammenhänge beim Wirbelgleiten. Hier führt die Span-

nungszunahme zu einem Verziehen der Wirbel gegeneinander. Begünstigt wird dies durch die Fehlstellung der Wirbel bei einer durch eine Kreuzbeinsubluxation auftretende Hohlkreuzbildung.

**So ist es in den meisten Fällen nicht richtig,
wenn die Schulmedizin behauptet, daß Schmerzen,
aber auch Gefühlsstörungen und Lähmungserscheinungen
ein Hinweis auf eine starke Rückenmarksschädigung
durch einen Bandscheibenvorfall,
ein Wirbelgleiten
oder eine Spinalkanalstenose seien
und nur eine sofortige Operation den Patienten
vor einer drohenden Querschnittslähmung retten könne.**

**Diese Beschwerden sind lediglich Symptome
einer schweren Ischiaseinklemmung.**

**Diese Einklemmung findet in weit über 95% der Fälle im Gesäß
durch die bei einer Hüft- und Kreuzbeinsubluxation
verspannte tiefe Gesäßmuskulatur
und nicht durch Veränderungen in der Wirbelsäule statt.**

**Auch eine teilweise Blasen- und Mastdarmlähmung
<u>ist kein Grund,</u>
zu einer sofortigen Operation zu raten.**

Die Verschlußmuskeln der Blase und des Enddarms werden in erster Linie vom N. pudendus versorgt. Dieser entspringt aus den Segmenten S3 (SMT®) bis S5 (SMT®). Die Spinalnerven dieser Segmente werden ebenso wie die des N. ischiadicus von einer verspannten tiefen Gesäßmuskulatur (Mm. piriformis und obturatorius) im Rahmen einer Hüft- und/oder Kreuzbeinsubluxation eingeklemmt, wodurch das Zielorgan Funktionsstörungen erleidet. Somit ist also auch eine Inkontinenz von Blase und Darm, aber auch Blasenentleerungstörungen wie die Überlaufblase eine direkte Folge einer Hüft- und/oder Kreuzbeinsubluxation und hat in aller Regel nichts mit dem Bandscheibenvorfall zu tun.
Ein gewisses Problem ist aber, daß es durchaus solche Fälle geben kann, bei denen Bandscheibenvorfälle, Wirbelgleiten oder Spinalkanalstenose so groß oder stark sind, daß sie tatsächlich den ganzen Spinalkanal dicht machen und die Spinalnerven einklemmen, so daß die Schulmedizin recht hat, wenn sie zur Operation rät, um größeres Unheil vom Patienten abzuwenden. Nur sind solche Fälle eine absolute Rarität, an die man denken muß. Es sollte aber nicht dazu führen, dem Patienten in jedem Falle Angst zu machen, um ihn zur Operation zu drängen.

Wie kann man aber einen solch seltenen Fall von einem üblichen unterscheiden? Wie muß man sich verhalten, um dem Patienten durch nutzlose manualtherapeutische Maßnahmen mittels der SMT® nicht zu schaden und keine irreparablen Schäden zu setzen?
Das Prinzip ist folgendes:

Ein Behandlungsversuch mittels der SMT® ist <u>immer statthaft</u>,
auch wenn Inkontinenz und neurologische Störungen
als Begleitungsymptome einer Ischialgie vorhanden sind.

Bessern sich die Befunde und Beschwerden des Patienten,
darf man getrost den eingeschlagenen Weg fortsetzen.

Bessern sich die Wirbelsäulenbefunde,
insbesondere die Hüft- und Kreuzbeinsubluxation,
die Beschwerden des Patienten
lassen aber <u>nicht nach </u>oder werden sogar schlimmer,
sollte man die manuelle Therapie abbrechen
und den Patienten an den Neurologen zurücküberweisen.

In diesem Fall kann der Bandscheibenvorfall, das Wirbelgleiten
oder die Spinalkanalstenose
tatsächlich für die Beschwerden des Patienten verantwortlich sein.

4.4.3.3.1 THERAPIE KREUZBEINBEDINGTER ISCHIALGIEN

Die unabdingbare Basis der Ischialgiebehandlung ist die exakte Korrektur von Hüft- und Kreuzbeinsubluxationen. Sind diese überaus wichtigen Schäden mittels der SMT® behoben, ist die Behandlung keineswegs abgeschlossen.
Da es sich auch bei den Hüft- und Kreuzbeinsubluxationen in den meisten Fällen um Schäden handelt, die Jahre und Jahrzehnte alt sind, ist es verständlich, daß man dem Patienten mit <u>einer Behandlung</u> zwar eine gewisse Erleichterung verschaffen kann, die in ihm die Hoffnung erwecken soll, daß diese Therapie eine reale Chance einer Heilung seiner Krankheit bietet, diese **Heilung aber länger dauert**.
Denn, wie schon bei der Nachbehandlung der Beingelenkschäden besprochen, hat auch eine lange Fehlstellung der Kreuzbeinbeckengelenke eine Veränderung an den knöchernen Strukturen sowie an Sehnen und Bändern in diesem Bereich zur Folge. Diese Veränderungen schaffen die Tendenz, daß das Kreuzbein nach der Korrektur schnell in die alte Subluxationsstellung zurückrutscht.

Dieser Resubluxationstendenz muß der Patient
durch Änderung seines Bewegungsmusters entgegenwirken.
Er muß grundsätzlich beim Bücken

die Beine weit auseinanderstellen und
die Füße und Knie dabei nach außen richten,
beim Heben der Beine oder beim Hinabbeugen das Knie nach außen drehen,
da ansonsten die Hüfte sofort wieder subluxiert.

Tut er das nicht, hat das eine neuerliche Beinlängendifferenz mit einem Beckenschiefstand und daraus resultierender Subluxationsneigung der Kreuzbeinbeckengelenke zur Folge.

**Das <u>Überschlagen der Beine</u>,
also die Bewegung des Knies nach medial
zur mittleren senkrechten Körperachse hin
und das <u>Dehnen und Stretchen</u>,
das Heranziehen des Oberschenkels zum Oberkörper unter 90°
oder überhaupt der Zug an einer Extremität
<u>ist absolut verboten.</u>**

Weiterhin muß der Patient jede Drehung im Becken vermeiden, er darf z. B. sich nicht über die Seite bücken und Gegenstände aufheben oder abstellen, er darf sich nicht im Becken nach hinten herumdrehen um zurückzuschauen, sondern er muß auf den Beinen herumtreten.

**Eine Drehung mit dem Oberkörper ist nur erlaubt,
wenn das Standbein stehen bleibt
und das Spielbein sich mit der Ferse vom Boden löst.**

**Dabei ist das Standbein bei einer Rechtsdrehung
das rechte und das Spielbein das linke Bein.**

**Bei einer Linksdrehung des Oberkörpers
sind die Verhältnisse genau entgegengesetzt.**

**Aber auch bei einer Vorbewegung des Körpers,
wobei das Spielbein nach hinten durchgestreckt Bodenkontakt hat,
muß die Ferse des Spielbeins vom Boden gelöst werden.**

**Bewegt sich der Körper nach hinten,
so daß das Spielbein durchgestreckt Bodenkontakt behält,
muß die Schuhspitze vom Boden gelöst werden,
so daß nur die Ferse den Boden berührt.
Natürlich sind Extrembewegungen dieser Art immer schädlich.**

Der Patient sollte zunächst, zu Beginn der Heilungsphase, sportliche Tätigkeiten in Form von klassischer Gymnastik, Fitnesstraining mit oder ohne Geräte, Fußball, Tennis und alpines Skilaufen unterlassen, da bei diesen Sportarten sehr leicht neue Subluxationen von Hüft- und Kreuzbeinbeckengelenk entstehen.
Der Grund dafür ist der, daß bei der Gymnastik die Dehnung und die Beckenrotation Grundprinzipien ihrer Therapieform darstellen.
Außerdem wird bei jeder größeren Anstrengung durch die dabei zunehmende Muskelspannung der Druck der Beckenschaufeln auf die Kreuzbeinbeckengelenke erhöht und so eine Resubluxationsneigung gefördert.
Obendrein besteht bei Unfällen und bei jedem noch so leichten Ausrutschen oder Stolpern die Gefahr, daß die instabilen Kreuzbeinbeckengelenke, durch den Spannungs- und Druckaufbau im Beckenbereich, wieder subluxieren.

Heilung bedarf der Ruhe!

Die beste Gymnastik der Welt ist das normale Gehen. Die wußten schon die alten Griechen. Die Richtigkeit dieser Behauptung können Sie selbst ganz leicht überprüfen. Legen sie Ihren Handrücken quer auf den Rücken oder das Kreuzbein und gehen Sie einige Schritte auf und ab. Beobachten Sie dabei, wie sich die Knochen und Muskeln allein beim einfachen Gehen bewegen, so daß Ihre Hand deutlich mitbewegt wird.
Sie sollten nach einer Behandlung den Patienten auch unbedingt anhalten, ca. 15 Minuten zu gehen, damit sich die Rücken- und Beckenmuskulatur etwas entspannen kann, bevor er sich wieder in das Auto setzt und nach Hause fährt. Diese Entspannung der Rückenmuskulatur durch das Gehen wirkt der Resubluxationsneigung der Gelenke entgegen.
Wenn Sie nach einer Gymnastik gefragt werden und der Patient vorübergehend nicht auf eine solche verzichten will, empfehlen Sie ihm T'ai Chi (chinesisches Schattenboxen). Diese meditative Bewegungstherapie geschieht langsam, in einem kontinuierlichen Bewegungsfluß, der über einen physiologischen Bewegungsrahmen nicht hinausgeht. Außerdem achtet T'ai Chi bei Körperdrehungen, Vor- oder Zurückbeugen immer auf das richtige Verhältnis von Stand- und Spielbein.
Nach einer gewissen Stabilisierung sind folgende Sportarten erlaubt:
im Winter Langlaufen und generell Walking, Jogging, Radfahren (aber nicht auf einem Rennrad), Schwimmen, wobei im Regelfall das Brust- dem Rückenschwimmen vorzuziehen ist, da es für die meisten Menschen nicht so anstrengend ist und hinter jeder sportlichen Tätigkeit nicht der Leistungs- sondern der Entspannungsgedanke stehen sollte.

**Leistung erbringt man im Beruf,
die sportliche Bewegung sollte uns Freude, Entspannung
und Lockerung bringen.**

**Lebensfreude
aus der <u>sportlichen Leistung</u> abzuleiten,
<u>ist falsch!</u>**

<u>Bewegung ohne Leistungszwang hält den Menschen locker und gesund.</u>

Mit diesen Aspekten habe ich mich ausführlicher in meinem Buch "Die Farbe des Schmerzes ist rot" auseinandergesetzt.

4.4.3.3.1.1. MÖGLICHKEITEN DER EIGENSTÄNDIGEN KREUZBEINNACHBEHANDLUNG DURCH DEN PATIENTEN

Auch die Kreuzbeinbeckengelenke bedürfen einer möglichst täglichen Nachbehandlung. Leider war es bisher so, daß eine Nachbehandlung durch den Patienten selbst sehr schwierig war, da die Gefahr bestand, daß auf Grund der Anstrengung bei der Nachbehandlung der Beckendruck so zunahm, daß der Erfolg zunichte gemacht wurde oder es sogar zu einer neuerlichen Verschlechterung einer Kreuzbeinsubluxation kam. Mittels der Zuhilfenahme eines Massagegerätes ist dies nun kein Problem mehr.

4.4.3.3.1.1.1 KREUZBEINSELBSTBEHANDLUNG MITTELS EINER GYMNASTISCHEN ÜBUNG

Diese gymnastische Übung ist den Tieren abgeschaut. Sie haben sicherlich schon einmal gesehen, wie sich Katze oder Hund nach dem Erheben aus der Schlafposition dehnen. Dazu strecken sie die Vorderläufe durch, so daß die Wirbelsäule nach ventral (zum Bauch hin) durchgebogen wird. Gleichzeitig senken sie das Becken durch Ausstrecken der Hinterläufe ab. Dadurch kommt aus der unteren Lendenwirbelsäule eine Hebelwirkung zustande, die das Kreuzbein wieder nach dorsal in das Kreuzbeinbeckengelenk zurückdrückt.

Bei größeren Tieren wie Pferden oder Wildtieren wie Hirsch und Reh wird der gleiche Mechanismus genutzt, indem in Ruhe im Stand die Hinterläufe des Tieres etwas zurückgestellt werden, so daß die Kruppe mit dem Becken, durch das Durchstrecken der Vorderläufe, tiefer zu liegen kommt, als der Widerist mit den Schultern. Dabei wird ebenfalls über die Hebelwirkung ein Schub des Kreuzbeins ins Kreuzbeinbeckengelenk zurück erreicht. Das bedeutet, daß das Strecken bei den Tieren eine Selbstheilung einer Kreuzbeinsubluxation herbeiführt.

Dem Menschen ist das Bedürfnis des Streckens nach dem Aufstehen aus einer Ruhelage geblieben. Leider hat es aber seine selbstheilende Wirkung verloren, denn durch die Aufrichtung fehlt dem Menschen beim Strecken der Schub des Kreuzbeins zurück ins Kreuzbeinbeckengelenk, da das Widerlager in Form des Armschubes fehlt.

Der Mensch kann diesen Mechanismus aber trotzdem nachahmen und nützen, indem er sich flach auf den Boden legt und den Oberkörper mit durchgestreckten Armen vom Boden hochstemmt. Dabei hebt sich das Becken nicht vom Boden ab, so daß die Wirbelsäule stark nach ventral durchgebogen wird.

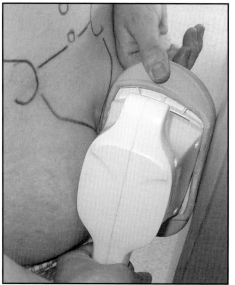

Abb. 85 Darstellung der Nachbehandlung einer Kreuzbeinsubluxation am Patienten mit Hilfe eines mit dessen Kante an der Kreuz- und Steißbeinkante angesetzten Massagegerätes. (Foto selbst)

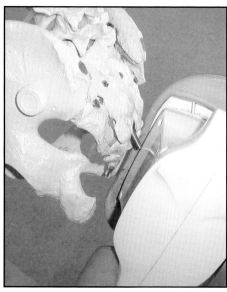

Abb 86 Darstellung der Nachbehandlung einer Kreuzbeinsubluxation am anatomischen Modell mit Hilfe eines mit dessen Kante an der Kreuz- und Steißbeinkante angesetzten Massagegerätes. (Foto selbst)

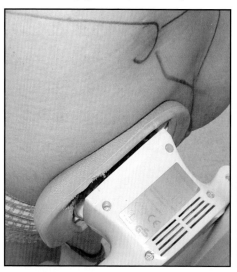

Abb. 87 Eigenständige Gesäßmassage mittels eines Massagegerätes, welches quer und flach gegen eine Gesäßbacke gedrückt wird. (Foto selbst)

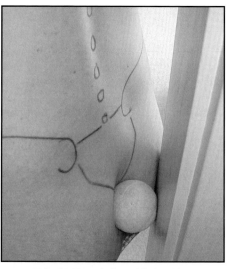

Abb. 88 Kreuzbeinnachbehandlung an der Türfüllung mittels eines am Steißbein angelegten Tennisballs. (Foto selbst)

Zur Verstärkung der Schubkraft auf das Kreuzbein in Richtung Kreuzbeinbeckengelenk kann man zusätzlich mit dem Gesäß leicht (geringer Ausschlag) auf und abwippen.

4.4.3.3.1.1.2 KREUZBEINNACHBEHANDLUNG MITTELS DER KANTE EINES MASSAGEGERÄTES

Die effizienteste Form der eigenständigen Nachbehandlung einer Kreuzbeinsubluxation geschieht mittels der Kante eines gut rüttelnden Massagegerätes (130 bis 150 Watt, schwächere Motoren bleiben bei stärkerem Druck sofort stehen). Die Massagefläche sollte quadratisch und nicht zu klein sein. Außerdem ist es notwendig und sehr wichtig, daß die Auflagefläche auch seitlich gut gepolstert ist. Notfalls kann man einen Schaumstoff auf die Kante des Gerätes legen und mit Isolierband befestigen.
Nun lehnt man das Gerät mit einer Kante an eine Türfüllung und setzt die andere Kante so an das Steißbein, daß es auf die Kreuzbeinkante zu liegen kommt (siehe Abb. 85). Dazu positioniert man die Kante des Massagegerätes am besten so, daß es schräg (45° Neigungswinkel) über die Gesäßfalte zu liegen kommt. Dann drückt man die unter Hälfte des Massagegerätes so nach vorne, daß die Kante gegen die Steißbeinmitte drückt.
Dabei muß man darauf achten, daß das Gerät nicht die unter dem Grübchen liegende Spina iliaca superior posterior berührt, weil sonst das darunter liegende Kreuzbeinbeckengelenk mitmassiert wird, was zu Entzündungen und Schmerzen führen oder schon bestehende verschlimmern kann.
Dabei ist es wichtig darauf zu achten, daß die Kante des Massagegerätes guten Kontakt mit dem Steißbein hat, so daß hier der stärkste Massagedruck zur Wirkung kommt (siehe Abb. 86).
Man massiert jede Seite etwa 15 bis 30 **Sekunden**, wechselt dann mehrmals von einer zur anderen Seite, z. B. 20 Sek. links und dann 20 Sekunden rechts und wieder 20 Sekunden links usw..
Die Handhabung mittels der handelsüblichen Massagegeräte bedarf einiger Übung und muß dem Patienten vom Therapeuten gezeigt werden.
Ein gewisser Nachteil mögen die Kosten für solch ein Gerät sein, aber ich glaube, daß für jeden, der gesunden will, eine einmalige Ausgabe von ca. 120 Euro zuzumuten ist (Bestelladresse siehe letzte Seite des Buches).
Alternative Selbstbehandlungsmethoden zur Kreuzbeinnachbehandlung sind:

4.4.3.3.1.1.3 KREUZBEINNACHBEHANDLUNG MITTELS EINES PLAN AM STEISS ANGELEGTEN MASSAGEGERÄTES

Diejenigen, welche mit der Kantenmassage Schwierigkeiten haben, können das **Massagegerät auch flach an den Steiß anlegen**. Dazu lehnt der Patient das Massagegerät an eine Türfüllung und lehnt sich mit dem Steißbein mittig, flach und möglichst weit unten dagegen (siehe Abb. 87).
Dazu beugt man sich etwas nach vorne, aber nicht zu stark, und streckt das Gesäß ganz

hinten heraus. Ein zu weites Nachvornebeugen erhöht die Spannung in der Rücken- und Beckenmuskulatur. Das Gerät wird mit beiden Händen gehalten. Wird das Gerät anschließend angeschaltet, massiert es das Steißbein unten nach vorne, so daß es im oberen Anteil des Kreuzbeins zu einer Rückwärtsbewegung in das Gelenk kommt.

4.4.3.3.1.1.4 KREUZBEINNACHBEHANDLUNG MITTELS EINES TENNISBALLS

3. Dem, der die Kosten für ein Massagegerät sparen will oder die Handhabung des doch recht schweren Gerätes zu schwierig erscheint, kann man die **Tennisballmethode** zur eigenständigen Kreuzbeinnachbehandlung empfehlen.
Hierbei lehnt man sich mit dem Steißbein auf einen Tennisball, so daß dieser zwischen Steiß und Innenseite Türfüllung eingeklemmt wird, stemmt sich mit den Händen auf der Gegenseite ein und schwenkt das zum zu behandelnden Kreuzbeinbeckengelenk gegenseitige Bein aus der Hüfte vor und zurück (siehe Abb. 88). Dabei schwenkt man das Bein mehrmals aus der Hüfte etwa 10- bis 20-mal vor und zurück. Man wechselt das schwenkende Bein ca. 3-mal hin und her.

**Die beste und sicherste Methode der Kreuzbeinnachbehandlung
ist aber immer die Nachbehandlung durch einen Partner.**

**Gerade mit der Massage der gelenkfreien Kreuz- und Steißbeinkante
mittels der gepolsterten Kante eines Massagegerätes
ist die Nachbehandlung so einfach und schmerzlos geworden,
daß die Behauptung, etwas falsch zu machen eine Ausrede darstellt,
sich nicht für den Anderen einsetzen zu müssen.**

Mit der von mir beschriebenen Methode der Kreuzbeinnachbehandlung hat jedermann die Möglichkeit, gefahrlos, kraftsparend und relativ schmerzlos Kreuzbeinsubluxationen zu therapieren und nachzubehandeln.
Man kann jedem Therapeuten und Angehörigen versichern, daß:

**Mittels des richtig angewandten Therapiegriffs der SMT®
man die Kreuzbeinbeckengelenke nur positiv korrigieren,
aber nicht herausdrücken kann.**

<u>Das ist anatomisch und physikalisch unmöglich.</u>

**Ich lege in meiner Praxis größten Wert darauf, daß die Patienten
zu jeder Behandlung eine ihnen nahestehende Bezugsperson mitbringen,
welche nicht nur zuschauen soll, was geschieht,
sondern vor allem lernen soll, wie die häusliche Nachbehandlung
im Kreuzbeinbereich zu handhaben ist, so daß sie diese übernehmen kann.**

Dabei unterscheidet sich die Behandlungstechnik in der häuslichen Nachbehandlung einer Kreuzbeinsubuxation durch einen Angehörigen in keiner Weise vom Therapiegriff durch einen Therapeuten.
Natürlich muß man bei der Wahl der Nachbehandlungstechnik auf die Geschicklichkeit, das Alter und den Gesundheitszustand desjenigen Rücksicht nehmen, der in kürzester Zeit die Grifftechnik lernen soll.

**Die für einen Laien am einfachsten zu erlernende
und durchzuführende Art und Weise der Nachbehandlung
ist neben der Ellenbogendruckmethode die mittels der am Kreuzbein
aufgesetzten Kante eines Massagegerätes.**

Für eine hinter dem Patienten stehende Person ist es recht einfach, die richtige Position des Gerätes zu finden. Ein weiterer Vorteil ist der, daß der Druck durch das Körpergewicht des sich mit dem Bauch an das Gerät lehnenden Therapeuten erhöht wird, so daß auch schwächere Personen die Nachbehandlung bewerkstelligen können.

**Die Behandlung kann auch im Sitzen und in Bauchlage durchgeführt werden,
was besonders für die Therapie behinderter Personen von Vorteil ist,
denn diese brauchen nicht mehr unbedingt zu mobilisieren,
da die Mobilisation durch die Vibration des Gerätes ersetzt wird.**

**Behinderte Personen, die nicht mehr stehen können,
kann man bäuchlings auf eine <u>feste</u> Unterlage legen
und dann das Kreuzbein mittels einer Kante des Massagegerätes
in Wechselschritten zwischen rechts und links schmerzlos hineinmassieren.**

Patienten, die noch stehen können, lehnen sich zur Nachbehandlung mit dem Bauch und Oberkörper gegen eine Türfüllung und der Nachbehandelnde steht oder sitzt hinter ihm. Das Massagegerät wird auch hier mit der Kante seitlich an der Kreuzbeinkante angesetzt.

**<u>Die Spina iliaca superior posterior unter dem Grübchen
darf auf keinen Fall mit dem Massagerät berührt werden.</u>**

Der Hauptdruck der Massage ist auf den unteren Bereich des Kreuz- und besonders des Steißbeins gerichtet. Auch hier wird die Massage pro Kreuzbeinseite 15 bis 30 Sekunden gemacht und mehrmals zwischen den Seiten gewechselt.

**<u>Nach der Massage der Kreuzbeinkante
ist die Massage mit dem flach auf die Gesäßbacken aufgesetzten Massagerät
zur Lockerung der tiefen Gesäßmuskulatur ganz wichtig.</u>**

**Die Therapie zur Kreuzbeinnachbehandlung ist so
einfach, sicher und gefahrlos,
daß man sie schnell jedem Laien
(auch zur Not ohne Hilfe eines Partners)
in kürzester Zeit beibringen kann.**

**Das Wichtigste ist aber, dem Betreffenden verständlich zu machen, daß er
mit seiner Nachbehandlung <u>nichts verletzen und verschlimmern kann</u>.**

Wenn bei der Nachbehandlung mit dem Handballen oder dem Ellenbogen gearbeitet wird, muß der Betreffende genauestens vom Therapeuten angelernt werden und der Nachbehandler muß sich natürlich an Ihre Anweisung halten.
Ganz wichtig ist, das muß man deutlich dem Betreffenden klarmachen, daß während der Druckphase der Patient immer 20- bis 30-mal mit dem zur Behandlungsseite gegenseitigen Bein schwenken muß.

**<u>Ebenso wichtig ist es, deutlich zu machen,
daß man dabei nicht auf die Kreuzbeinplatte drücken darf.</u>**

Ich gehe dabei so vor, daß ich den Griff oder die Technik mittels des Massagegerätes demonstriere und zeige, wie sich der Befund an den Kreuzbeinbeckengelenken bessert. Dann führe ich dem Betreffenden bei der Ausführung zwei- bis dreimal die Hand.

**Der Betreffende braucht den Sitz der Kreuzbeinbeckengelenke
<u>nicht</u> zu prüfen.**

**Er wird lediglich angewiesen, die Kreuzbeingelenke
eventuell morgens und abends, <u>zumindest aber abends</u>,
in Wechselschritten von rechts nach links oder umgekehrt,
mehrmals (zwei- bis dreimal pro Seite) zu machen.**

Das Motto lautet:

„Ob es notwendig ist oder nicht".

Denn durch die Behandlung des Partners kann, wie gesagt, der Kreuzbeinbefund nicht schlechter werden. Wenn das Gelenk in Ordnung ist, bleibt es so, denn man kann es bei der Nachbehandlung nicht herausdrücken. Wenn das Gelenk subluxiert ist, wird es korrigiert.
Zu Anfang der Behandlung resubluxiert das Kreuzbein natürlich auf Grund der häufig jahrzehntelangen Fehlstellung sehr schnell. Wenn die Nachbehandlung nicht täglich durchgeführt wird, besteht die Gefahr, daß der Befund wieder so stark wird, daß

der Nachbehandler die Subluxation nicht mehr beseitigen kann.
Somit heißt es:

**Die tägliche häusliche Nachbehandlung ist deshalb so wichtig,
weil es für den ungeübten Laien leichter ist, einen korrigierten Befund
zu stabilisieren, als einen älteren Befund neu zu therapieren.**

Wenn ich den Eindruck habe, daß der Therapiegriff nicht verstanden oder aus mangelnder Kraft nicht richtig angewandt wird und kein Massagegerät vorhanden ist oder angeschafft wird, zeige ich dem Angehörigen lediglich, wie er mit dem Ellenbogen auf die Steißbeinrundung im Bereich des Gesäßfaltenansatzes drücken soll.
In Ermangelung eines Therapiestandgerätes empfehle ich meinen Patienten, sich eine Türfüllung zu suchen, die rechts und links nicht mit Möbeln verstellt ist, so daß der Patient auf beiden Seiten frei mit dem Bein vor- und zurückschwingen kann. Dazu lehnt er sich, eventuell durch ein Kissen gepolstert, mit dem Bauch gegen die Türfüllung und hält sich rechts und links am seitlichen Türrahmen fest.
Der therapierende Angehörige sitzt auf einem Hocker hinter dem Patienten in der Türöffnung, so daß er sich zur Drucksteigerung eventuell mit dem Rücken an der noch freien Türfüllung anlehnen kann.
Sehr häufig bleibt nach der 1. und vielleicht auch 2. Behandlung ein stark schmerzhaftes und entzündetes Kreuzbeinbeckengelenk zurück, was den Patienten anfänglich irritiert. Man kann diesem aber versichern, daß auch diese Schmerzen nach einiger Zeit nachlassen.

**Die weitere sehr wichtige Behandlung der Ischialgie
besteht in einer Lockerungsmassage der tiefen Gesäßmuskulatur.**

Diese Behandlung nimmt der Patient, unterstützt durch eine enge Bezugsperson, oder auch ganz alleine vor. Dazu wird die Gesäßhaut seitlich des Kreuzbeins bis zur Hüfte mit einem beliebigen Öl eingerieben. Dann wird die tiefe Gesäßmuskulatur mit kräftigem Druck massiert. Dabei muß besonders in der Tiefe der Gesäßmuskulatur massiert werden. Der Druck der Finger, des Handballens oder des Massagegerätes muß so dosiert werden, daß es der Patient gerade noch ertragen kann.

**Ein zu starker Behandlungsschmerz läßt den Patienten sich verspannen,
was Ihre Therapie dahingehend erschwert,
daß Sie stärker drücken müssen, was den Schmerz verstärkt usw.**

Mit einem Massagegerät kann der Patient auch die Gesäßmassage selbstständig durchführen (siehe Abb. 87). Dazu legt er das Massagegerät innen an eine Türfüllung, stellt das Gerät an und lehnt sich mit einer Gesäßhälfte gegen das Massagegerät. Nun massiert er eine halbe bis eine Minute, um dann das Gleiche mit der anderen Gesäßhälfte zu tun.

**Man muß aber streng darauf achten,
daß man <u>nicht zu lange massiert,</u>
ansonsten besteht die Gefahr,
daß das meist schon entzündete Gewebe
der tiefen Gesäßmuskulatur
sich noch stärker entzündet und verspannt.**

**Außerdem darf man auf keinen Fall
das Kreuzbeinbeckengelenk massieren,
da ansonsten starke
schmerzverschlimmernde Entzündungsreaktionen auftreten können.**

Ist das Gewebe um die Kreuzbeingelenke durch eine lange bestehende Kreuzbeinsubluxation stark entzündet, darf keine hitzeeinbringende Wärmeanwendung wie Heizkissen oder Wärmflasche verabreicht werden, sondern hier sind eventuell kühlende Auflagen, am besten in Form von Quark, erforderlich, da die aufgebrachte Hitze die Entzündung weiter anfacht. Die Kühlung darf aber auch nicht zu stark ausfallen, da ansonsten die Spannung im Gesäß durch eine Unterkühlung wieder zunimmt, wodurch eine Resubluxattion gefördert wird.

<u>**Am besten ist Eigenwärme.**</u>

Dieses bewerkstelligt man am leichtesten, indem man das Kreuz mit dem Gesäß, aber auch den Rücken und vor allem die Füße immer warm einpackt.

4.4.3.3.1.1.5 MEDIKAMENTÖSE BEGLEITBEHANDLUNG ZUR SMT®
Salben sind lediglich Träger für Medikamente, die über die Haut an den Ort der Erkrankung eingebracht werden sollen. Für eine Muskellockerung sind sie unwirksam. Wenn es um eine Muskellockerung geht, sind Öle viel wirkungsvoller, denn sie machen Muskeln und Gewebe geschmeidig und weich.
Wenn man Medikamente anwenden möchte oder gar muß, empfiehlt es sich zunächst, dem Patienten hochdosiert Magnesium zu verabreichen, da diese Substanz im Gegensatz zum Kalzium eine muskelentspannende Wirkung hat. Die Wirkung des Magnesiums beruht also nicht auf dem Ausgleich eines angeblichen Magnesiummangels des Kranken, sondern ist eine echte medikamentöse Maßnahme, denn es handelt sich beim Magnesium um einen natürlichen Kalziumamtagonisten.
Auch Vitamin E, in Deutschland zu Unrecht als ein Lebensmittel eingestuft und daher durch die Krankenkassen leider nicht erstattungsfähig, ist ein sehr gutes muskelentspannendes Mittel und damit ein wirkungsvolles Rheumamittel.

Ein medizinischer Auszug aus der Ananas, das Bromelain, hat ebenfalls gute entzündungshemmende Eigenschaften.
Auch planzliche Medikamente wie z. B. die Teufelskralle können hilfreich eingesetzt werden.
Manchmal läßt es sich nicht vermeiden, nichtpflanzliche Tabletten wie z.B. nicht steroidale Antirheumatika gegen die Entzündung einzusetzen. Dabei ist die entzündungshemmende und damit schmerzstillende Wirkung wichtig, denn:

Entzündungen erzeugen Schmerz,
Schmerz ruft eine Verspannung hervor und
diese führt zu zunehmenden Schäden an Wirbelsäule und Gelenken mit
einer stärkeren Nerveneinklemmung,
die wiederum eine stärkere Entzündung auslöst.

Diesen Teufelskreis gilt es möglichst schnell zu durchbrechen.
Aber auch muskelentspannende Medikamente wie das von mir wegen seiner Nebenwirkungsarmut und seinem fehlenden Suchtpotential geschätzte Mydocalm® und das Dolo-Visano® können eine sehr große Hilfe darstellen.
Spritzen haben gegenüber Tabletten keinen Vorteil, machen aber häufiger Nebenwirkungen.
Weitere Anwendungsmöglichkeiten sind Massagen. Sie sollten besonders darauf achten, daß der Masseur auch wirklich, wie notwendig, die tiefe Gesäßmuskulatur bearbeitet und vom Becken ausgehend sich nach oben oder unten vorarbeitet.

4.4.3.3.2 ANDERE URSACHEN VON ISCHIALGIEN UND ANGEBLICHEN KOMPLIKATIONEN BEI DER BEHANDLUNG MITTELS DER SMT®

Außer den genannten gibt es noch eine weitere Ursache für einen Ischiasschmerz. Diese ist nicht mehr im Kreuzbeinbereich, sondern an der Wirbelsäule selbst zu suchen. Wenn man Modelle oder anatomische Zeichnungen von Wirbelsäulen betrachtet, könnte man die berechtigte Frage aufwerfen, wieso es bei Blockierungen der Wirbelkörper zu Nerveneinklemmungen kommen kann? Denn bei Betrachtung der üblichen Darstellungen könnte man meinen, daß der Abstand zwischen den Wirbelkörpern groß genug sei, daß es nicht zu solchen Einklemmungen kommt. Wenn man aber bedenkt, daß diese Knochen von vielen Sehnen, Bändern und Muskeln umgeben sind, sieht das Bild einer solchen Wirbelsäule schon ganz anders aus (siehe Abb. 13).
Bei Betrachtung solcher Abbildungen kann man sich somit leichter vorstellen, wieso Spinalnerven bei einer Wirbelverschiebung eingeklemmt werden können. Das kann nun auch im Bereich der Spinalnerven der unteren Lendenwirbelsäule geschehen, was ebenfalls einen Ischiasschmerz auslösen kann.
Wieso verspürt ein Ischiaspatient häufig nach der Behandlung von Hüft- und Kreuzbeinsubluxationen nicht nur eine Besserung der Ischialgie, sondern ebenfalls eine

deutliche Erleichterung von Rückenbeschwerden, speziell auch in der Lendenwirbelsäule?
Die Erklärung dafür ist einfach. Durch die exakte Korrektur von Hüft- und Kreuzbeinsubluxationen wird sofort die vom Kreuzbein und Becken zentrifugal ausstrahlende Spannung in der Wirbelsäule reduziert, so daß sich diese entspannen und wieder aufrichten kann. Dadurch lassen Einklemmungen der seitlich aus der Wirbelsäule austretenden Spinalnerven nach und Rücken- sowie Ischiasschmerzen werden auch durch diese Befundänderung besser, ohne daß Sie die Wirbelsäule dazu anfassen müssen.

Zur Vermeidung von Irritationen und Komplikationen
fasse ich in keinem Fall die Lenden- aber auch die Halswirbelsäule
bei der 1. und eventuell auch 2. oder gar bei der 3. Behandlung an.

Erst wenn der Patient eine Erleichterung spürt und mir glaubt,
daß seine Bandscheibenvorfälle nichts mit seinen Beschwerden zu tun haben,
(weil ich ja zu Behandlungsbeginn
die untere Lendenwirbelsäule nicht berührt habe),
bin ich bereit, auch seine untere Lendenwirbelsäule mitzubehandeln.

Dieser Behandlungsschritt bringt natürlich eine zusätzliche Besserung, weil, wie gesagt, der 5. und manchmal auch der 4. Lendenwirbel zur Seite der stärksten und ältesten Kreuzbeinsubluxation herumgezogen wird und sich bei dessen Korrektur in der Regel nicht mitbewegt. Das hat zum Einen persistierende Einklemmungserscheinungen der Spinalnerven an der Austrittstelle an der Wirbelsäule (Foramen intervertebrale) zur Folge und zum Zweiten ziehen die Sehnen und Muskeln am Kreuzbein, was die Resubluxationsneigung erhöht.
Dieser Behandlungsschritt der Therapie der Wirbelsäule ist dennoch primär nicht entscheidend für die Beschwerdebesserung, der Patient soll nämlich erst einmal eine Erleichterung durch eine Reposition seiner Kreuzbeinsubluxation erfahren.
Der Grund, warum ich die Lendenwirbelsäule zu Anfang der Therapie mittels der SMT® nicht anfasse, ist folgender:
Gerade an dem Tag, an dem ich diese Zeilen 1995 niederschrieb, mußte ich mich mit Vorwürfen einer angeblichen Komplikation nach einer SMT®-Behandlung auseinandersetzen. Ein Patient, den ich ca. vier Wochen zuvor im Schultergürtelbereich wegen eines Schulterarmsyndroms behandelt hatte, klagte gleichzeitig über gelegentliche Beschwerden im unteren Rückenbereich. Bei Prüfung der Beinlängen stellte ich links eine Beinverlängerung von ca. 7 cm und rechts von ca. 5 cm fest. Gleichzeitig fand sich eine sehr starke Kreuzbeinsubluxation links. Nach Ausgleich der Beinlängendifferenz und Reposition des Kreuzbeinbeckengelenks war der Patient zuerst beschwerdefrei. Nach einigen Tagen kam er noch einmal, erstens um den gebesserten Befund der Schulter noch einmal zu kontrollieren, gleichzeitig sagte er, daß er seit der

Behandlung im Kreuzbeinbereich leichte Ischiasbeschwerden habe. Die Zusammenhänge wurden dem Patienten erklärt und es wurde ihm auch gleichzeitig gezeigt, wie er selbst durch Massage der tiefen Gesäßmuskulatur zur Beschwerdebesserung beitragen könne. Vier Wochen später rief mich besagter Patient an und erklärte mir, daß er bei einem Orthopäden wegen seiner Ischiasbeschwerden gewesen sei, der habe eine Computertomographie veranlaßt, bei der ein medialer Bandscheibenvorfall zwischen L 4 und L 5 gefunden worden sei. Er beschuldigte mich nun, ihm durch meine Manipulation diesen Bandscheibenvorfall „hingedrückt zu haben".

Dieses Beispiel, das auch Ihnen jeden Tag passieren kann, zeigt zwei wesentliche Dinge auf:

Erstens, ohne Röntgenbefunde und Computertomographie der Wirbelsäule haben Sie bei Komplikationen und Schuldzuweisungen schlechte Karten, wenn Sie in dem betroffenen Bereich manipuliert haben. In diesem Fall war das aber nicht der Fall, sondern es wurde nur am Kreuzbein manipuliert.

Zweitens, richtig ist zwar, daß diese vom Patienten geschilderte Komplikation der Ischiasschmerzen im Zusammenhang mit der Behandlung des Kreuzbeins zu sehen ist. Diese Beschwerden haben aber überhaupt nichts mit dem Bandscheibenvorfall zu tun, der sich als ein zufälliger Begleitbefund darstellt und somit für die Beschwerden des Patienten mit Sicherheit nicht verantwortlich ist.

In diesem Fall ist eine

**gar nicht so seltene Komplikation
nach der Behandlung der Kreuzbeinsubluxation aufgetreten,
auf die man den Patienten unbedingt <u>vor</u> einer solchen
therapeutischen Maßnahme deutlich aufmerksam machen muß.**

Um solche Komplikationen zu vermeiden, ist es ganz wichtig, den Patienten, wie im vorangegangenen Kapitel beschrieben, von der Bedeutung zu überzeugen, sich mehrmals täglich kurz jede Gesäßhälfte zu massieren oder massieren zu lassen. Wenn nämlich die tiefe Gesäßmuskulatur nach der Hüft- und Kreuzbeinkorrektur nicht sofort nachgibt, kommt es zu einer stärkeren Ischiaseinklemmung, aber auch zu einer verspannungsbedingten Skoliosenzunahme, mit zunehmender Einklemmung der Spinalnerven, besonders im Lendenwirbelsäulenbereich.

Die stärkere Einklemmung des N. ischiadicus entsteht auch dadurch, daß durch die Korrektur des Kreuzbeinschadens sich die Muskeln piriformis und obturatorius nach unten in die Tiefe des Gesäßes bewegen. Nun ist die tiefe Gesäßmuskulatur geschichtet, so daß sich der tiefer liegende M. obturatorius weniger weit nach unten als der etwas höher gelegene M. piriformis bewegt. Durch diesen Befund kann nach der Kreuzbeinbehandlung eine vermehrte Ischiaseinklemmung entstehen.

**<u>Um diese Komplikation zu vermeiden, ist eben eine täglich mehrmalige
kurze Massage des Gesäßes unabdingbare Notwendigkeit.</u>**

Die meisten Patienten, die nach der Behandlung keine Erleichterung erfahren, haben diesen Punkt der Beratung nicht beachtet und das Gesäß zu wenig oder gar nicht massiert. Treten solche Beschwerden auf, wäre es wünschenswert, daß der Patient möglichst umgehend wieder in Behandlung kommt. Es kann sich bei solchen Beschwerden nach der Therapie natürlich auch um eine starke Resubluxation handeln. Man muß diese möglichst schnell wieder beseitigen, da eine Nachbehandlung nach einer längeren Resubluxationsdauer einer Erstbehandlung gleichzusetzen ist.

Manchmal ist es aber auch ein sehr stark entzündetes Kreuzbeinbeckengelenk, welches dem Patienten nach der Therapie große Schwierigkeiten macht.

Ich kann Ihnen nur raten, die sogenannten „Ischiasbandscheiben" bei der ersten, eventuell auch bei der nächsten Behandlung auszusparen, da der zwar etwas bessere Therapierfolg durch die Mitbehandlung der unteren Lendenwirbelsäule in keinem Verhältnis zu der Gefahr ungerechtfertigter Komplikationsvorwürfe steht.

Diese Erfahrungen haben mich dazu geführt, Ihnen folgende Empfehlung zu geben.

**Ein weiterer wichtiger Punkt für das anfängliche Auslassen
der Therapie der Lendenwirbelsäule ist der,
<u>daß der Patient auch versteht,</u>
daß das eigentliche Problem sein Becken mit dessen Gelenkschäden
und nicht die Wirbelsäule mit Bandscheibenvorfall,
Wirbelgleiten oder Spinalkanalstenose ist.**

Das kann er aber nur verstehen, wenn seine Beschwerden besser werden, obwohl man diesen Bereich nicht mitbehandelt. Später, wenn man das Vertrauen des Patienten erworben hat, kann man diesen Bereich trotz Bandscheibenvorfällen, Wirbelgleiten und Spinalkanalstenose bedenkenlos mitbehandeln, denn mit der SMT® kann der Schaden nur gebessert, aber nicht verschlechtert werden.

4.4.3.3.3 PROBLEME DER LANGEN BAHNEN

Hier handelt es sich um Ischiasbeschwerden, deren Entstehungsort weit vom eigentlich verantwortlichen Spinalnerv entfernt liegt. Das bedeutet, daß man Ischiasbeschwerden durch einen Bandscheibenvorfall haben kann, der Vorfall aber nicht am üblicherweise zu erwartenden Spinalnerv zu suchen ist. Die Ursache kann ein Tumor oder Bandscheibenvorfall (wenn ein Vorfall direkt auf das Rückenmark drückt) viel weiter oben in der Brust, in der Halswirbelsäule oder gar im Gehirn liegen. Wie kann das sein?

Das Rückenmark besteht aus der grauen und der weißen Substanz. Die graue Substanz hat eine schmetterlingsähnliche Form und ist in der Mitte des Rückenmarks gelegen. Sie enthält Nervenzellen und Schaltstellen. Die graue Substanz wird von der weißen Rückenmarkssubstanz umgeben. Die weiße Substanz besteht ausnahmslos aus Nervenfasern, die von oben nach unten und umgekehrt ziehen.

Letztlich kommen alle nervlichen Aktivitäten, mit ganz wenigen Ausnahmen, vom

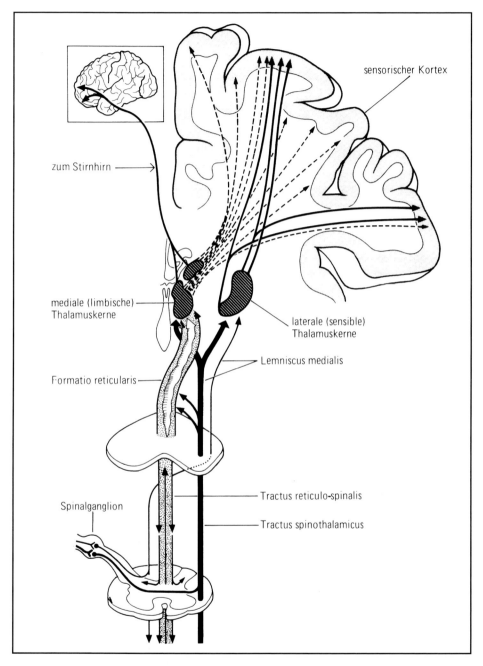

Abb. 89 Abbildung der Schmerzbahnen vom Gehirn über das Rückenmark bis zu der Schaltstelle des Spinalnervs.
(Neuroorthopädie Band 5, B. Kügelein. Verl. Springer, Berlin 1995)

Gehirn, d. h. ein Bewegungsimpuls, z. B. für eine Beinbewegung, entsteht im Bewegungszentrum für das betroffene Bein im Gehirn. Danach wird dieser Impuls oder Bewegungsbefehl über die Nervenbahnen in der weißen Substanz bis zur segmentalen Schaltstelle in der grauen Substanz nach unten geleitet. Genauso verläuft eine Schmerzinformation, deren Ursache am Bein zu suchen ist, in umgekehrter Richtung bis zum entsprechenden Schmerzzentrum im Gehirn. Es kann nun sein, daß durch einen Bandscheibenvorfall oder einen Tumor der oberen Wirbelsäulenabschnitte diese entsprechenden Bahnen gereizt werden, weit ab von den eigentlich zuständigen Spinalnerven. Es entstehen Schmerzen und Bewegungsstörungen, die identisch einer Einklemmungserscheinung des Ischias sein können.

Das bedeutet für den Umgang mit der SMT®, aber auch für alle weiteren manuellen Therapien, kritisch und vorsichtig zu Werke zu gehen. Wenn sich die objektiven Tastbefunde an der Wirbelsäule bessern, jedoch keine Erleichterung, ja sogar eine Verschlechterung der Beschwerden eintritt, sollte spätestens jetzt eine schulmedizinische Diagnostik erfolgen. Die Suche nach solchen Krankheitsursachen kann sehr aufwendig sein.

Ich erinnere mich an einen Patienten, der mich mit starken Ischiasbeschwerden aufsuchte, noch bevor ich mich mit der SMT® beschäftigte. Die üblichen Therapien erbrachten keine Erleichterung, die Computertomographie der Lendenwirbelsäule war völlig unauffällig. Da die Beschwerden eher zunahmen und schon Lähmungserscheinungen an den Beinen auftraten, wies ich den Patienten in eine neurologische Fachklinik ein. Eine dort durchgeführte Myelographie (Darstellung mittels Kontrastmittel des Rückenmarkkanals) erbrachte einen Tumor im oberen Brustwirbelsäulenbereich, der erfolgreich operiert wurde. Dem Patienten geht es heute gut.

Man kann sich also nicht darauf verlassen, daß die Ursache eines Ischiasgeschehens auch unbedingt im Becken oder unteren Lendenwirbelsäulenbereich zu finden ist. Auch wenn solche Fälle sehr selten sein mögen, sollte man doch bei Therapieresistenz einmal an diese Möglichkeit denken.

4.4.3.3.4 NICHT TYPISCHE FORMEN VON ISCHIALGIEN

Was eine Ischialgie ist, glaubt jeder zu wissen, nämlich ein vom Gesäß ausgehender Schmerz, der seitlich das Bein herunterzieht, verschieden weit nach unten bis in den Fuß ausstrahlen kann und eventuell von Gefühlsstörungen begleitet ist. Die untersten Spinalnerven der Lendenwirbelsäule und der oberste Spinalnerv des Kreuzbeins (L3 SMT® bis S1 SMT®) sind die bekanntesten Nerven, die für eine Ischialgie verantwortlich sein können.

Dabei strahlt der Schmerz des Spinalnervs des 2. Lendenwirbels (L2 SMT® = L1 SCHM) in die Leistenregion aus.

Der Schmerz des Spinalnervs des 3. Lendenwirbels (L3 SMT® = L2 SCHM) zieht über den Trochanter major zur Innenseite des Oberschenkels.

Der Spinalnerv des 4. Lendenwirbels (L4 SMT® = L3 SCHM) zieht unterhalb des

Trochanter major quer über den Oberschenkel nach unten bis in die Innemeniskusregion am Knie.

Der Spinalnerv des 5. Lendenwirbels (L5 SMT® = L4 SCHM) sendet seine Schmerzsensationen seitlich das Bein hinab wie ein Generalsstreifen, über den Außenmeniskus des Knies, über die Kniescheibe, über den medialen (zur Mitte hin gelegenen) Anteil des Unterschenkels bis zum inneren Fußrand.

Der Spinalnerv des 1. Sakralsegments (S1 SMT® = L5 SCHM) verläßt den Rückenmarkskanal durch die Wirbelöffnung L5/S1, die sich zwischen dem 5. Lendenwirbel und der Kreuzbeinoberkante befindet, zieht vom Gesäß über den seitlichen hinteren Oberschenkel, über das äußere Knie, den Unterschenkel am lateralen (äußeren seitlichen) Anteil und den Fußrücken bis zur Großzehe.

Nun gibt es aber noch die Spinalnerven des Kreuzbeins zwei bis fünf, die direkt aus dem Kreuzbeinknochen rechts und links austreten. Sie ziehen hauptsächlich in die hintere Beinregion, wobei die Schmerzausbreitungsrichtung umgekehrt der der Spinalnerven der Lendenwirbelsäule ist.

Dabei zieht der 2. Spinalnerv (S2 SMT® = S1 SCHM) des Kreuzbeins mit einem dünnen Streifen über den Oberschenkel bis in die Wadenregion.

Der Spinalnerv des 3. Kreuzbeinsegments (S3 SMT® = S2 SCHM) versorgt den Oberschenkel hinten.

Die Spinalnerven der 4. und 5. Sakralsegmente (S4 SMT® und S5 SMT® = S3 SCHM und S4 SCHM) versorgen den Genital- und Analbereich, wobei Irritationen von S4 (SMT®) auch für Leistenschmerzen verantwortlich zu sein scheinen - möglicherweise durch die Einklemmung der Rami perinealis des N. cutaneus femoris posterior (S2 SMT® bis S4 SMT®) aus dem Plexus sacralis.

Die soeben genannten Spinalnerven sind diejenigen, welche grundsätzlich bei einer Kreuzbeinsubluxation mitbetroffen sind. So sind Schmerzen im und am After, in und an der Scheide, auf dem Penis sowie Harn- und Stuhlinkontinenz in erster Linie eine Folge von Kreuzbeinsubluxationen mit Nerveneinklemmungen des N. pudendus, der sich aus Teilen von Spinalnerven der Lendenwirbelsäule, aber vor allem des Kreuzbeins (S3 SMT® bis S5 SMT® = S2 SCHM bis S4 SCHM) zusammensetzt. Diese Tatsachen werden oft übersehen, wenn Patienten über Harn- und Stuhlinkontinenz oder andere Beschwerden mit der Ausscheidungsfunktion, z. B. Überlaufblase usw., klagen. Aber auch Mißempfindungen im Anal- und Genitalbereich können Folge von Einklemmungen sakraler Spinalnerven sein, es muß sich ja nicht immer gleich um heftige Schmerzen handeln.

Viele Untersuchungen und Therapien müssen solche Patienten, die an unerklärlichen Beschwerden in diesem Bereich leiden, über sich ergehen lassen, oft ohne letztlich Erleichterung zu erfahren. Sie werden, wenn der Beschwerdebereich in der Genital- oder Analregion gelegen ist, nicht selten als Hypochonder hingestellt, oder man sagt Ihnen, daß diese Beschwerden psychischer Natur seien, indem man ihnen unterstellt, die Beschwerden seien ein Sinnbild irgendwelcher unerfüllter, womöglich abartiger sexueller Wünsche.

Das verletzt diese Menschen sehr, weil sie den berechtigten Eindruck haben, man glaubt ihren Beschwerdeschilderungen nicht. Sie sind dann oft maßlos erleichtert, wenn man ihre Schilderungen annimmt, ihnen die Ursache erklärt, und obendrein noch Hoffnung auf Abhilfe macht.

Es ist doch verständlich, daß viele Patienten, nach der Rundreise bei den verschiedensten Ärzten, oft psychisch auffällig werden. Dies mag seinen Grund darin haben, daß auf Grund der meist langen Leidensgeschichten und des Gefühls, minderwertig zu sein, die Patienten das Vertrauen zu ihrem behandelnden Arzt verlieren. Man versucht ihnen einzureden, sie seien nicht richtig im Kopf (psychisch überlagert).

Wir machen es uns in der Schulmedizin meiner Ansicht nach oft zu leicht, indem wir Tatumstände, die wir nach unserem heutigen Wissensstand nicht erklären können, weil wir den organischen Hintergrund nicht kennen, als psychisch betrachten (mit diesen Aspekten beschäftigt sich mein 3. Buch mit dem Titel „Die Farbe des Schmerzes ist rot"). Damit verletzen wir viele Patienten, die es eigentlich nicht verdient haben, verlieren ihr Vertrauen und die Chance, ihnen helfen zu können. Das gilt aber nicht nur für Reizzustände der unteren Spinalnerven, sondern, wie später noch behandelt wird, für Reizzustände von Spinalnerven in und an anderen Körperregionen.

Um nach diesem kleinen Exkurs wieder auf die atypischen Ischiasbeschwerden zurückzukommen, möchte ich hierbei besonders auf die Hämorrhoiden-Entstehung mit der eventuellen Hämorrhoidal-Thrombose, Afterjucken und Afterbrennen, Scheidenentzündungen mit immer wieder auftretendem Pilzbefall und Ausfluß, Mißempfindungen in der Scheide beim aber auch ohne Verkehr, Potenzstörungen des Mannes und alle Entzündungen und Schmerzen hinweisen. Alles das kann ein Ausdruck einer Nerveneinklemmung der Spinalnerven des Kreuzbeins sein und ist somit auch eine Ischialgie, wenn man über diese Bezeichnung auch streiten kann.

Bei den klassischen drei bis vier Spinalnerven der unteren Lendenwirbelsäule muß der Schmerz und die Erscheinungsform der Ischialgie nicht immer so typisch und klassisch wie oben beschrieben sein. Im Gegenteil, diese typische Ausbreitung des Schmerzes ist eher die Ausnahme aller möglichen Formen der Ischialgie. Aber auch Organfunktionsstörungen ohne Schmerzen treten sehr häufig auf.

Bei fast allen Schmerzerscheinungen der Beine, auch wenn sie nicht von oben nach unten durchgehend verlaufen, handelt es sich um eine Ischialgie. Auch wenn ein Patient ganz isolierte Schmerzen im Zehenbereich, im Fußwurzelbereich, im Sprunggelenksbereich, im Unterschenkelbereich, im Kniebereich, im Oberschenkelbereich und im Leistenbereich hat, handelt es sich meist um eine Form der Ischialgie. Aber nicht nur Schmerzzustände können ein Ausdruck einer Ischiaseinklemmung sein, sondern auch Gefühlsstörungen, **Lähmungserscheinungen**, Steifigkeit der Extremitäten, Entzündungen und Hautausschläge.

Die Menge der Erkrankungen der Beine, die letztlich etwas mit der Wirbelsäule und dem Ischias zu tun haben, ist so groß, daß es schwer fällt, alle Beschwerdeformen zu erwähnen.

Einige sehr wichtige und prägnante Beispiele möchte ich in diesem Kapitel aufführen, einige andere in den Kapiteln der speziellen Erkrankungen abhandeln.
Beginnen wir an den Zehen und den unteren Beingelenken einschließlich Sprunggelenk. Eines meiner ersten Schlüsselerlebnisse mit der SMT® war eine ca. 70jährige Patientin, die über Nacht, ohne ein Unfallgeschehen, eine handtellergroße Rötung und Schwellung am rechten Fuß unterhalb des Sprunggelenks auf dem äußeren Fußrand hatte. Sie konnte wegen der Schmerzen kaum laufen. Nach der Behandlung der Beinlänge, der Kreuzbeinsubluxation und einer Blockierung im Bereich des 4. und 5. Lendenwirbels ließen die Schmerzen sofort nach. Nach zwei Tagen waren Schmerzen, Rötung und Schwellung völlig verschwunden. Zufall, könnte man meinen.
Wenn Sie sich der Mühe unterziehen, die SMT® anzuwenden, werden Sie sehen, daß solche Tatumstände nicht die Ausnahme, sondern die Regel sind. Wenn die Patienten in die Ordination wegen eines Beinschmerzes, mit oder ohne Rötung und Schwellung kommen, und es ist kein Unfall oder keine Überbelastung vorausgegangen, so reagiert man üblicherweise zuerst sehr zurückhaltend mit der Diagnose einer Ischialgie. Der Laie mag sogar zunächst an ein Venenleiden oder an Rheuma, bei Befall eines Gelenkes, denken. Nach der Behandlung mittels der SMT® ist der Schmerz, je nach Länge der Beschwerdedauer, sofort weg, oder zumindest wesentlich gebessert. Dieser Umstand motiviert den Patienten, Ihnen zu glauben und die therapeutischen Empfehlungen zu befolgen.
Aber, wie gesagt, viele andere Beschwerden in den Beinen haben auch als eigentlichen Hintergrund eine Ischiaseinklemmung bei einer Hüft- und/oder Kreuzbeinsubluxation.

Der jeweilige Ort der Beschwerden ist dabei lediglich der Reaktionsort.

Die Ursache für die Beschwerden ist aber nicht am Reaktionsort zu finden, sondern weiter oben im Gesäß als Folge von Subluxationen im Hüft- und Kreuzbeinbereich mit einer entsprechenden Ischiaseinklemmung.

Im Folgenden möchte ich einzelne Krankheitsbilder kurz besprechen:

4.4.3.3.4.1 GICHTANFALL

Der Gichtanfall hängt ebenfalls mit dem Ischias und seinen Einklemmungen zusammen. Hier werde ich auf den größten Unglauben bei Ihnen stoßen, denn schon seit altersher weiß man, daß die Gicht etwas mit der Ernährung und der erhöhten Harnsäure zu tun hat. Das ist auch richtig. Wenn die Konzentration der Harnsäure im Körper zu hoch ist, fällt sie in spitzen Kristallen aus. Wenn man nun aber davon ausgeht, daß die Harnsäure im Körper, speziell im Blut, gleichmäßig gelöst ist, ist es nicht einzusehen, daß die Gicht plötzlich nur in einem Gelenk Beschwerden machen soll und in den anderen nicht.

Beim Gichtanfall haben wir es mit einer Zweierkombination von Ursachen zu tun, die, wenn sie zusammentreffen, den typischen Gichtanfall auslösen. Es können natürlich Harnsäurekristalle im Gelenk ausgefallen sein. Damit dann eine Entzündung entstehen kann, muß eine Reizung durch eine Ischialgie notwendigerweise hinzukommen. Der Ischias löst durch seine Innervationsstörung ein Stoffwechsel-, Durchblutungs- und Immunitätsungleichgewicht aus, was letztendlich dafür verantwortlich ist, daß sich eine Entzündung entwickeln kann.

Dabei wirken die Harnsäurekristalle in den betroffenen Gelenken als eine Art Katalysator (Beschleuniger einer chemischen Reaktion) oder endgültiger Auslöser, der in Verbindung mit einer Ischialgie die Gelenksentzündung aktiviert. Das würde auch erklären, warum Gichtanfälle durch eine vernünftige Lebensweise seltener werden oder gar völlig verschwinden. D. h. die Ischialgie wäre in diesen Fällen womöglich allein als auslösende Ursache einer Gelenksentzündung nicht ausreichend.

Auf der Gegenseite findet man aber auch oft Patienten mit den Zeichen eines typischen Gichtanfalls und völlig normalen Werten der Harnsäure im Blut. Hier hat die Ischialgie eine Gelenksentzündung, gleichen Aussehens wie ein Gichtanfall, hervorgerufen, ohne daß eine erhöhte Harnsäure im Spiel war.

4.4.3.3.4.2 UNSPEZIFISCHE GELENKENTZÜNDUNGEN AN DEN BEINEN

In diesem Kapitel kommen wir zu den Gelenksentzündungen der Beine, sinngemäß kann man diese Ausführungen aber auf alle anderen Gelenke des Körpers übertragen. Es gibt Patienten, die scheinbar grundlos an einer Entzündung eines Beingelenks erkranken, ohne daß eine erhöhte Harnsäure vorliegt, Überanstrengungen oder Unfälle vorausgegangen wären. Die Krankheitsbilder können, wie schon gesagt, ganz identisch denen des Gichtanfalls sein und sprechen auf die gleiche Therapie gut an.

Eines der häufigsten Gelenke, das mit einer Gelenksentzündung reagieren kann, ist neben dem Schulter- das Kniegelenk. Natürlich gibt es im Kniegelenk gelegentlich Befunde, z. B. Verletzungen eines Meniskus`, die den Patienten starke Knieschwerden machen können und ein operatives Vorgehen erfordern. Aber viel häufiger findet man bei Röntgen, Computertomographie und Kernspin eben keine ausreichende Ursachenerklärung für die geklagten Beschwerden. Es werden dann Kniespiegelungen gemacht, nur um einmal zu schauen, was los ist, um bei Knorpelschäden am Knorpel herumzuschaben, um ihn zu glätten, in der Hoffnung, die Beschwerden des Patienten würden sich bessern. Diese Hoffnung erfüllt sich in aller Regel aber nicht, da:

Mindestens 80% bis 85% aller Knie-,
letztendlich aller Beinbeschwerden eine Ischialgie sind,
auch wenn man sie auf den ersten Blick nicht als solche erkennt.

Kniebeschwerden auf der Vorderseite und seitlich, außen- und innenseits des Knies werden unter anderem (Bedeutung von Meridianschmerzen, siehe Buch „Die Farbe des Schmerzes ist rot") von den Spinalnerven des vierten (L4 SMT®) und fünften (L5 SMT®) Lendenwirbels hervorgerufen, im Bereich der Kniekehlen von S2 (SMT®) und S3 (SMT®).

Nach der Behandlung der Wirbelsäule und des Kreuzbeins erfahren die Patienten, je nach Schwere ihrer Schäden und je nach Dauer ihrer Beschwerden, meist eine sofortige deutliche Erleichterung oder sind gar ganz schmerzfrei. Bei den meisten Patienten, die ihre Beschwerden schon über lange Zeit haben, dauert die Heilung natürlich entsprechend länger. Außerdem muß man den Kranken auf die Möglichkeit einer Erstverschlechterung seiner Beschwerden zu Behandlungsbeginn hinweisen.

Viele Kniespiegelungen und Knieoperationen, mit oft keinen oder nur unzureichenden Langzeitergebnissen, könnten so sicherlich vermieden werden. Von den Kostenersparnissen möchte ich gar nicht reden.

4.4.3.3.4.3 WADENKRAMPF, OFFENE BEINE, DURCHBLUTUNGSSTÖRUNGEN, KRAMPFADERN UND HAEMORRHOIDENLEIDEN

Nicht nur Gelenks- und andere Beinbeschwerden haben etwas mit der Wirbelsäule und dem Ischias zu tun. Das Krampfaderleiden ist unter anderem die Folge einer Innervationsstörung durch eingeklemmte Spinalnerven, die den Muskeltonus (Muskelfestigkeit) des Bindegewebes regulieren. Hinzu kommt ein behinderter Abstrom des venösen Blutes (sauerstoffarmes Blut) aus den Beinen, der dadurch entsteht, daß die Gesäß- und Beckenmuskulatur durch einen Beckenschiefstand bei einer Kreuzbeinsubluxation so verkrampft ist, daß die Venen (Gefäße, die das sauerstoffarme Blut zum Herzen zurückführen) in der Lücke zwischen Leistenband und verspannter Oberschenkel- und Beckenmuskulatur zusammengedrückt werden, was den venösen Rückstrom des Blutes aus den Beinen zum Herzen behindert. Das Blut staut in die Venen der Beine zurück, die sich dann zu Krampfadern mit den entsprechenden Beschwerden ausbilden.

Das Hämorrhoidenleiden mit einer eventuell sehr schmerzhaften Hämorrhoidalthrombose (venöser Gefäßverschluß durch ein Blutgerinnsel) hat prinzipiell die gleiche Entstehungsursache wie das Krampfaderleiden.

Genauso wie die Venen der Beine leiden auch die arteriellen Gefäße, die das sauerstoffreiche Blut in das Bein leiten, unter einer verspannten Beckenmuskulatur.

Zwei Faktoren können eine schlechte Durchblutung zur Folge haben:

Erstens kann eine spinale Fehlinnervation mit einer Gefäßverengung zu Durchblutungsstörungen führen.

Zweitens behindert die sehr verkrampfte Beckenmuskulatur den Bluteinstrom in das Bein und in das kleine Becken zusätzlich.

Manch eine Durchblutungsstörung der Beine, unabhängig von möglichen internistischen Erkrankungen, die ebenfalls Durchblutungsstörungen auslösen können, läßt sich nur dadurch erleichtern, daß man mittels der SMT® dafür sorgt, daß sich die Beckenmuskulatur entspannt, und damit eine freie und ungestörte Nervenversorgung des Beines gewährleistet ist.

Das berühmte Gehtraining, aber auch die Sauerstoff-Mehrschritt-Kur nach Ardenne zur Behandlung von Durchblutungsstörungen der Beine wirkt sicherlich nicht zuletzt dadurch, daß sich durch die viele Bewegung die Muskulatur des Gesäßes entspannen kann und die Durchblutung der Beine zunimmt.

Die offenen Beine werden als Folge verschiedenster Grunderkrankungen angesehen, seien das z. B. Krampfadern oder Durchblutungsstörungen mit und ohne Zuckererkrankung. Sie haben aber in der Regel als eigentliche Ursache eine Ischialgie mit den beschriebenen Folgen für Gesäß- und Beckenmuskulatur, wobei die internistische Ursache nur ein zuätzlicher Auslöser oder Verstärker ist.

Es ist immer lohnend, bei solchen Patienten mit Krampfaderentstehung oder Durchblutungsstörungen und offenen Beinen eine Wirbelsäulentherapie mittels der SMT® einzuleiten. Oft läßt sich das Fortschreiten der Erkrankung aufhalten. Bei Durchblutungsstörungen heilen die Wunden mit einer begleitenden Verbandstherapie gut ab.

Ein letztes Phänomen, das ich an dieser Stelle beschreiben möchte, welches sehr viele Patienten plagt und belästigt, besonders in der Nacht, sind die Wadenkrämpfe und die nächtlich unruhigen Beine (restless legs).

Das auch noch, werden Sie sagen! Aber bei Wadenkrämpfen und bei restless legs ist eine Behandlung der Wirbelsäule und des Kreuzbeins und eventuell auch von subluxierten Beingelenken **der therapeutische Schritt**, der die Beschwerden bessert und im Laufe der Zeit zum Verschwinden bringt, denn:

**Bei den Wadenkrämpfen und restless legs
handelt es sich um eine Ischialgie!**

Die Beschwerden treten deshalb besonders in der Nacht auf, weil sich im Liegen, in Folge einer Kreuzbeinsubluxation, die Muskeln piriformis und obturatorius der tiefen Gesäßmuskulatur durch die langanhaltende Überdehnung verspannen und auf den Ischias drücken. Wenn der Patient dann aufsteht, etwas hin und hergeht, entspannen sich die Muskeln zum Teil wieder und der Krampf findet sein Ende.

Magnesium (natürlicher und unschädlicher Kalziumantagonist) ist deshalb bei Wadenkrämpfen so erfolgreich, weil dieses Spurenelement die Muskulatur sich entspannen läßt.

4.4.4. WIRBELSÄULE
4.4.4.1 UNTERSUCHUNG VON LENDEN- UND BRUSTWIRBELSÄULE

Nach der Besprechung des untersten Anteils der Wirbelsäule, des Kreuzbeins und seiner Erkrankungen, möchte ich mich nun der Therapie der Wirbelsäule selbst zuwenden.

Die Haltung des Patienten bei der Untersuchung und der Therapie der unteren bis

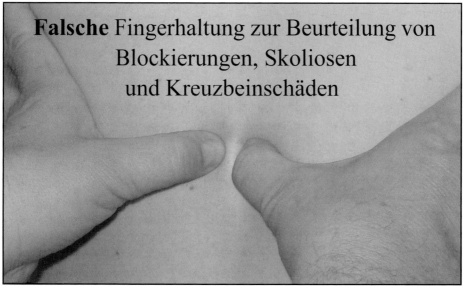

Abb. 90 Fingerhaltung zum Ertasten des rechten und linken Randes eines Dornfortsatzes. **Diese Fingerhaltung ist aber nicht geeignet zur Untersuchung und Beurteilung einer Wirbelblockierung oder Skoliose.** (Foto selbst)

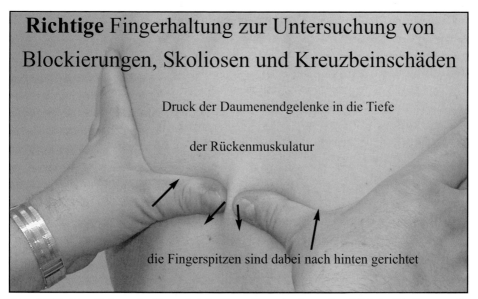

Abb. 91 Richtige Haltung der Finger bei der Beurteilung der Lage eines Wirbels. Die Daumennägel stehen waagrecht zur Rückenmuskulatur und die Endgelenke der Daumen ruhen auf den Querfortsätzen des zu untersuchenden Wirbels.
(Foto selbst)

mittleren Wirbelsäulenabschnitte geschieht in der gleichen Position und Haltung wie bei der Untersuchung des Kreuzbeins (siehe Abb. 50).
Der Patient steht mit leicht gespreizten Beinen etwas vornübergeneigt, während er sich mit den Händen auf ein Therapiestandgerät, eine Untersuchungsliege, einen Tisch oder eine Stuhllehne aufstützt. Dabei sollte sich der Patient nicht zu stark nach vorne beugen, vor allem den Kopf nicht nach vorne zur Brust herabhängenlassen, da sonst die oft schon verhärtete Rückenmuskulatur noch stärker angespannt wird, was die Beurteilung und später die Therapie zusätzlich erschwert.
Die Lage eines Wirbels wird so untersucht, daß man mit den Fingerspitzen der Daumen den rechten und linken Rand des Dornfortsatzes des zu untersuchenden Wirbels ertastet (siehe Abb. 90). Allerdings ist diese Fingerhaltung zur Untersuchung des Wirbels auf Blockierungen nicht geeignet, da dabei die Fingerspitzen in der Tiefe der Rückenmuskulatur versinken und so eine exakte Beurteilung der Lage des Wirbels sehr schwierig wird. So können leicht Diagnosefehler auftreten.

**Hat man den Dornfortsatz zwischen den Fingerspitzen,
klappt man die Finger auf (siehe Abb. 91),
so daß die Fingerspitzen den Kontakt
mit dem Dornfortsatz nicht verlieren,
wobei die Fingerendgelenke auf die Querfortsätze
des entsprechenden Wirbels zu liegen kommen und
die Fingerspitzen mit den Nägeln waagrecht zur Rückenmuskulatur stehen.**

**Dabei ist es ganz wichtig,
<u>die Finger</u> beim Aufklappen
<u>nicht auseinanderzuziehen,</u>
sondern, im Gegenteil,
die Fingerspitzen eher etwas aufeinander zuzubewegen,
damit auch kleinste Höhendifferenzen
der parallel zur Rückenmuskulatur stehenden Fingernägel sichtbar werden.**

Nun läßt man die Finger in der eben beschriebenen Position ruhen und drückt (nicht zu stark) mit den Daumenendgelenken im Bereich des Querfortsatzes einige Zeit nach unten in die Rückenmuskulatur. Hierbei muß man sich **Zeit lassen**, denn je verspannter die Rückenmuskulatur in diesem Bereich ist, um so länger kann es dauern, bis der Befund deutlich zutage tritt.

**<u>Wichtig ist zu beachten,
daß nicht die Druckstärke
für das Sichtbarwerden der Befunde verantwortlich ist,
sondern vielmehr die Druckdauer,
das bedeutet für die Praxis,</u>**

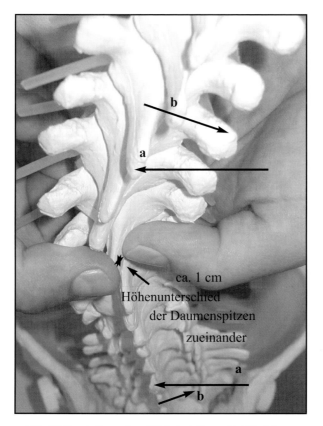

Abb. 92 Darstellung einer Wirbelrotation mit Abknickung der Wirbelsäule zur Gegenseite (Pfeile a) der Wirbelrotation (Pfeile b), wobei eine Skoliose entsteht, bei der die am Wirbel angelegten Daumen auf der Skolioseseite weniger tief zu liegen kommen als auf der Gegenseite.
(Foto selbst)

**je stärker man drückt, um so weniger sieht man.
Wie bei der Untersuchung des Kreuzbeins auf Subluxationen,
ist auch hier an der Wirbelsäule der Daumen,
welcher weniger tief in die Rückenmuskulatur einsinkt
derjenige, welcher die Blockierungs- oder Skolioseseite anzeigt.**

Warum ist der Daumen, welcher am Wirbel angelegt weiter nach hinten heraussteht, also weniger tief in die Rückenmuskulatur einsinkt, derjenige, welcher die Schadensseite anzeigt? Der Grund dafür ist die Form der Wirbelsäulenverschiebungen (siehe Abb. 92), deren Art in den Stabilitätsverhältnissen und der Mechanik der Wir-

belsäule begründet ist, die durch die Stellung der Wirbelgelenke bestimmt wird.
**Die Stabilität der Wirbelsäule,
also die Fähigkeit, sich aufrecht zu halten,
wird weniger durch die großen Wirbelkörper gewährleistet,
als vielmehr durch die seitlichen,
an Brust- und Lendenwirbelsäule
nahezu senkrecht stehenden Wirbelgelenke.**

Dreht sich ein Wirbel bei einer Körperdrehung zur Seite, so scheren dessen Wirbelgelenke aus ihrer stabilisierenden Position zur Seite hin aus, die Wirbelsäule verliert dort ihren Halt und knickt zur Gegen-, der Rotationsseite des Wirbels hin ab. Es entsteht eine Miniskoliose.

Aus jeder Blockierung entsteht im Grunde eine Miniskoliose.

Dieser Mechanismus erlaubt es dem Menschen, sich über die Seite zu bücken.
Die Schulmedizin behauptet, daß eine zu schwache Rückenmuskulatur für eine Blockierungsneigung der Wirbel und für eine Skolioseentwicklung der Wirbelsäule verantwortlich sei. Sie sagt, daß die zu schwache Muskulatur die Wirbel nicht halten könne, so daß es zu Abweichungen komme.

Diese Behauptung ist falsch und unsinnig, genau das Gegenteil ist der Fall.

**Nicht eine zu schwache Muskulatur,
sondern eine verspannte Muskulatur
ist Ursache von Blockierungen und Skoliosen!**

Der Grund dafür ist die Tatsache, daß durch eine verspannte Muskulatur (gleiches gilt nicht nur für die Rückenmuskualtur und deren Sehnen und Bänder, sondern auch für die gelenkumgebenden Strukturen) das freie und elastische Wirbelspiel beeinträchtigt wird. Die Wirbel müssen sich im Rahmen der Körperbewegung locker hin- und herbewegen und drehen können. Dazu sind elastische Muskeln, Bänder und Sehnen notwendig. Ist das nicht der Fall, sind diese Strukturen verspannt, so verkanten (blockieren) die Wirbel bei der Rückwärtsbewegung in die Ruhelage.
Die Ursache ist die, daß die Wirbel durch die verspannte Rückenmuskulatur so fest aufeinandergedrückt werden, daß sie nach einer Drehung nicht mehr in die notwendige Gegenrichtung zurückgleiten.
Begünstigt wird dieser Mechanismus durch die Tatsache, daß jede Drehung eine physiologische und im Normalfall, d. h. bei Zurück- oder Gegendrehung, völlig reversible Skoliose produziert. Bei einer Linksdrehung z. B. wird die rechte Seite der Wirbelsäule konkav verformt. Wenn jetzt zu viel Spannung in der Muskulatur ist, werden, bei unserem Beispiel einer Linksdrehung, die Wirbel auf der rechten (konkaven)

Seite stärker aufeinandergedrückt als auf der linken. Wenn die Muskulatur zusätzlich verspannt ist, reicht der Druck durch die Rückwärtsbewegung beim Zurückwenden nicht aus, um die Wirbel wieder auseinanderzupressen und die Muskeln, Sehnen und Bänder auf der konkaven Seite aufzudehnen, so daß der Wirbel problemlos zurückgleiten kann. Die Folge ist eine Blockierung, welche immer den Kernpunkt einer Skolioseentwicklung darstellt.

Da die Spannung in der Rückenmuskulatur, welche hauptsächlich durch eine Hüft- und Kreuzbeinsubluxation entsteht, im Laufe der Zeit immer stärker zunimmt (in der Regel wird auch die Hüft- und Kreuzbeinsubluxation immer schlimmer), nimmt auch die Blockierungsneigung und die Skoliosestärke zu.

Ich möchte an dieser Stelle schon eine meiner Erfahrungen vorwegnehmen, welche ich im Rahmen unzähliger Blockierungs-, vor allem aber Skoliosebehandlungen machen konnte.

<u>**Nach einer akribisch-genauen Korrektur**</u>
<u>**von Hüft- und Kreuzbeinsubluxation**</u>
<u>**kann man häufig,**</u>
<u>**wenn man einige Augenblicke wartet, zuschauen,**</u>
<u>**wie der Skoliosegrad abnimmt,**</u>
<u>**d. h. sich die Wirbelsäule aufrichtet.**</u>

Die Patienten fühlen recht häufig diese Aufrichtung, indem sie sich als gerader und größer empfinden. Sie spüren dann oft auch, daß die Spannung in Rücken, Schultern und Nacken nachläßt und kleinere Beschwerden allein durch die Hüft- und Kreuzbeinbehandlung verschwinden. Größere Beschwerden in Schulter und Halswirbelsäule werden häufig auch als etwas leichter empfunden, ohne daß sie freilich völlig beseitigt wären. Die Kopfdrehung fällt den Patienten leichter.

Allein durch die Korrektur von Hüft- und Kreuzbeinsubluxationen werden aber auch Kopfschmerzen und Spannungen im Kiefergelenk besser.

Das nächtliche Zähneknirschen und die Kiefergelenkerkrankungen sind eine Folge des Spannungsaufbaus bei Kreuzbeinsubluxationen, die deshalb in der Nacht zunehmen, weil die bewegungsabhängige Lockerung in Ruhe wegfällt und die Spannung kontinuierlich zunimmt. Hinzu kommt, daß:

Menschen mit Hüft- und Kreuzbeinsubluxationen
sich in Ruhe und im Schlaf <u>nicht</u> entspannen können,
weil die Muskelspannung in Ruhe durch die mangelnde Bewegung,
die einen Massageeffekt zur Muskellockerung darstellt,
besonders in und über Nacht immer stärker zunimmt.

In dieser Tatsache ist der Grund zu sehen,
warum die meisten Beschwerden besonders in der Nacht

> **vom Patienten als schlimmer und störender empfunden werden.
> Schlafstörungen, Alpträume
> und sonstige Beinträchtigungen
> eines erholsamen entspannenden
> Schlafes sind die Folge.**

Üblicherweise bezeichnet die Schulmedizin das Abweichen nur eines oder zweier Wirbel als Blockierung. Sind mehrere aufeinanderfolgende Wirbel nach einer Seite hin verschoben, so spricht sie von einer Skoliose.

Für jede Skoliose bezeichnend ist der Umstand, daß es einen Scheitelpunktwirbel gibt. Bis zu diesem Wirbel nimmt der Blockierungsgrad der einzelnen Wirbel zu, er selbst ist am stärksten verschoben, und dann nimmt der Grad der Blockierung normalerweise wieder ab.

Wenn man nun den Vorgang einer Blockierung (Rotation eines Wirbels) mit dem gleichzeitigen Abknicken der Wirbelsäule zur Gegenseite der Wirbeldrehung an einem Wirbelsäulenmodell nachbildet, kann man feststellen, daß der Querfortsatz auf der Skolioseseite weiter nach dorsal zu liegen kommt.

Die Folge ist die:

> **daß ein flach auf die Querfortsäzte eines Wirbels angelegter Daumen,
> mit Kontakt der Fingerspitze am Dornfortsatz,
> weniger tief ins Gewebe
> oder, besser gesagt, weiter nach dorsal (hinten) zu liegen kommt
> als auf der Gegenseite der Blockierung oder Skoliose.**

Mit dieser Grifftechnik kann jeder Mensch, sofern er die Finger richtig am Wirbel anlegt und genügend Geduld und Zeit aufbringt, zu warten, bis der Befund deutlich zutage tritt (je weniger fest der Betreffende drückt, umso länger muß er naturlich warten), einen exakten Befund der Lage eines Wirbels erheben. Fehlbeurteilungen können mit dieser Methode eigentlich nicht mehr vorkommen, ja man kann ganz exakt Wirbel für Wirbel beurteilen und kleinste Veränderungen und Schäden fehlerfrei erkennen. Alle anderen Untersuchungsarten der Wirbelsäule bieten zu viele Möglichkeiten von Fehlinterpretationen.

> **Es macht also keinen Sinn,
> die Diagnose an dem variabelsten Teil eines Wirbels zu stellen,
> dem Dornfortsatz.**

> **Wir untersuchen und therapieren grundsätzlich am Dornfortsatz,
> aber nie den Dornfortsatz.**

Manche Therapeuten glauben auch, sich an der Schmerzempfindlichkeit eines Wirbels bei dessen Lagebeurteilung orientieren zu können. Auch dieses Verfahren ist falsch, denn der Schmerz ist häufig auf der Gegenseite der Blockierung zu finden. Akute Blockierungen verursachen sofort erhebliche Schmerzen.

**Bei einer akuten Blockierung
strahlt der Schmerz in der Regel
zu deren Gegenseite hin aus.**

Das bedeutet, daß ein Patient mit einer Linksblockierung der Brustwirbelsäule seine Beschwerden rechts verspürt und umgekehrt. Der Grund ist darin zu sehen, daß, wenn ein Wirbel zu einer Seite hin rotiert, die Austrittsöffnung der Nerven auf der Gegenseite automatisch kleiner wird und es zu Einklemmungserscheinungen des Spinalnervs kommt.

**Bestehen solche Blockierungen,
aber auch Kreuzbeinschäden unbehandelt über einen sehr langen Zeitraum,
kann eine Schmerzumkehr eintreten.**

Plötzlich spürt der Betreffende eine Änderung der Schmerzausstrahlung, nämlich zur Seite der Blockierung hin. Dieser Umstand hat wahrscheinlich seine Ursache in einer zunehmenden Verspannung der Rückenmuskulatur, die ebenfalls zu einer Spinalnerveneinklemmung, jetzt auf der Seite der Blockierung, führt. Da der Patient ohne manuelle Untersuchung über den Zustand seiner Wirbelsäule nicht informiert ist, kann er sich seine Beschwerden und besonders deren Änderung zunächst nicht erklären. Bei Skoliosen ist es ganz ähnlich, nur daß hier die Beschwerden langsam über einen längeren Zeitraum entstehen. Oft findet man, und das gerade bei jüngeren Menschen, erhebliche Skoliosen, ohne daß die Betreffenden Schmerzen hätten. Die Erklärung ist die, daß bei längerstreckigen Skoliosen eine Einklemmung des Spinalnervs nur sehr langsam vonstatten geht. Der Körper reagiert erst dann mit Schmerzen, wenn ein bestimmtes Maß der Wirbelsäulenverkrümmung überschritten wird und die die Wirbelsäule umgebenden Strukturen zunehmend verspannen. Hinzu kommt, daß nicht alle Menschen gleich schmerzempfindlich sind. Bei Kindern kommt hinzu, daß diese in der Regel noch eine sehr lockere Muskulatur haben und der Spannungsaufbau viel länger dauert als bei erwachsenen Personen. Die Wahrnehmungsschwelle für Beschwerden ist bei den einzelnen Personen sehr unterschiedlich. Psychische Faktoren spielen dabei eine wesentliche Rolle. Gerade junge Leute haben hier häufig noch nicht so viele Probleme wie ältere Menschen.

**Man kann sich bei der Untersuchung also nicht auf den Schmerz
als Indikator für die Art einer Blockierung verlassen.**

Es gibt einige Punkte, welche eine exakte Diagnose noch zusätzlich erschweren. Erstens hat der Anfänger noch nicht gelernt, seinen Daumendruck dem Widerstand der Rückenmuskulatur des Patienten anzupassen. Manche Patienten haben eine sehr harte und eventuell sehr verspannte Rückenmuskulatur, was das Ertasten von Blockierungen erheblich behindern kann.

**Der Druck der Finger sollte so bemessen sein,
daß man gut in die Tiefe der Wirbelsäulenmuskulatur eindringt,
dem Patienten aber dabei so wenig Schmerzen wie möglich bereitet.**

**Dabei kann man den Kraft-
durch den Zeitfaktor ersetzen.**

**D. h. wenn man weniger stark drückt,
muß man einfach länger drücken.**

Es kann bei sehr verspannten Muskeln auch notwendig sein, daß Sie mehrmals mit den Fingern kräftig über den gleichen Wirbelsäulenabschnitt fahren, damit die Muskeln, wie durch eine kleine Massage, gelockert werden und Sie dann mit den Daumen auch eine ausreichende Tasttiefe erreichen können.

Man beginnt am besten unten an der Wirbelsäule und geht dann Wirbel für Wirbel langsam nach oben. Dabei ist es oft recht schwierig, den Sitz des fünften Lendenwirbels genau zu beurteilen. Hier muß man sich besonders viel Zeit und die Finger lange genug angelegt lassen, denn das Ertasten von Blockierungen in diesem Bereich ist durch die seitlich erhabenen hinteren oberen Knochenvorsprünge der Beckenkämme erschwert. Beim vierten Lendenwirbel wird die Untersuchung schon leichter. Die unteren Anteile der Wirbelsäule kann man beim stehenden Patienten etwa bis zur Höhe des sechsten oder siebenten Brustwirbels gut untersuchen, dies hängt natürlich vom Größenverhältnis zwischen Patient und Therapeut ab.

Danach setzt sich der Patient zur Beurteilung der oberen Brustwirbelsäule und der Halswirbelsäule auf einen Hocker, wobei er dem Untersucher ebenfalls den Rücken zuwendet. Der Patient muß die Arme rechts und links locker hängenlassen. Es wäre ideal, wenn man ein Therapiegerät hätte. Besitzt man kein Untersuchungsstandgerät, kann man den auf einem Hocker sitzenden Patienten sich, mit einem Polster vor dem Brustbein, an eine Tischkante anlehnen lassen. Der Tisch muß natürlich fest stehen. Ansonsten sind Untersuchungsablauf und Untersuchungskriterien identisch denen der unteren Wirbelsäulenuntersuchung.

Nun kommt es manchmal vor, daß beim Abgreifen der Wirbelsäule mit den Daumen plötzlich und scheinbar kein Dornfortsatz mehr zu ertasten ist, der aber dann ein oder zwei Wirbel höher wieder zum Vorschein kommt. Was ist hier passiert? Zur Erklärung dieses Befundes gibt es zwei Möglichkeiten: Die erste Möglichkeit ist das Abgleiten eines oder mehrerer Wirbel nach vorne zum Bauchraum hin. Man nennt das Spondylolisthesis.

Bei der zweiten Möglichkeit, die durch Röntgenaufnahmen dokumentiert ist, macht der bei der Untersuchung nicht mehr tastbare Wirbel eine so starke seitliche Rotationsbewegung, daß man an der Stelle des zu erwartenden Dornfortsatzes jetzt die seitliche Rinne zwischen Dorn- und Querfortsatz vorfindet.

Manchmal hat man bei der Untersuchung der Wirbelsäule den Eindruck, es fehle plötzlich ein Wirbel. Zwischen zwei oder drei Dornfortsätzen ist ein Loch und kein Wirbel zu tasten.

Die häufigste Diagnose für diesen Befund ist ein Wirbelgleiten (Spondylolisthesis). Auch wenn das Wirbelgleiten im Bereich der Brustwirbelsäule eher zur Einklemmung des Rückenmarks führt, als im Bereich unterhalb des 1. beziehungsweise des 2. Lendenwirbels (weil hier nur noch Nervenfasern in einem Bündel zusammengefaßt sind, wohingegen im Brustwirbelsäulenbereich tatsächlich Rückenmark vorhanden ist) kann man versuchen, diesen Befund, solange er keine spezifischen Beschwerden macht, mittels der SMT® anzugehen.

Wie kann man aber sicher sein, daß vom Patienten geklagte Schmerzsyndrome nichts mit einem solchen Befund zu tun haben? Hier empfehle ich das gleiche Vorgehen wie bei den Ischialgien mit gleichzeitig bestehenden Bandscheibenvorfällen. Auch im Fall eines Wirbelgleitens, gleichgültig ob der Befund im Bereich der Lenden- oder Brustwirbelsäule zu finden ist, gelten die gleichen Behandlungsmaxime wie bei den Ischialgien und Bandscheibenschäden.

**Man behandelt und korrigiert
auch beim Wirbelgleiten
<u>ausschließlich die Hüft- und Kreuzbeinsubluxationen</u>
und läßt den Bereich des Wirbelgleitens aus.**

Durch den Spannungsabbau in der Wirbelsäule, nach der Beseitigung von Hüft- und Kreuzbeinsubluxationen, werden in der Regel die Beschwerden des Patienten in der Wirbelsäule, aber auch Ischiassymptome besser. Manchmal wird der Befund des Wirbelgleitens ebenfalls deutlich geringer oder er verschwindet, wenn man Glück hat, völlig.

Werden Hüft- und Kreuzbeinschäden geringer, aber die Schmerzen und sonstigen Symptome des Patienten nicht, so muß man doch an eine ernsthafte Einklemmung des Rückenmarks, speziell bei Befunden im Bereich der Brustwirbelsäule denken und sollte dann den Patienten zur entsprechenden Diagnostik an die Fachärzte zurückschicken.

In anderen Fällen spürt man beim Abtasten der Brustwirbelsäule, daß Wirbel mit ihren Dornfortsätzen nach hinten herausstehen. Ich möchte nicht von den Fällen einer schweren Kyphoskoliose (Verbiegung nach hinten und zur Seite) sprechen, denn bei diesem Befund bessert sich die Kyphose in dem Grad, wie sich die Skoliose verringert. Natürlich ist auch hier der Spannungsabbau durch die Korrektur von Hüft- und Kreuzbeinsubluxationen die Voraussetzung, welche erst eine Behandlung und Heilung von Kyphoskoliosen möglicht macht.

Im Fall einer reinen Kyphose, also wenn die Dornfortsätze der Wirbel nicht zur Seite verschoben sind, sondern sich in Reih und Glied mit den anderen Dornfortsätzen befinden, aber deutlich nach hinten herausstehen, so daß sich ein Buckel bildet, ist ebenfalls die Behandlung von Hüft- und Kreuzbeinsubluxationen der erste Schritt zur Heilung. Denn durch den Spannungsabbau wird es erst möglich, daß sich die Wirbel nach vorne bewegen und wieder eine regelrechte Stellung erlangen.

Nur im Fall einer reinen Kyphose ist die gleichzeitige Behandlung rechts und links an der Wirbelsäule erlaubt.

Das bedeutet, daß der Therapeut rechts und links an den Dornfortsätzen der entsprechenden Wirbel massiert, wobei der Patient versucht, sich möglichst aktiv aufzurichten, um die dorsale Konvexität der Wirbelsäule zu verringern und so ein Zurückgleiten der Wirbel zum Brustraum hin zu erleichtern.

4.4.4.2 UNTERSUCHUNG DER HALSWIRBELSÄULE
Die Untersuchungstechnik an der Halswirbelsäule unterscheidet sich grundsätzlich von der von Brust- und Lendenwirbelsäule. Dabei muß man unterschiedliche Therapiegriffe anwenden, je nachdem welche Halswirbel man untersuchen möchte.

Der 7. Halswirbel hat anatomisch eine Zwitterstellung zwischen Hals- und Brustwirbel.

Das hängt mit der Stellung seiner Gelenkflächen zusammen.

Seine Gelenkfläche zum 6. Halswirbel hat, wie bei den anderen Halswirbelgelenken auch, eine Gelenkstellung von 45°. Dagegen steht die Gelenkfläche zum 1. Brustwirbel schon fast senkrecht wie bei den übrigen Brust- und Lendenwirbeln.

Daher gibt es auch zwei verschiedene Handgriffe zur Behandlung des 7. Halswirbels. Der 7. Halswirbel verhält sich funktionell (Gelenkstellung nahezu senkrecht wie bei Brust- und Lendenwirbelsäule) in seinem unteren Gelenk zu Th1 wie ein Brustwirbel. Das Gelenk zwischen C7 und Th1 untersucht man in der gleichen Art und Weise wie es bei den Brust- und Lendenwirbeln beschrieben wurde.
In seinem oberen Gelenk zu C 6 verhält sich der 7. Halswirbel wie die restlichen Halswirbelgelenke. Der zweite Handgriff ist deshalb notwendig, weil der 7. Halswirbel sich in seinem Gelenk zum 6. nicht wie ein Brust-, sondern wie die restlichen Halswirbel verhält, mit einer Gelenkstellung von 45° und einer dachziegelförmigen Lage der Gelenkflächen.
Wenn man dieses Gelenk behandeln will, bedarf es zur Untersuchung eines besonde-

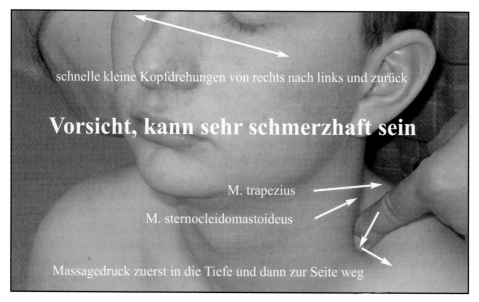

Abb. 93
Handgriff zur Untersuchung des 6. Halswirbels.
(Foto selbst)

ren Griffs, da das Gelenk von C7 zu C6 und der Querfortsatz des 7. Halswirbels nicht wie die anderen Halswirbel zu ertasten ist.

Man sucht und findet den Querfortsatz des 7. Halswirbels in der Vertiefung in der Schulter-Halsgrube vor dem Ansatz des M. trapezius, zwischen M. trapezius, M. sternocleidomastoideus und Schlüsselbein (siehe Abb. 93).

Um das Gelenk zwischen C7 und C6 zu erreichen, muß man, im Gegensatz zu der Fingerhaltung bei der Untersuchung der Brust- und Lendenwirbelsäulenuntersuchung, mit den Fingerspitzen in der Tiefe der oben beschriebenen Grube tasten (siehe Abb. 93).

Man spürt direkt neben der Wirbelsäule, wenn man vor dem M. trapezius in die Tiefe der Schulter-Halsgrube seitlich an der Wirbelsäule vordringt, einen meist seitendifferenten, auf Druck oft sehr schmerzhaften knöchernen Widerstand. Dabei handelt es sich um den Querfortsatz eines blockierten 7. Halswirbels.

Der Normalbefund dagegen sieht so aus, daß man tief und schmerzlos mit den Fingerspitzen in die Grube zwischen M. trapezius, M. sternocleidomastoideus und Schlüsselbein eindringen und an der seitlichen Wirbelsäule hinabfahren kann, ohne Kontakt mit einer knöchernen Struktur zu bekommen.

Eine Blockierung des 7. Halswirbels spürt der Patient, indem er beschreibt, daß er den Kopf nicht ausreichend gut wenden kann, also bei einer Kopfdrehung eine plötzliche und meist schmerzhafte Sperre verspürt und daß der Kopf beim Drehen knirscht. Dieses Knirschen ist durch die verschiedenen Gelenkstellungen der oberen und unteren

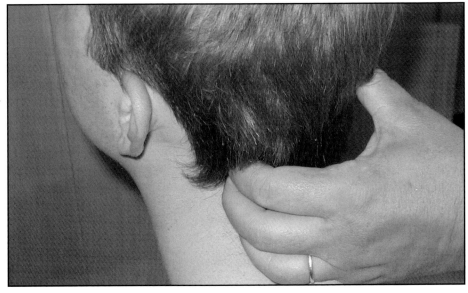

Abb. 94
Fingerhaltung bei der Untersuchung der Halswirbelsäule.
(Foto selbst)

Wirbelgelenke des 7. Halswirbels bedingt. Dafür verantwortlich ist das gestörte Zusammenspiel zwischen den unteren fast senkrecht stehenden Wirbelgelenken zum 1. Brustwirbel hin und dem dachziegelförmig angeordneten Gelenk des 7. Halswirbels zum 6. Halswirbel hin.

Die Untersuchung der restlichen Halswirbelsäule geschieht ebenfalls mit den Fingerspitzen. Der Therapeut tritt von hinten seitlich an den Patienten heran. Der Untersucher legt beim Abtasten der rechten Halswirbelsäulenseite seine rechte Hand auf die rechte Seite der Halswirbelsäule, bei der Untersuchung der linken Halsseite seine linke Hand an die linke Halswirbelsäulenseite des Patienten (siehe Abb.94). Die freie Hand legt der Untersucher auf die Stirn des Patienten, um ein Ausweichen des Kopfes zu verhindern.

Ich beginne immer oben an der Halswirbelsäule und gehe dann langsam nach unten. Dabei wird hier durch die Fingerspitzen des zweiten bis vierten Fingers des Untersuchers die Lage der Querfortsätze und der Gewebswiderstand des Muskelgewebes zwischen Dorn- und Querfortsatz beurteilt.

<u>**Zur Untersuchung der Halswirbelsäule
braucht und darf man
keinen großen Druck aufwenden.**</u>

<u>**Die Halswirbelsäule kann bei bestehender Blockierung**</u>

**sehr schmerzempfindlich sein.
Man sollte hier sehr sanft
und mit viel Gefühl zu Werke gehen.**

Ein pathologischer Befund sieht dabei so aus, daß man unter den leicht tastenden Fingerspitzen knöcherne Widerstände spürt, die ein- aber auch beidseitig gefunden werden können.

Findet man einen Widerstand auf beiden Seiten der Halswirbelsäule, so handelt es sich um eine Steilstellung, ist der Befund aber nur einseitig zu tasten, so haben wir eine Skoliose vor uns, die einer einseitigen Steilstellung der Halswirbelsäule entspricht. Der Grund dafür ist der, daß bei einer Blockierung der in 45°-Stellung stehenden Halswirbelsäulengelenke die Halswirbelsäule nicht zur Seite rotieren kann wie bei Brust- und Lendenwirbelsäule, sondern nach vorne geschoben wird.

**Wichtig dabei ist,
daß der Patient den Kopf bei der Untersuchung anhebt
und auf keinen Fall den Kopf nach vorne und unten hängen läßt,
da diese Kopfhaltung grundsätzlich eine Steilstellung produziert.**

Die Folge einer solchen Kopfhaltung, wie gesagt, ist eine Steilstellung der Halswirbelsäule, wobei der Kopf gerade nach vorne absinkt. Dadurch entsteht ein Doppelkinn und bei einem starken Befund im Bereich des 7. und 6. Halswirbels bildet sich ein sogenannter „Witwenbuckel" aus.

Das Gewebspolster über dem Witwenbuckel könnte ein vom Körper ausgebildetes Fettpolster sein, welches die Haut in diesem Bereich vor dem stark nach hinten in die Haut drückenden Dornfortsatz schützt. Die indurative Gewebsverdickung beim Witwenbuckel könnte auch durch eine chronische Entzündung des Nackengewebes, durch die nach hinten vermehrt herausstehenden und ins Gewebe drückenden Dornfortsätze entstehen.

Ist der Befund einer Steilstellung der Halswirbelsäule einseitig oder stärker auf einer Seite, so neigt sich der Kopf seitlich und nach unten und eine Schiefhalsstellung entsteht.

In Abb.95 möchte ich Ihnen eine im Röntgenbild normal geformte Halswirbelsäule und in Abb.96 eine steilgestellte Halswirbelsäule zeigen.

In Abb. 97 ist der von mir empfohlene SMT®-Handgriff zur Behandlung der Halswirbelsäule gezeigt, bei dem es zu keiner Verschlechterung der Halswirbelsäulenbefunde kommen kann.

Dahingegen sehen Sie in Abb. 98 die Lage der Daumen beim verbotenen Handgriff bei Untersuchung und Therapie der Halswirbelsäule dargestellt, wobei es sich sehr schnell ereignen kann, daß bei zu starkem Untersuchungsdruck eine Steilstellung der Halswirbelsäule entsteht oder eine schon vorhandene schlechter wird.

Der Grund dafür ist die 45°-Stellung der Halswirbelsäulengelenke. Schon bei der Un-

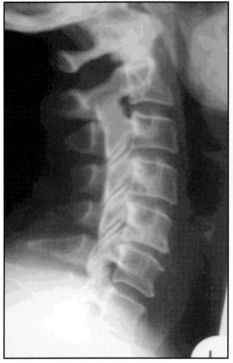

Abb. 95
Normale, nach ventral gebogene
Halswirbelsäule. (Foto selbst)

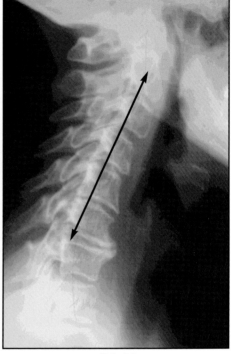

Abb. 96
Steilstellung der Halswirbelsäule
(Foto selbst)

tersuchung und natürlich erst recht später bei der Therapie werden die Wirbel bei dieser Untersuchungstechnik durch den drückenden und schiebenden Finger auf den dachziegelartig angeordneten Halswirbelsäulengelenken nach vorne geschoben, was zu einer Steilstellung der Halswirbelsäule führt, die einen pathologischen Befund darstellt.

Der erste Halswirbel oder auch Atlas ist am schwierigsten zu ertasten, weil er sehr weit oben unter dem Hinterhauptknochen liegt. Man greift ihn am zuverlässigsten mit den Fingerspitzen. Dabei beurteilt die Fingerkuppe des zweiten Fingers die Eindringtiefe und den Gewebswiderstand an der Mulde zwischen 2. Halswirbel und Hinterhaupt.

Die Untersuchung und Behandlung von der Seite (seitlich am Hals direkt hinter dem Kieferwinkel) an der Spitze des Querfortsatzes sollte man ebenfalls unterlassen, da dieser Punkt häufig sehr schmerzhaft und die Manipulation in diesem Bereich nicht ungefährlich ist. Wenn man hier tastet, muß man wissen, daß in diesem Bereich ein wichtiges, das Gehirn mit Blut versorgendes Gefäß, die Arteria carotis interna liegt, deren Kompression unter gewissen Umständen (Verschluß des gegenseitigen Gefäßes) einen Schlaganfall hervorrufen kann. Auch liegen in der nahegelegenen Teilungstelle der Arteria carotis communis, in den Arterien carotis externa und interna

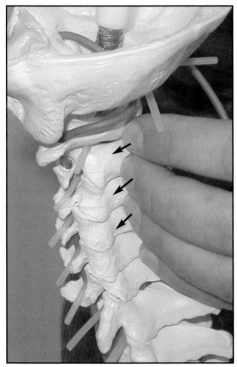 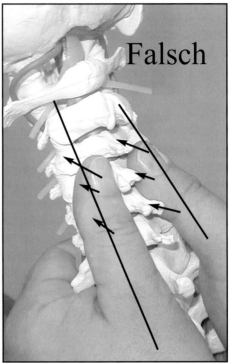

Abb. 97 Lage der Finger bei der **richtigen** Art und Weise, die Halswirbelsäule zu untersuchen und zu behandeln, dargestellt am anatomischen Modell. (Foto selbst)

Abb. 98 Lage der Daumen bei der **verbotenen** Art der Halswirbelsäulenuntersuchung und -behandlung, die eine Steilstellung zur Folge hat. (Foto selbst)

sogenannte „Barorezeptoren", deren Reizung Einfluß auf Blutdruck und Herzfrequenz (Blutdruckabfall und Bradykardie = extrem verlangsamter Herzschlag) haben können.

Nachdem Sie in den verschiedenen Positionen die einzelnen Wirbelsäulenabschnitte untersucht haben und Ihre Diagnose gestellt haben, folgt als nächster Schritt die Therapie der Wirbelsäulenblockierungen.

4.4.4.3 BEHANDLUNG VON WIRBELSÄULENBLOCKIERUNGEN UND SKOLIOSEN

Zur Behandlung von Wirbelsäulenblockierungen und Skoliosen behält der Patient die gleiche Position wie bei der Untersuchung der entsprechenden Wirbelsäulenabschnitte bei. Man geht am besten so vor, daß man einen bestimmten Wirbelsäulenabschnitt untersucht, für diesen Bereich seine Diagnose stellt und diesen Abschnitt auch gleich anschließend therapiert. So erspart man sich ein zu häufiges Hin und Her zwischen stehender und sitzender Haltung des Patienten.

Es ist für die SMT® grundsätzlich erforderlich, zur Behandlung von Gelenken wie auch zur Therapie von Wirbeln oder Wirbelsäulenabschnitten zu mobilisieren. Das bedeutet, daß Sie einen Wirbel nur dann in eine gewünschte Richtung bewegen können, wenn Sie ihn aus seiner Ruhelage herausbewegen. Diesen Vorgang nennt man Mobilisation.

4.4.4.3.1 MOBILISATION

Ein ruhender Wirbel ist nicht oder nur extrem schwer zu verschieben. Sollten Sie es dennoch versuchen, werden dem Patienten unnötige Schmerzen zugefügt, ohne einen nennenswerten Therapieerfolg zu erreichen und Sie handeln sich eventuell sogar Komplikationen ein.

Die klassische Chirotherapie erreicht diese Mobilisation in der Regel durch Zug, d.h. die Wirbel werden mit mehr oder weniger starker Gewalt aus ihrer Ruhelage gezogen, dabei werden Wirbelsäule und Gelenke gestreckt und die Bänder überdehnt. Dann wird der Wirbel mit Ruckbewegungen in die gewünschte Position gebracht. Dadurch können erhebliche Kräfte auftreten, wodurch die Sehnen, Bänder und Muskeln gezerrt und überdehnt oder gar abgerissen werden.

Ich behandle zur Zeit einen solchen Fall. Der Chirotherapeut hat bei der Chirotherapie der Halswirbelsäule einer Patientin das Ligamentum alare (diese Bänder ziehen vom Dens axis zum seitlichen Knochen des Hinterhauptloches und hemmen die zu starke Drehung und Seitwärtsneigung des Kopfes) einseitig abgerissen.

Weitere denkbare Komplikationen sind Verletzungen des Spinalnervs innerhalb und außerhalb des Rückenmarkskanals. Es können eventuell sogar Verletzungen des Rückenmarks selbst oder seiner blutversorgenden Strukturen auftreten.

Außerdem werden bei dieser Therapie die Schäden, welche Muskelverspannungen und Schmerzen machen, häufig schlimmer, auch wenn kurzfristig durch die Dehnung eine Erleichterung eintritt.

An der Halswirbelsäule existiert noch eine weitere Komplikationsmöglichkeit der klassischen Chirotherapie, nämlich die Verletzung der Arteria vertebralis, die aus der Hauptschlagader und deren abgehenden Gefäßen kommt. Von dort erhält sie sauerstoffreiches Blut und transportiert es zum Gehirn.

Diese Arterie läuft in den rechten und linken Querfortsätzen der Halswirbelsäule nach oben zum Hinterhaupt, wo sie in das Gehirn zur Schädelbasis zieht, sich dort vereinigt und das Gehirn mit Blut versorgt. Dieser Anteil der Blutversorgung ist für das Gehirn sehr wichtig. Die rechte und linke A. vertebralis vereinigen sich an der Gehirnbasis im Bereich des Stammhirns zur Arteria basilaris. Verschlüsse dieser Arterie können schwere Schlaganfälle des Stammhirns auslösen, die dann oft zum Tode oder zur Pflegebedürftigkeit führen.

Diese Komplikation ist gar nicht so selten. Es ereignen sich jedes Jahr einige solcher Fälle, die, wenn nicht gar tödlich, so doch häufig mit schwersten Behinderungen einhergehen. Ich selbst kenne einen solchen Patienten, der mit 38 einen Schlaganfall mit Halbseitenlähmung nach unsachgemäßer Manipulation der Halswirbelsäule bekam.

Hier zeichnet sich für mich der große Vorteil der SMT® ab. Der Grund, warum ich die SMT® als sanft bezeichne, ist nicht der, daß sie völlig schmerzfrei wäre, sondern weil Komplikationen ausgeschlossen sind.

**Bei der SMT® geschieht die Mobilisation
eines Wirbels oder eines Abschnitts der Wirbelsäule gewaltfrei,
ohne Zug oder Zerren.**

**Der Patient muß dazu einfach eine Extremität
leicht vor- und zurückschwingen.**

**Bei der Behandlung des Kreuzbeins,
der Lendenwirbelsäule und der unteren bis mittleren Brustwirbelsäule
schwingt der stehende Patient sein immer
zur Behandlungsseite gegenseitiges Bein.**

**D. h. bei der Behandlung der linken Wirbelsäulenseite
schwingt der Patient rechts und umgekehrt.**

**Im Sitzen (bei der Behandlung der oberen Brustwirbelsäule) schwingt
der Patient seinen zur Behandlungsseite gegenseitigen Arm.**

**Bei der Behandlung der Halswirbelsäule
bewegt der Therapeut zur Mobilisation
den Kopf mit der freien Hand, die auf der Stirn des Patienten liegt,
mit leichten, gefühlvollen Drehbewegungen von recht nach links
oder er bittet den Patienten, den Kopf leicht hin- und herzubewegen.**

Dabei sollten die Pendelausschläge nicht zu groß sein, weil die Behandlung sonst zu schmerzhaft werden kann.

**Bitte achten Sie immer darauf,
daß der Patient sich nicht zu weit nach vorn beugt, also den Kopf erhoben hält,
da sich ansonsten haltungsbedingt
zusätzliche Spannung in der Wirbelsäule aufbaut,
welche die Untersuchung und Therapie erschwert.**

4.4.4.3.2 THERAPIE VON BRUST- UND LENDENWIRBELSÄULE
Bei der Reposition der mobilisierten Wirbel drückt der Therapeut in die Muskelrinne zwischen Dornfortsatz und Querfortsatz auf der Seite der Wirbelsäulenblockierung.

**Auch bei der Therapie heißt die Devise, daß man am Dornfortsatz behandelt,
aber nicht den Dornfortsatz therapiert.**

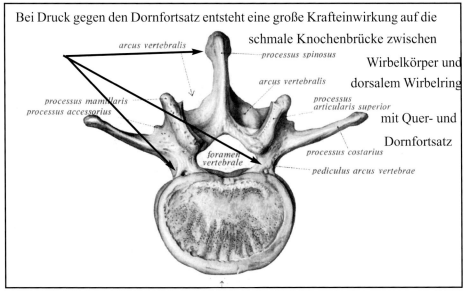

Abb. 99 Darstellung der knöchernen Struktur eines Wirbels mit der rechten und linken schmalen Knochenbrücke vom Wirbelkörper zu Dorn- und Querfortsartz.
(Anatomie des Menschen, Sobotta Becher, Verl. Urban-Schwarzenberg, München, 1962)

Warum darf oder soll man nicht auf den Dornfortsatz drücken? Der Grund sind die Hebelgesetze der Mechanik und zwei schmale Knochenbrücken (pediculus arcus vertebrae, siehe Abb. 99), die seitlich in den Knochenstrukturen der Wirbel zu finden sind, welche den Rückenmarkskanal umschließen und den Wirbelkörper mit den Querfortsätzen und dem Dornfortsatz verbinden.

Wenn man am Dornfortsatz drückt, tritt gerade an diesen Knochenbrücken eine durch die Hebelgesetze ableitbare erhebliche Krafteinwirkung auf, die besonders bei vorgeschädigten Wirbeln, z. B. durch Osteoporose (Knochenentkalkung) zu einem Bruch dieser anatomischen Schwachstellen führen kann.

**Daher bitte ich Sie inständig,
<u>nicht gegen den Dornfortsatz zu drücken.</u>**

**In der SMT® behandeln wir <u>am Dornfortsatz,</u>
<u>wobei dieser bei uns lediglich die Leitschiene darstellt,</u>
an der entlang wir unsere therapeutischen Bemühungen ansetzen.**

**In der SMT ®handelt es sich bei der Therapie der Wirbelsäule
um einen Massagedruck,
der in die Tiefe der muskelbepackten Rinne
zwischen Dorn- und Querfortsatz gerichtet ist.**

Das klingt so einfach, wie es auch ist. Für den Therapeuten gibt es verschiedene Möglichkeiten, Druck auszuüben. Er sollte eine Druckmethode auswählen, die seinem Erfahrungsgrad entspricht und optimale Wirkung bei der Behandlung erzielt.
Obendrein sollte er bei der Behandlungsart darauf achten, daß er durch einseitige Therapiehaltung nicht selbst zum Patienten wird. Jeder Therapeut wird im Laufe der Zeit seine eigene Handschrift finden. Gleichgültig, auf welche Art und Weise er drückt, muß er dabei auf die anatomischen und mechanischen Gegebenheiten sowie auf das Schmerzempfinden seines Patienten eingehen.

**Die Schmerztoleranz ist
von Mensch zu Mensch
sehr unterschiedlich.**

Wenn Sie dem Patienten durch Ihre Behandlung zu starke Schmerzen zumuten, kann es sein, daß, trotz eines guten Therapieerfolges, die Methode von ihm abgelehnt wird. Außerdem verspannt er sich durch einen zu starken Behandlungsschmerz, wodurch der Therapeut wiederum mehr Kraft aufwenden muß, was den Therapieschmerz noch steigern kann.
Mit der Daumendruckmethode (siehe Abb. 100) sollte eigentlich jeder Anfänger beginnen. Dabei wird ein Daumen in die Muskelrinne zwischen Dorn- und Querfortsatz eines blockierten Wirbels gelegt. Dann wird mit diesem in die Tiefe der Muskulatur

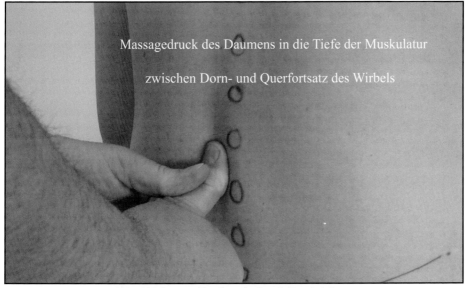

Abb. 100 Daumendruckmethode mit Druckrichtung
in die Tiefe der Rückenmuskulatur direkt neben dem Dornfortsatz.
(Foto selbst)

zwischen Quer- und Dornfortsatz gedrückt. Der andere Daumen gibt einen zusätzlichen Druck auf das Endgelenk des eigentlichen Therapiedaumens.
Diese Behandlungsmethode ist für den Anfänger unbedingt zu empfehlen, da er hierbei am besten lernt, ein Gefühl für die Therapie zu entwickeln. Man muß lernen, den genauen Sitz der Wirbel zu erfühlen, wie diese dem Druck nachgeben und in ihre normale Lage zurückgleiten.

**Je sanfter, ohne Rucken und Knirschen dieses geschieht,
um so besser ist das für den Patienten.**

**Laute Geräusche bei der Reposition eines Wirbels oder Gelenks
sind bei sehr verspannten Patienten
häufig nicht zu vermeiden,
aber eigentlich unerwünscht.**

Der auf Dauer begrenzende Faktor dieser Methode war und ist der, daß nach einiger Zeit die Daumen so weh tun können, daß ich anfangs im Zweifel war, ob ich diese Methode überhaupt lange anwenden könnte.
Man kann sich dadurch helfen, daß man seinen oberen Druckdaumen nicht auf dem Nagel des unteren Daumens plaziert, sondern daß der Druckdaumen mehr auf das Endgelenk gelegt wird und dort drückt. Wenn man Sicherheit in der SMT® erlangt hat, gibt es Alternativen zu dieser Druckmethode.
Eine weitere Form des Drückens ist der Gebrauch des Grundgelenks des Zeigefingers. Dabei ist der Zeigefinger nach unten ausgestreckt und übernimmt die Führung am Dornfortsatz entlang gleitend. Der gestreckte Finger der Therapiehand drückt dabei in die Muskelrinne zwischen Dorn- und Querfortsatz, während er auf der **gut eingeölten Haut** gleichzeitig nach unten gleitet (siehe Abb. 101).
Diese Art des Drückens sollte, wie gesagt, dem etwas fortgeschritteneren Therapeuten vorbehalten bleiben.
Sie hat den Vorteil, daß bei stark blockierten Wirbeln, die sehr fest sitzen und nicht nachgeben wollen, der gestreckte Finger drückend am entsprechenden Wirbel ruhen kann. Durch die längere Krafteinwirkung auf den Wirbel erreicht man, daß Muskeln und Sehnen sich lockern, so daß er doch noch zu reponieren ist.
Auch hier kann man den Kraft- durch den Zeitfaktor zur Schonung des Betreffenden einsetzen. Dabei soll sich der Wirbel langsam aus seiner Blockierung lösen und in die normale Position zurückgleiten. Das ist besonders dann von Vorteil, wenn der betreffende Therapeut nicht so viel Druck geben kann oder darf (z. B. Marcumar®).

**Man kann auch hier
wie bei der Kreuzbeinbehandlung den Faktor
<u>Kraft durch</u> den Faktor <u>Zeit ersetzen</u>,
was im Grunde eine sehr sanfte Behandlung möglich macht.**

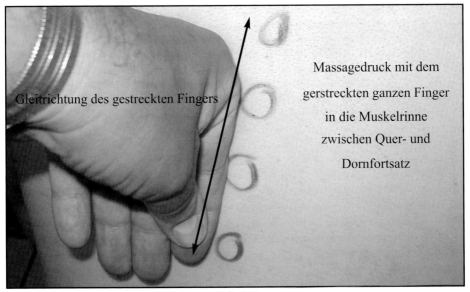

Abb. 101
Fingerdruckmethode (Foto selbst)

Bei sehr stark blockierten Wirbeln kann man öfter ansetzen und die gleiche Region mit entsprechendem Druck mehrmals durchfahren.

Man kann auch den Finger am Dornfortsatz eines widerspenstigen Wirbels mit Druck in die Tiefe der Rückenmuskulatur ruhen lassen und den Patient bitten, mit dem zur Behandlungsseite gegenseitigen Arm 20- bis 30-mal vor- und zurückzuschwingen. Häufig gibt der Wirbel dem Massagedruck langsam nach.

Eine weitere sehr wirkungsvolle, aber nur noch selten von mir angewandte Methode des Drückens ist das Drücken mit den Knöcheln einer ganzen Hand (siehe Abb. 102). Auf Grund der hohen Drücke, die man mit diesem Handgriff erzeugen kann und die sich auf einen größeren Wirbelsäulenabschnitt verteilen, erreicht man eine schnelle Korrektur der Schäden, besonders dann wenn, nach einer effizienten Behandlung der Hüft- und Kreuzbeinsubluxationen, die Spannung in der Wirbelsäule sich abbaut. Dadurch reduziert man einen möglichen Behandlungsschmerz.

Diese Art des Drückens ist wirklich nur für den sehr erfahrenen Behandler geeignet, hat aber mehrere Vorteile: Erstens, dadurch, daß mehrere Knöchel hintereinander drücken, addieren sich die Drücke der einzelnen Knöchel beim Durchfahren eines Gebietes. Durch den Vorschub der Faust in der Rinne zwischen Dorn- und Querfortsatz der Wirbelsäule können Sie durch das Einsetzen ihres Körpergewichtes zusätzlich sehr hohe und wirkungsvolle Behandlungsdrücke erreichen.

Nun ist, besonders am Anfang der Betätigung mit der SMT®, noch nicht jeder gleichermaßen trainiert, so daß er entsprechende Kraft in den Händen hat. Auch haben

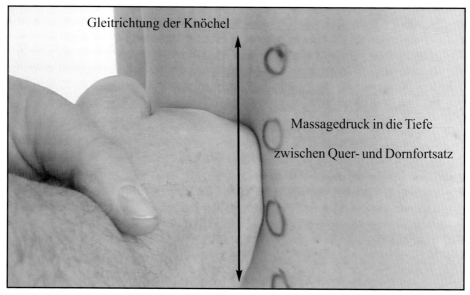

Abb. 102
Knöcheldruckmethode
(Foto selbst)

manche Frauen auf Grund ihres oft zarteren Körperbaues nicht die hierfür notwendige Kraft in den Händen.
Für solche Therapeuten gibt es noch die Möglichkeit, mit dem Ellenbogen zu drücken. Dabei kann man ebenfalls sein Körpergewicht als zusätzlichen Kraftfaktor einsetzen. Sicherlich kann man bei der Ellenbogenbehandlung mit der Zeit das gleiche Feingefühl wie bei der Behandlung mit den Händen erreichen (siehe Abb. 103).
Manche Patienten haben eine so kräftige und verspannte Muskulatur, daß man durch das Drücken mit den Händen nicht genügend tief in die Muskelrinne zwischen Dorn- und Querfortsatz der Wirbelsäule einzudringen vermag. Hilfsmittel wie z. B. das Therapieholz sind nicht anzuraten, da mit ihnen die Behandlung zu schmerzhaft ist. Außerdem bin ich ein Verfechter der <u>Behand</u>lung.

**Das <u>eigentlichen "Behandlungsgeräte"</u>
<u>sind unsere Hände</u>,
weil sie an Sensibilität nicht zu übertreffen sind.**

An der Wirbelsäule kann die Behandlung manchmal sehr schmerzhaft sein. Wirbel sind auf Berührungs- oder Druckkontakt solange schmerzhaft, solange der Wirbel noch blockiert ist.
Ist die Wirbelstellung korrigiert und steht dieser in orthograder Stellung, ist die starke Druckempfindlichkeit sofort gebessert oder gar ganz verschwunden.

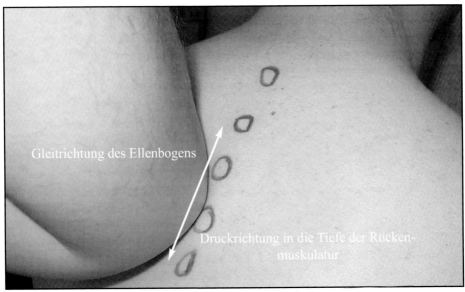

Abb. 103 Ellenbogendruckmethode.
(Foto selbst)

**Man sollte den Patienten auffordern,
die Pendelbewegung zur Mobilisation
bei zu starken Schmerzen nicht einfach einzustellen,
<u>sondern „Halt" zu sagen,</u>
so daß der Therapeut sofort seine Hände vom Patienten wegnehmen kann.**

Wenn der Patient seine Pendelbewegung einfach aufhört, weil der Druckschmerz zu stark wird, fügt ihm der Therapeut durch weiteres Drücken nur Schmerzen zu. Oft ist es so, daß Sie bei der Arbeit am Patienten nicht gleich bemerken, daß er den Arm oder das Bein nicht mehr schwenkt.

Die Mobilisation ist die Grundvorraussetzung eines Therapieerfolges.

**Denn Wirbel oder Gelenke lassen sich nur gefahrlos und leicht
aus der Eigenbewegung heraus verschieben.**

**Dabei sollte nicht nur die Extremität der Gegen- zur Behandlungsseite
durch Schwenken mobilisieren,
sondern auch der Kopf erhoben, etwas nach hinten geneigt
und wie beim Neinsagen durch Kopfschütteln bewegt werden.**

Bei der Behandlung von Brustwirbelsäulenschäden (Blockierungen oder Skoliosen) erreichen Sie ein Mehr an Therapieerfolg, wenn Sie zwischen dem Drücken die Rippen etwas mit der flachen Hand nachschieben.
Das Nachschieben der Rippen ist deshalb notwendig, weil bei der Rückwärtsdrehung der Wirbel bei der Reposition das Rippen-Wirbelgelenk nicht entsprechend mitgeht. In den Bändern und Muskeln entsteht jetzt eine Spannung, welche die Reblockierungstendenz der Wirbel verstärkt. Durch das Nachschieben der Rippen wird die Spannung in den Rippen-Wirbelgelenken reduziert.
Zum Nachschieben legen Sie Ihre flache Hand auf die Rippen der Seite der Blockierung und drücken diese einfach etwas nach vorne. Dadurch, daß jetzt die Rippen stärker nach vorne geschoben werden, entspannt sich das Gewebe um das Gelenk, welches die Rippen mit den Wirbeln verbindet (siehe Abb. 104). Wenn man nun noch einmal an der Stelle der Skoliose in gewohnter Weise arbeitet, ist oft noch ein zusätzlicher erheblicher Therapieerfolg zu erreichen.

4.4.4.3.3 THERAPIE DER HALSWIRBELSÄULE

Die Handgriffe bei der Behandlung der Halswirbelsäule unterscheiden sich grundlegend von denen der Therapie von Brust- und Lendenwirbelsäule. Der Grund dafür ist die schon mehrfach beschriebene 45°-Gelenkstellung der Halswirbelsäulengelenke. Eine Ausnahme bildet lediglich das Gelenk zwischen Atlas (1. Halswirbel) und Schädel, das nahezu waagrecht steht und eine tiefe Mulde aufweist, in der der Schädelknochen ruht (Blockierungen in diesem Bereich sind so gut wie nicht möglich.)

**Atlasblockierungen finden <u>immer</u>
in seinem Gelenk zum 2. Halswirbel statt.**

Wenn Sie das Kapitel 4.4.4.2 über die Untersuchung der Halswirbelsäule noch nicht gelesen haben, sollten Sie dieses nun doch vor dem Weiterlesen tun, denn die Grifftechnik bei der Therapie unterscheidet sich nicht von der der Untersuchung.
Dazu legt man die Fingerspitzen in die Rinne zwischen Dorn- und Querfortsatz der Halswirbelsäule. Der Kopf des Patienten ist nach hinten und zur Seite der Behandlung geneigt. Dabei sollte der Kopf möglichst weit nach hinten und zur Seite geneigt werden, da dadurch die Halswirbelsäule auf der Gegenseite zur Behandlungsseite aufgeklappt wird und ein Zurückgleiten der Wirbel leichter möglich wird.
Die nicht tastende Hand des Therapeuten ruht auf der Stirn oder auf dem Kopf des Patienten (siehe Abb. 105). Bei der Therapie werden die Finger lediglich an der Halswirbelsäule angelegt und es wird möglichst wenig Druck ausgeübt.

**Drückt man zu stark, werden die dachziegelartig
aufeinandergelagerten Halswirbelsäulengelenke
zusammengepresst und es bewegt sich nichts.**

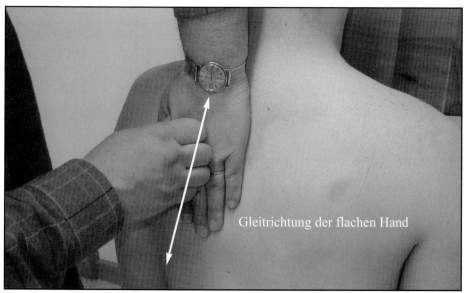

Abb. 104
Das Rippennachschieben.
(Foto selbst)

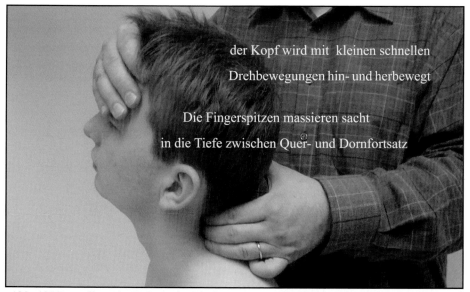

Abb. 105 Darstellung der Haltung des Kopfes und Lage der Finger, sowie die Position der nicht therapierenden Hand zur Mobilisation auf der Stirn des Patienten. Der Kopf muß sich mit kleinen schnellen Ausschlägen hin- und her drehen. (Foto selbst)

**Man muß an der Halswirbelsäule
mit möglichst geringem Druck arbeiten.
<u>Bitte keinen Dauerdruck.</u>**

Er bereitet häufig große Schmerzen. Er verführt dazu, immer stärker zu drücken, im Glauben, daß man so mehr erreichen könnte. Aber genau das Gegenteil ist der Fall. Je länger und stärker man drückt und massiert, um so weniger bewegen sich die Wirbel.
Der Querfortsatz des 7. Halswirbels ist in der Tiefe einer Grube an der Schulter zu tasten, die von M. trapezius, M. sternocleidomastoideus und Schlüsselbein gebildet wird. Um den Querfortsatz des 7. Halswirbels zu erreichen ist es notwendig, mit einem Finger in der Rinne zwischen Quer- und Dornfortsatz in die Tiefe der beschriebenen Grube hinabzufahren, bis man den knöchernen Widerstand des Querfortsatzes ertastet.

**Der Querfortsatz des 7. Halswirbels ist nur dann zu tasten,
wenn er blockiert ist.**

Hat man den Querfortsatz unter dem Finger, gleitet dieser, während der Patient durch Kopfdrehungen mobilisiert, mit Druck zur Seite über den Querfortsatz in die Schultermuskulatur.
Dabei ist wichtig, daß der Kopf des Patienten ganz zur Behandlungsseite und gleichzeitig nach hinten geneigt ist. Auch hier ist ein Dauerdruck zu vermeiden. Man versucht vielmehr, durch häufigeres Durchfahren die Spannung zu lösen und eine Reposition zu erreichen.
Bitte sind Sie hier besonders vorsichtig, weil diese Behandlung für den Betreffenden häufig extrem schmerzhaft ist und daher gerade zu Therapiebeginn der Satz gilt:

<u>Etwas weniger ist oft mehr!</u>

Außerdem, sobald der Schmerz zu groß wird, stellt der Patient die Mobilisation ein und zieht die Schultern nach oben, wodurch eine Reposition unmöglich wird. Man sollte auch nicht den Ehrgeiz haben, alte Schäden auf einmal beseitigen zu wollen. Auch hier gilt das Motto „Zeit lassen", da Sie durch ein zu forsches Vorgehen den Patienten verprellen oder sich sogar Komplikationen einhandeln. Gerade an der Halswirbelsäule sollte man, nicht zuletzt wegen der häufig großen Angst der Patienten vor Therapieschäden, sehr sanft behandeln.

**Die Therapie des 7. Halswirbels in seinem Gelenk zum 1. Brustwirbel
unterscheidet sich in der Grifftechnik
von der der restlichen Halswirbelsäule,
indem dieses Gelenk wie ein Brustwirbel behandelt wird.**

4.4.5 GESAMTABLAUF EINER WIRBELSÄULENBEHANDLUNG

Die Untersuchung und Behandlung der Wirbelsäule beginnt immer am Kreuzbein. Dann folgt als nächstes die Lendenwirbelsäule, wobei man am stehenden Patienten bis hin zum sechsten bis achten Brustwirbel behandeln kann. Bei der Therapie der Lendenwirbelsäule fange ich wie bei der Untersuchung am fünften Lendenwirbel an und gehe dann nach oben.

Danach fordert man den Patienten auf, sich hinzusetzen, damit die mittlere und obere Brust- und die Halswirbelsäule untersucht und behandelt werden kann. Da ich meist mit dem gestreckten Zeigefinger therapiere, gehe ich mit der Druckrichtung des Fingers an der Brust- und Lendenwirbelsäule gerne von oben nach unten, behandle aber immer zuerst die Lenden- und dann die Brustwirbelsäule.

Es muß dabei darauf geachtet werden, daß der Patient den Kopf nicht zu weit nach vorne neigt. Ansonsten erhöht sich der Spannungszustand der Muskulatur und der Bänder, Untersuchung und Therapie werden noch schwieriger und schmerzhafter. Diese Forderung gilt im Übrigen für die ganze Wirbelsäulentherapie.

**Der Patient sollte möglichst aufrecht
und nicht zu stark nach vorne übergebeugt vor Ihnen stehen und
im Sitzen sollten beide Arme seitlich locker herabhängen.**

**Auch darf der Kopf nicht nach vorne geneigt,
sondern sollte zurückgenommen werden.**

Als letzte Untersuchung und letzter Therapieabschnitt bleibt die Halswirbelsäule. Durch regelmäßiges Abwechseln zwischen Prüfungs- und Behandlungsschritten muß es gelingen, der Wirbelsäule ihre natürliche Form zurückzugeben.

Bei diesen Bemühungen sollte man natürlich auf das Lebensalter des Patienten und das Alter seiner Wirbelsäulenschäden Rücksicht nehmen. Wie Rom nicht an einem Tage erbaut wurde, so kann man auch nicht erwarten, daß eine Jahre oder gar Jahrzehnte bestehende Skoliose oder Blockierung der Wirbelsäule in einer Sitzung gänzlich zu beseitigen wäre. Bei sehr alten Schäden ist eine regelmäßige Behandlung über einen langen Zeitraum notwendig, einschließlich der ebenfalls regelmäßigen Selbstbehandlung durch den Patienten, soweit er dazu körperlich in der Lage ist.

**Häufige Therapiesitzungen
und Selbsttherapie durch den Patienten mit der SMT® sind
<u>nicht schädlich,</u>
<u>sondern, im Gegenteil, notwendig.</u>**

Das hat folgende Gründe: Bei der Blockierung eines oder mehrerer Wirbel sowie einer Skoliose sind die Muskeln und Sehnen auf der konkaven Seite des Wirbels verkürzt und auf der konvexen Seite verlängert (siehe Abb. 106). D. h. für die Therapie und deren Dauer, daß die verkürzten Muskeln und Sehnen sich aufdehnen müssen und die verlängerten Muskeln und Sehnen sich wieder zusammenziehen sollen. Dieser Vorgang dauert, je nach Alter des Schadens, entsprechend lang .

**Die SMT® ist als einzige Behandlungsform in der Lage,
<u>Skoliosen</u> erfolgreich zu behandeln
und, mit Geduld, <u>zu begradigen.</u>**

Der zweite Grund ist der, daß bei alten und langanhaltenden Schäden der Wirbelkörper, wie auch oft auf Röntgenbildern zu erkennen, seine quadratische Form verliert. Er wird etwas dreieckig (siehe Abb. 106).

Diese Tatsache hat zur Folge, daß es gerade am Anfang der Therapie zu regelmäßigen Reblockierungsvorgängen kommt. Muskeln und Sehnen und die Wirbelkörper haben sich noch nicht den veränderten Verhältnissen angepaßt. Besonders dann tritt eine Reblockierungstendenz auf, wenn der Patient noch nicht gelernt hat, die Verhaltensanweisungen zur Verhinderung von Reblockierungstendenzen zu beachten.

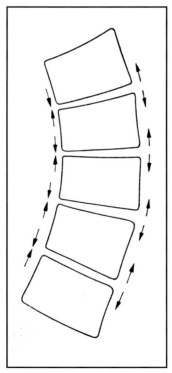

Abb. 106
Abbildung der Verhältnisse am Knochen bei einer alten Skoliose.
(Kleine Orthopädie, G. Exner, Thieme Verlag, 1973)

Der Patient muß selbst aktiv mitarbeiten.

Diese Forderung ist sicher einer der allerwichtigsten Punkte der SMT®.

**Die Gesamtdauer der manuellen Behandlung mittels der SMT®
sollte grundsätzlich pro Therapiesitzung
10 bis maximal 15 Minuten
nicht überschreiten.**

**Eine längere Behandlungsdauer kann besonders anfangs
den Patienten überfordern
und verstärkte therapiebedingte Schmerzen sowie eventuelle
Kreislaufprobleme auslösen.**

Ursachen für Kreislaufbeschwerden sind häufig schon der manuelle Ausgleich der Beinlänge. Hat zuvor eine erhebliche Beinlängendifferenz bestanden, wurde diese mittels der SMT® ausgeglichen. Steht der Patient dann auf, reagieren viele mit Schwindel.
Patienten, die primär keine Beinlängendifferenz aufweisen, auch wenn die Hüften beidseits um den gleichen Betrag subluxiert waren, reagieren wesentlich seltener nach der Korrektur der Hüftsubluxationen mit einem solchen Schwindel.
Die Schwindelsymptomatik ist meist dann sehr ausgeprägt, wenn der Patient auf Grund seiner Wirbelsäulenschäden an Herz (Th2 SMT®)- und Kreislaufwirbel (Th12 SMT®) an sich schon zu Schwindelsymptomen neigt.

**Deshalb fragen Sie den Patienten während der Behandlungen
immer wieder nach einem Unwohlsein,
das muß nicht nur Schwindel sein.**

**Manchen Patienten wird es übel, andere reagieren mit dem Gefühl
der Kraftlosigkeit oder Schwäche sowie Müdigkeit,
andere wiederum fangen an zu frieren.**

**Diese Symptome können Anzeichen
eines beginnenden Kreislaufversagens sein!!!**

**Wenn nötig, unterbrechen Sie die Behandlung,
legen Sie den Patienten hin und heben die Beine an,
damit das in der Peripherie versackende Blut
zum Gehirn zurückströmen kann.
Sobald es dem Patienten besser geht, muß er ein Glas Wasser trinken.**

**Wenn sich nach 2 bis 3 Minuten der Kreislauf stabilisiert hat,
kann man vorsichtig weiterbehandeln.**

Sollte es vorkommen, daß der Patient mit mehreren solcher Kreislaufschwächen während einer Behandlung reagiert, bricht man diese ab und versucht es nach einigen Tagen nochmals.

**Streß und Angst können ebenso wie
bestimmte Wetter- oder sagen wir besser Luftdruckverhältnisse
die Kollapsneigung beim Patienten verstärken.**

4.4.6 ENTSTEHUNGSURSACHEN VON BLOCKIERUNGEN UND SKOLIOSEN DER WIRBELSÄULE

Die Schulmedizin glaubt, daß ihr die Ursachen von akuten Blockierungen wohl bekannt ist. Sie behauptet, daß Blockierungen durch akute Fehlbelastungen der Wirbelsäule entstehen, durch einseitige Arbeiten oder durch Unfälle ausgelöst, bei der durch starken Muskelzug ein oder mehrere Wirbel oder Gelenke aus der normalen Lage heraus- und herumgezogen werden. Der Grund dafür sei wiederum eine zu schwache oder mangelhaft ausgebildete Rückenmuskulatur.

Wie ich in den vorangegangenen Kapiteln schon ausgeführt habe, ist diese Anschauung einer zu schwachen Rückenmuskulatur falsch. Genau das Gegenteil ist nämlich der Fall.

**Die Ursache für Blockierungen und Skoliosen der Wirbelsäule ist,
ebenso wie deren Stärke
der vom Becken durch Hüft- und Kreuzbeinsubluxationen
hervorgerufene Spannungsaufbau.**

**Dabei wird die Form der Skoliose
in erster Linie vom Bewegungs- und Haltungsmuster,
aber auch vom Kreuzbeinschaden des Patienten bestimmt.**

**Bei jedem Unfall, gleichgültig welcher Art,
z. B. auch bei einem Schleudertrauma der Halswirbelsäule,
einer starken Kopfprellung, einem Sturz auf eine Schulter oder einen Arm
oder bei einem heftigen Stolpern sowie
bei einem Umknicken eines Sprunggelenks (Distorsion),
kommt es neben den lokalen Schäden
<u>immer zu einer Kreuzbeinsubluxation</u>**

oder eine schon bestehende wird verschlimmert.

**Dabei ist die <u>Kreuzbeinsubluxation</u> mit dem daraus resultierenden,
sich zentrifugal ausbreitenden Spannungsaufbau,
für die Blockierungsneigung, Skolioseentwicklung sowie
die <u>Chronifizierung von Schmerzsyndromen</u>
und andere <u>Erkrankungen</u> verantwortlich.**

Den Mechanismus der Blockierungs- sowie der Skolioseentstehung kann man sich so vorstellen:
Im Rahmen täglicher Körperbewegungen müssen sich nicht nur die Gelenke, sondern auch die Wirbel hin- und herbewegen.
Wenn man z. B. den Oberkörper nach rechts dreht, entsteht in der Brustwirbelsäule eine physiologische Linksskoliose, die aber wieder sofort verschwindet, wenn sich der Betreffende gerade stellt.
Ist nun durch eine Hüft- und Kreuzbeinsubluxation sehr viel Spannung in der Wirbelsäule, werden die Wirbel stark aufeinandergepreßt. Wenn sich der Betreffende dreht, rotieren die Wirbel, wie beschrieben, zur Gegenseite der Drehbewegung. Stellt sich derjenige anschließend wieder hin, können sich die Wirbel auf Grund der starken Verspannung häufig nicht wieder zurückdrehen, sie verkanten, sprich blockieren.
Natürlich spielen dabei nicht nur der Beckenschiefstand, sondern auch das Bewegungsmuster eine formgebende Rolle.

**Hinzu kommt, daß eine zusätzliche Spannungserhöhung
durch <u>psychischen und körperlichen Streß</u>
sowie durch <u>Auskühlung der Muskulatur, vor allem durch Zugluft</u>
eine Kreuzbeinsubluxation verschlimmern kann.**

**Obendrein muß man auch das Alter all dieser Schäden berücksichtigen,
da die Schäden und die daraus resultierenden Beschwerden
um so schlimmer werden, je älter sie sind.**

Akute Probleme sind das liebste Kind der SMT®, weil sich noch keine starke Verspannung der Rückenmuskulatur aufbauen und es zu keinen dauerhaften Muskel-, Knochen-, Sehnen- und Bänderveränderungen kommen konnte. Nach der Behandlung ist der Schaden meist beseitigt und der Patient verläßt geheilt und zufrieden den Behandlungsraum. Auch bei den akuten Blockierungen steht natürlich die Beseitigung von Hüft- und Kreuzbeinsubluxationen im Vordergrund.

Aber auch diesem Patienten sollte man Verhaltensanweisungen mit auf den Weg geben, damit er sich den gleichen Schaden nicht sofort wieder zuzieht und die leicht überdehnten Sehnen und Bänder der Wirbelsäule sich schnell wieder festigen können.
Für die Entstehung von Skoliosen gelten folgende Gesichtspunkte:
Es gibt grundsätzlich mehrere Entstehungsursachen für eine Skoliose. Erstens kann der Schaden „angeboren" (sprich im Mutterleib erworben) sein, d. h. das Kind kommt schon mit einer Wirbelsäulendeformierung, in Form einer Verbiegung, auf die Welt. Diese Skoliosen müssen dem untersuchenden Arzt visuell nicht auffallen, sie können sehr dezent sein. Man muß schon seine Finger dazu hernehmen und die Wirbelsäule abfahren, um die Schäden zu erkennen. Als mögliche Ursache für eine Skolioseentstehung bei einem Säugling möchte ich nur die vermehrt einseitige Lage in der Gebärmutter erwähnen. Durch eine einseitige Zwangslage in der Gebärmutter können wahrscheinlich schon intrauterin Kreuzbeinsubluxationen entstehen.

**In vielen Fällen treten schon beim Geburtvorgang
Hüft- und Kreuzbeinsubluxationen beim Säugling auf,
welche den eigentlichen Auslöser
für eine Skolioseentwicklung darstellen.**

Eine weitere häufige Ursache einer Skolioseentstehung sind Unfälle. Auch hier ist der beim Unfall eintretende oder verschlimmerte Kreuzbeinschaden dafür maßgeblich verantwortlich. Die Skoliose ist häufig auf der Seite des maximalen Kreuzbeinschadens am schlimmsten.
Der Beckenschiefstand durch Beinverlängerung mit und ohne Hüftsubluxation ist sicher auch eine Ursache (gerade bei Kindern) für eine Skoliosemanifestation.
Dadurch, daß bei einem Beckenschiefstand eine Beckenschaufel höher steht als die Gegenseite, hat auch das Kreuzbein eine Schräglage. Somit tritt an der Lendenwirbelsäule grundsätzlich die Tendenz auf, zur Gegenseite der höher stehenden Beckenschaufel herumzuschwingen, so daß sich dort eine Skoliose ausbildet. Dieser Vorgang unterliegt aber einigen Modifikationen.
Wie schon erwähnt, rotieren der 5. und eventuell auch noch der 4. Lendenwirbel fast immer zur Seite der stärkeren Kreuzbeinsubluxation hin. Diese Seite muß aber nicht zwangsläufig (wenn es in der Tat häufig auch so ist) die sein, auf deren Seite auch der Beckenhochstand zu finden ist. Das hat zur Folge, daß es zwischen 4. und 3. Lendenwirbel zu einer Änderung der Skolioserichtung zur Gegenseite hin kommt.
Nicht selten kommt es aber auch vor, daß die gesamte Lendenwirbelsäule zur blockierten Seite des 5. und 4. Lendenwirbels rotiert, so daß im ganzen Lendenwirbelsäulenbereich eine gleichmäßige Skolioserichtung zu finden ist. Verantwortlich dafür sind sicherlich gewohnheitsmäßige Bewegungs-, Haltungs- und Lagerungsmuster im Schlaf.
Oberhalb der Lendenwirbelsäulenskoliose, die sich sehr oft bis zum 10. oder 9. Brustwirbel erstreckt, kann es zu einem Gegenschwung der Skoliose kommen, um die

schräge Achsenstellung der Gesamtwirbelsäule wieder auszugleichen.
Entwickeln sich im Lenden- und oberen Brustwirbelsäulenbereich gleichsinnige Skoliosen, eventuell unterschiedlich starker Ausprägung, kommt es im Mittelbereich der Wirbelsäule häufig zu einem kompensatorischen Zwischenschwung zur Gegenseite.
Interessant ist, daß nach der Korrektur der unteren und oberen gleichsinnigen Wirbelsäulenskoliosen der kompensatorische Zwischenschwung spontan, also ohne einen therapeutischen Handgriff, verschwindet.
Eine weitere fast gleich wichtige formgebende Ursache für Skoliosen ist unsere tägliche Haltung im Schlaf, bei der Arbeit und Freizeitbetätigung, hervorgerufen durch unsere Rechts- oder Linkshändigkeit.
Nehmen wir zum Anfang das Beispiel eines normalen Rechtshänders. Der Rechtshänder hat von Natur aus ein bestimmtes Bewegungsmuster, welches so aussieht, daß er sich immer zum Greifen und Heben nach rechts dreht und herunterbückt. Die zwangsläufige Folge ist, daß die Lendenwirbelsäule und die unteren Anteile der Brustwirbelsäule nach links abweichen, es entsteht hier eine Linksskoliose.
Trägt er nun auch noch viel mit der rechten Hand, weitet sich die Linksskoliose in die Brustwirbelsäule aus.
Arbeitet er dagegen mit der rechten Hand viel in Brusthöhe und höher, entwickelt sich nach der Linksskoliose im unteren Wirbelsäulenbereich in der oberen Brustwirbelsäule eine Rechtsskoliose.
Bei der Halswirbelsäule ist die Situation so, daß der Rechtshänder den Kopf vermehrt nach rechts wendet, er muß dahin schauen, wo er er mit seiner rechten Hand arbeitet. Die Halswirbelsäule entwickelt mit der Zeit eine Linksskoliose. Wenn der Patient aber dabei viel nach rechts oben blicken muß, also den Kopf etwas nach links neigt, und nicht nur einfach zur Seite dreht, kann seine Halswirbelsäule im Laufe der Zeit nach rechts abweichen.
Beim Linkshänder sind die Verhältnisse genau spiegelbildlich.
Nun kommt als verstärkender oder dämpfender Faktor noch die Schlafhaltung hinzu. Im Schnitt verbringt der Mensch sechs bis acht Stunden liegend und schlafend in seinem Bett. Wenn man sich auch bei Nacht öfters dreht, so hat doch jeder Mensch eine bevorzugte Schlafseite, auf der er viele Stunden zu liegen kommt. In dieser Zeit hängt die Wirbelsäule zur Liegeseite hin durch. Wenn man nun den Rechts- oder Linksschläfer betrachtet, verstärkt sich durch die Liegerichtung eine möglicherweise schon bestehende Skoliose, sei es in der Lenden-, Brust- oder Halswirbelsäule.
Bei der Brustwirbelsäule kommt noch ein weiterer modulierender Faktor dazu, nämlich die Armhaltung im Schlaf über Nacht. Viele Menschen haben die Gewohnheit, einen Arm in der Nacht nach oben zu nehmen. Daraus folgt, daß ein zusätzlicher Zug von einigen Stunden auf die obere Wirbelsäule ausgeübt wird. Diese Gewohnheit kann einen so großen Einfluß auf die obere Wirbelsäule haben, daß eine beim Rechtshänder zu erwartende Rechtsskoliose der Brustwirbelsäule nun als Linksskoliose gefunden werden kann.
Als weiterer skolioseauslösender Faktor kommt jetzt noch die Arbeitstätigkeit hinzu.

Viele Menschen sind bei ihrer täglichen beruflichen Tätigkeit gezwungen, dauerhaft bestimmte einseitige Haltungen einzunehmen, seien es nun Fließbandarbeiter, Bau- oder Landschaftsarbeiter, Büro- oder Maschinenarbeiter oder Menschen, die viel Autofahren müssen.
Betrachtet man z. B. einen Arbeiter, der viel mit Schaufel oder Gabel arbeiten muß, so nimmt er dabei folgende Haltung ein: Er ist nach rechts oder links gebückt, je nach Handhaltung des Arbeitsgeräts. Seine Lendenwirbelsäule weicht folglich im Laufe der Zeit zur Gegenseite ab. Bückt sich der Rechtshänder beim Schaufeln nach rechts, so verstärkt es seine Linksskoliose der Lendenwirbelsäule, beim Linkshänder ist es umgekehrt. Die Form der Verbiegung der Brustwirbelsäule hängt davon ab, ob sich die rechte oder die linke Hand an der Schaufel oben befindet. Hat der Arbeiter beim Schaufeln seine linke Hand oben an der Schaufel, so ziehen die Muskeln die Brustwirbelsäule nach links, hat er seine rechte Hand an der Schaufel oben, so ziehen seine Muskeln nach rechts.
Welcher Einfluß, die Händigkeit oder die Arbeitshaltung, für die Form einer Skoliose verantwortlich ist, hängt davon ab, ob sich die verschiedenen Einflüsse verstärken oder gegenseitig abschwächen oder gar aufheben.
Ich entsinne mich einer Patientin mit einer schweren, sehr schmerzhaften Entzündung der rechten Schulter und des Oberarms, bedingt durch eine Linksskoliose der oberen Brustwirbelsäule bis hin zum siebenten Halswirbel. Die Patientin ist eigentlich Rechtshänderin, muß während ihrer Arbeit mit der rechten Hand und erheblichem Kraftaufwand einen Hebel an einer Maschine nach unten ziehen. Sie schläft meist auf der rechten Seite und nimmt im Schlaf nicht den linken Arm über den Kopf. Es war anfangs nicht verständlich, wie ihre Linksskoliose der Brustwirbelsäule entstehen konnte und sich trotz konsequenter Behandlung nicht bessern wollte. Nach einer genauen Arbeitsplatzanamnese kam heraus, daß die Patientin mit der linken Hand schwere Arbeitsstücke heranziehen und diese dann mit der linken Hand in die Maschine einlegen muß. Dann erst wird mit der rechten Hand der Hebel nach unten gezogen. Der Kraftaufwand der linken Hand bei der Arbeit ist viel größer als der der rechten Hand, folglich entsteht eine Linksskoliose, trotz Rechtshändigkeit und guter Schlafhaltung. Eine Besserung der Beschwerden ist neben der manuellen Therapie, wenn sie auf Dauer erfolgreich sein soll, nur durch einen Arbeitsplatzwechsel an eine andere Maschine zu erreichen.
Wir hätten in der Industrie bei den arbeitenden Menschen wesentlich weniger Rücken- und Gelenksprobleme, wenn man davon wegkäme, den gleichen Arbeiter immer am gleichen Platz einzusetzen und ihn immer die gleichen Handhabungen verrichten zu lassen.
Die Autoindustrie geht schon mit der Teamgruppenarbeit den richtigen Weg. Wünschenswert wäre es, wenn auch die anderen Industriezweige, besonders bei Fließband- und Maschinenarbeit, ein Rotationsverfahren anwenden würden.
Wobei auch hier ausschlaggebend wäre, daß die Arbeiter so an ihren Maschinen oder Arbeitsplätzen tätig sein könnten, daß keine Beckendrehungen notwendig sind, denn

durch diese Beckendrehungen besteht die große Gefahr, daß es zu Kreuzbeinsubluxationen kommt oder schon bestehende mit all ihren Folgen zunehmen.
Bei Landwirten entstehen ähnliche Probleme durch die viele Arbeit mit Gabel und Schaufel wie bei anderen Arbeitern. Zusätzlich haben Landwirte häufig noch Probleme mit einer Linksskoliose der Halswirbelsäule, die dadurch entsteht, daß der Landwirt beim Traktorfahren, bei der Bedienung der Hydraulik und zur Beobachtung seines angehängten Arbeitsgeräts, immer nach rechts hinten schauen muß. Ein Spiegel, rechts oben im Fahrerhaus angebracht, könnte hier Abhilfe schaffen.
Aber nicht nur körperlich arbeitende Personen können eine Skoliose oder eine Blockierung auf Grund einseitiger Arbeitshaltung entwickeln. An einem Schreibtisch tätige Menschen, mit und ohne Benutzung eines Computers, leiden sehr häufig an berufsbedingten Wirbelsäulenschäden, ausgelöst durch einseitige Arbeitsabläufe. Halswirbelsäulenschäden entstehen oft dadurch, daß der Computerbildschirm oder die Schreibvorlage nicht gerade vor dem Benutzer liegen. Ich habe auch schon erlebt, daß ein Patient eine Halswirbelsäulenskoliose dadurch entwickelte, daß er den Telefonhörer immer zwischen Ohr und Schulter einklemmte, damit er die Hände für andere Arbeiten frei hatte. Von Bedeutung ist auch der Stand des Telefons, da der Hörer immer mit der gleichen Hand herangeholt und an das Ohr gehalten wird. Ein anderer wesentlicher Faktor bei Computerarbeit kann auch der Umgang mit der Maus sein, wobei die Armhaltung Auswirkung auf die Brustwirbelsäule hat. Lehrer haben gelegentlich Schwierigkeiten mit der Brustwirbelsäule, weil sie beim Schreiben an der Tafel die rechte Hand zu viel erhoben haben. Sie könnten dadurch einen Ausgleich schaffen, daß sie gleichzeitig die linke Hand mit erheben oder in ihrer Freizeit, z. B. beim Fernsehen, den linken Arm hochlagern.
Auch Menschen, die in ihrem Beruf viel tragen müssen, können durch einseitige Belastung eine Skoliose entwickeln. Die Hand und Schulter, die durch das Gewicht belastet wird, wird nach unten gezogen. Die Gegenseite weicht gleichzeitig nach oben ab. Die Folge ist eine Skoliose der Brustwirbelsäule.
So finden sich eigentlich für jeden Menschen und für jeden Beruf Schädigungsmechanismen, die bei dauerndem Einfluß zu Blockierungen und Skoliosen führen, welche den Personen dann Schmerzen bereiten. Wegen der großen Vielfalt der Einflüsse, der Kombinationsmöglichkeiten, möchte ich es bei den wenigen Beispielen belassen, die Ihnen nur einen Anstoß geben sollen, sich in diese Problematik eingehend zu vertiefen.
Diese Gesichtspunkte der Blockierungs- und Skolioseentstehung sind für den Erfolg der SMT®-Behandlung von ausschlaggebender Bedeutung. Die Erfragung solcher Zusammenhänge sollte während der Untersuchung und Behandlung an Hand der erhobenen Wirbelsäulenbefunde geschehen. Sie müssen nämlich dem Patienten die zur Erkrankung führenden Verhaltensweisen aufzeigen und ihn motivieren, seine Gewohnheiten umzustellen, soweit dies möglich ist. Man sollte dem Patienten bei der 2. Therapiesitzung (nach der ersten Behandlung richtet sich die Wirbelsäule durch den Spannungsabbau nach der Korrektur von Hüft- und Kreuzbeinsubluxation auf und

verändert seine Form) einen möglichst schriftlichen Therapieplan mit auf den Heimweg geben, worin detailliert aufgeführt wird, was der Patient darf und was er nicht darf (siehe Abb. 108, Seite 215).
Auch auf die Gefahr hin, Sie zu langweilen, möchte ich nochmals folgende Statements abgeben:

**Die Menschen hätten mit Blockierungen und Skoliosen kaum Probleme,
wenn man darauf achten würde,
daß ihre Hüft- und Kreuzbeingelenke in Ordnung blieben.**

**Dann ist die Wirbelsäulenmuskulatur locker und entspannt,
so daß sie sich den gegebenen Erfordernissen entsprechend bewegen kann.**

**Alle, auch schwere Arbeiten, können problemlos bewältigt werden,
ohne daß es zu Blockierungen und Skoliosentwicklung kommt.**

**Deshalb meine Forderung, daß die SMT®
nicht nur in die Schulmedizin Einlaß erlangen muß,
sondern vielmehr eine Volksmedizin wird,
in der eine Prophylaxe zu Hause in den Familien betrieben
und bei größeren Schäden ein Therapeut zu Rate gezogen wird.**

Der Therapeut kann nur therapiebegleitend tätig werden, die Hauptarbeit seiner Skoliose- und Blockierungsbehandlung obliegt dem Patienten selbst. Gerade bei der Skoliosebehandlung kann der Therapeut nur die Schäden untersuchen und erkennen. Durch das Drücken kann er dem Patienten zeigen, daß er durch die Behandlung, die durchaus schmerzhaft sein kann, doch eine allgemeine Erleichterung erfährt. Diese Erleichterung sollte den Patienten dann veranlassen, seine Behandlung selbst mit in die Hand zu nehmen. Der konsultierte Therapeut stellt dann nur noch den Stand des Erfolges der Selbstbehandlung fest und gibt therapeutische Hilfestellungen.

4.4.7 THERAPEUTISCHE VERHALTENSANWEISUNGEN
Nach der SMT®-Untersuchung und -Behandlung und wenn man die für den Patienten schädigenden Verhaltensweisen herausgearbeitet hat, muß man einen Therapieplan mit Anweisungen für das weitere Verhalten zur Vermeidung sofortiger Reblockierungen aufstellen.
Ich habe eine Vorlage entworfen, die der Patient nach der Behandlung mit nach Hause bekommt, auf der die erhobenen Befunde aufgelistet werden und die Therapieempfehlungen vermerkt werden (siehe Abb. 108, Seite 215).
Gerade bei der ersten Behandlung sind die Patienten mit der Flut der neuen Informationen und Empfehlungen oft schlicht überfordert. Mit diesem Therapieblatt, wie ich es nenne, wird der Patient angehalten, alle schädigenden Ursachen, die für seine Wir-

belsäulenschäden verantwortlich sind, zu meiden. Wenn das aus beruflichen oder sonstigen Gründen nicht möglich ist, sollte er ausgleichende Verhaltensweisen einstudieren.
Der Patient muß alles vermeiden, was die Reblockierungstendenz seiner Wirbelsäulen- und Gelenkschäden nach der Behandlung begünstigt. D. h. er muß sich immer **breitbeinig bücken** und die **Füße und Knie dabei nach außen richten**.
Um den Fuß zu erreichen, muß er das Bein anheben oder beim Herabbücken das Knie immer weit zur Seite herausdrehen, er darf nicht mehr im Becken drehen, muß also immer auf den Füßen herumtreten. Eine weitere Möglichkeit bei einer notwendigen Körperdrehung ist die, die Ferse des nicht durch den Stand belasteten Beins vom Boden zu lösen.
Bei Vorwärtsbewegungen im Becken muß der Fuß des nach hinten durchgestreckten, durch den Stand nicht belasteten Beins ebenfalls mit der Ferse vom Boden abgehoben werden. Bei einer Rückwärtsbewegung muß dagegen die Fußspitze vom Boden gelöst werden, um keine Beckenverdrehung hervorzurufen.
Beachtet er das nicht, kann sofort eine neuerliche Kreuzbeinsubluxation auftreten, besonders wenn er unter Streß steht, es kalt ist oder eine Beinlängendifferenz besteht.
Er darf natürlich auch nicht über die Seite heben oder Gegenstände abstellen.
Der Betreffende darf weiterhin nicht mehr auf der Seite seiner Blockierung oder Skoliose liegen und sich nicht zur Gegenseite der Skoliose bücken. Weder beim Fernsehen noch im Nachtschlaf ist diese Seitlagerung erlaubt. Hat der Patient z. B. eine Linksskoliose eines Wirbelsäulenabschnitts, so sagt man ihm, daß er nicht mehr links liegen darf. Rechts kann und soll er in diesem Fall liegen.

In Seitenlage müssen die Knie immer aufeinanderliegen, weil es ansonsten zu einer Hüftsubluxation kommt.

Oft hört man dann den Einwand: „das kann ich nicht, so kann ich nicht schlafen, oder im Schlaf merke ich doch nicht, wie ich liege". Alle diese Einwände sind Ausflüchte. Kein Mensch ist in der Lage zu sagen, was er kann oder nicht kann, solange er es nicht probiert hat.
Die Umstellung der Schlafhaltung mag anfangs Probleme machen, weil der Körper sich erst an die neue Lage gewöhnen muß, aber nach kurzer Zeit ist der Schlaf in der neuen Position genauso gut wie vorher. Wenn der Patient den festen Vorsatz zur Mitarbeit und zur Einhaltung der neuen Schlafposition aufbringt, wird er automatisch in der Nacht wach, wenn er falsch liegt. Das ist der gleiche Mechanismus, gesteuert durch unser Unterbewußtsein, der Sie um 4 Uhr nachts wach werden läßt, wenn Sie um 5 Uhr aus dem Haus gehen müssen. Wenn man dann doch einmal in der Nacht auf der falschen Seite erwacht, dreht man sich einfach wieder um und schläft weiter.
Es macht keinen Sinn, Patienten, die nicht zu solchen Verhaltensänderungen bereit sind, weiter zu behandeln, weil vor allem die aktive Mitarbeit des Patienten die ausschlaggebende Grundvoraussetzung ist, ohne die gar nichts geht. Dieses gilt für alle

Anweisungen, die nicht beruflichen oder sonstigen Zwängen unterliegen. Auch für Patienten mit beruflichen oder sonstigen Zwangshaltungen existieren zumindest einige Bewegungen und Haltungen zum Ausgleich. Anders ist es bei behinderten Menschen, auch diesen sollte man versuchen zu helfen, hier kann aber schon die Therapie sehr schwierig sein. Verhaltensanweisungen können oft nur sehr schwer oder nicht eingehalten werden.

**Für alle anderen Personen gilt: ohne aktive Mitarbeit
ist eine weitere Therapie mittels der SMT® sinnlos.**

Sie sollten Ihre Bemühungen vorrangig denen zukommen lassen, die sich auch bemühen. Kommen wir zu der Schlafhaltung zurück. Es gibt sehr häufig Menschen, die nicht nur eine Wirbelsäulenkrümmung nach einer Seite haben, sondern bei denen die Wirbelsäule z. B. unten nach links und oben nach rechts gekrümmt ist und, wie beim Rechtshänder, die Halswirbelsäule eventuell zusätzlich eine Linksverbiegung aufweist. Diesen Patienten sagt man, sie dürfen nur auf dem Rücken oder auf dem Bauch schlafen. Sollte das trotz glaubhafter Bemühungen wirklich nicht möglich sein, wählt man die Seite der geringeren Skoliose, polstert diesen Wirbelsäulenabschnitt im Schlaf mit einem Kissen aus, so daß die Wirbel nicht zur Skolioseseite über Nacht durchhängen können. Bei der Halswirbelsäule nimmt man dazu eine nicht zu dicke Nackenrolle oder ein zusammengerolltes Handtuch, das man sich seitlich in die Halsbeuge unter das Ohr schiebt. Bei der Brust- oder Lendenwirbelsäule reicht ein dünneres, kleines Kissen.

Im Gegensatz dazu darf sich hinten im Nacken aber keine Nackenrolle befinden. Auch sollte man auf keinen Fall das Kopfkissen zusammendrehen und in den Nacken schieben. Dies ist die Ursache für viele Kopfschmerzen in Form eines Spannungskopfschmerzes oder einer Migräne.

Eine normale Halswirbelsäule hat eine leichte Krümmung nach vorne zum Gesicht hin. Diese normale oder auch physiologische Krümmung geht dann verloren, wenn eine Nackenrolle über Nacht die Halswirbelsäule nach vorne schiebt. Es entsteht eine sogenannte Steilstellung. Die Halswirbelsäule erleidet durch die Nackenrolle eine Begradigung, indem die oberen Halswirbel nach vorne zum Gesicht hin geschoben werden (siehe Abb. 107).

Je nach seitlicher Kopfdrehung kann noch eine Seitverschiebung in Form einer Skoliose hinzukommen. Die dabei entstehende Spinalnerveneinklemmung macht dann dem Patienten die größten Beschwerden. Die handelsüblichen Nackenkissen mit hochstehendem Rand und medialer Mulde für den Kopf sind nur gut, wenn der Patient ausnahmslos auf der Seite schläft. Er sollte aber wissen, auf welcher Seite er schlafen darf. Dreht sich der Patient in der Nacht im Schlaf auf den Rücken, kommt es durch den höherstehenden Kissenrand zu der beschriebenen Steilstellung der Halswirbelsäule. Außerdem reagiert die Halswirbelsäule natürlich auf die Kopfdrehung. Man weist den Patienten an, die Kopfwendung in der Heilungsphase zur Gegenseite

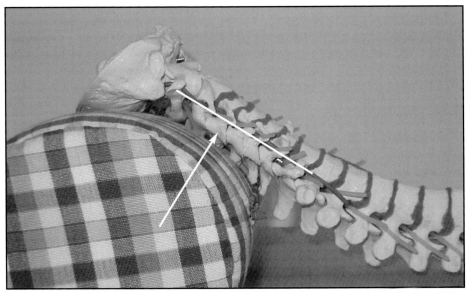

Abb. 107 Darstellung der Wirkung einer Nackenrolle oder eines ausgeposterten Nackens bei Rückenlage, in Form einer Steilstellung der Halswirbelsäule. (Foto selbst)

seiner Skoliose zu vermeiden. Der Patient muß den Kopf also immer zur Skolioseseite hin drehen, das bedeutet, Skoliose der Halswirbelsäule links, Kopfdrehung also auch nach links.

Eine Zwischenstellung nimmt der siebte Halswirbel ein, der beiden Einflüssen, sowohl der der Kopfwendung, als auch der des Handgebrauchs unterliegt. Er ist von seiner Funktion her sowohl ein Halswirbel als auch ein Brustwirbel. Bei einer Blockierung dieses Wirbels muß der Patient beide Anweisungen, die für den Handgebrauch und die für die Kopfdrehung beachten.

Der Patient schläft, wenn er auf dem Rücken liegt, am besten flach auf einem großen Kissen, mit Schulter und Hinterkopf gleichmäßig auf einer Ebene liegend. Eine Höherlagerung des Oberkörpers durch einen Kopfkeil oder das Hochstellen des Bettkopfteiles ist nur gut, wenn die Person auf dem Rücken schläft. Wenn die Person reiner Rückenschläfer ist und in der Nacht höher liegen möchte, muß sich die Knickstelle der Wirbelsäule im Brustwirbelsäulenbereich befinden.

Diese Schlafhaltung schädigt die Wirbelsäule nicht, weil die normale rückwärtige Krümmung der Brustwirbelsäule nur etwas verstärkt, aber keine unphysiologische Haltung eingenommen wird. Die Schlafposition mit angehobenem Oberkörper sollten aber nur Menschen mit Erkrankungen einnehmen, die bei Flachlagerung Beschwerden wie z. B. Atemnot oder nächtliches Sodbrennen bekommen. Allen anderen Menschen sollte man raten, möglichst flach zu liegen.

Da die meisten oberen Brustwirbelsäulenschäden durch den einseitigen Handgebrauch entstehen, wozu schon das Einschenken eines Glases, das Trinken, das Türen

auf- und zumachen und viele andere Dinge des täglichen Lebens gehören, muß dieser Ursache entgegengearbeitet werden. Was bedeutet, daß die Hand der Skolioseseite der oberen Brustwirbelsäule unten benutzt wird, die Hand der Gegenseite arbeitet oben. Getragen wird auf der Seite der Skoliose. Liegt eine alleinige Verbiegung der oberen Brustwirbelsäulenabschnitte vor, empfiehlt man dem Patienten, seinen Oberkörper immer zur Seite seiner Skoliose hin zu drehen.
Hat der Patient eine Skoliose der unteren Wirbelsäulenabschnitte mit einer gegenläufigen Skoliose der oberen, so lautet die Empfehlung, sich gerade zu bücken, da dabei weder untere noch obere Wirbelsäulenabschnitte zur Seite hin ausweichen können. Für Handgebrauch und Benutzung eines Stielgeräts (z. B. einer Schaufel) richtet man sich mit seinen Empfehlungen nach der Skolioserichtung der oberen Wirbelsäulenabschnitte.
Alle diese Empfehlungen werden dem Patienten erklärt und auf einem Befund- und Therapiezettel aufgeschrieben, den er dann mit nach Hause nehmen kann (siehe Abb. 108).

4.4.8 ANLEITUNG ZUR NACHBEHANDLUNG DER WIRBELSÄULE

Bei alten und stärkeren Wirbelsäulenschäden kann auch eine peinlichst genaue Beachtung all der genannten Punkte für eine Blockierungs- oder Skolioseheilung nicht ausreichend sein. Der SMT®-Therapeut kann aber auch nicht jeden Tag am Patienten nachbehandeln.
Die einfachste Methode ist auch hier die Partnerbehandlung, da die Handgriffe ganz einfach und gefahrlos sind, so daß sie den Angehörigen in kürzester Zeit beigebracht werden können.
Für die Nachbehandlung der Wirbelsäule gibt es bei nicht extrem stark ausgeprägten Skoliosen für den Laien die Möglichkeit, einen Massageroller zu benutzen. Diese Massageroller haben 4 Räder aus Holz, die wie bei einem Auto angeordnet sind, zwei vorne und zwei hinten, jeweils durch eine Achse verbunden. Das Mittelteil, das wie der Bügel eines Bügeleisens geformt ist, verbindet die Achsen mit den Rädern. Erhältlich sind solche sehr preisgünstigen hölzernen Massageroller in allen Sanitätsgeschäften.
Zur Nachbehandlung legt sich der Patient auf eine schmale Bank (z. B. eine Bierbank), läßt seine Arme seitlich herunterhängen und schwingt diese aus den Schultern gegenläufig vor und zurück, wie beim Marschieren. Währenddessen rollt der Partner mit dem Massageroller so über die Wirbelsäule herauf und herunter, daß sich die Dornfortsätze immer zwischen den Rädern des Rollers befinden. Mit dieser Methode kann man absolut nichts falsch machen, man braucht noch nicht einmal die Skolioseform zu kennen oder berücksichtigen.
Für Patienten, die keine Bezugsperson haben, wurde für die Nachbehandlung die sogenannte Kantenübung erdacht. Zu dieser Übung lehnt sich der Patient, mit einem Bademantel oder Ähnlichem bekleidet, an eine Tür- oder Schrankkante.
Bei einer Linksskoliose, als Beispiel genannt, kantet er links seitlich der Dornfortsät-

Dr. med. Michael Graulich, Facharzt für Allgemeinmedizin, 87724 Ottobeuren, Uhlandstraße 4, Tel 08332/7071

Wirbelsäulen- und Gelenkbefunde erhoben mittels der SMT | Therapieempfehlungen zur Förderung der Heilung mittels der SMT

Bereich	Wirbel	Seite	Organ/Funktion	Befund	Empfehlung
Halswirbel	HWK1	links / rechts	zentrales Sehen, Gehirnfunktion	0	Nicht rechts / links liegen, sondern nur rechts / links / auf dem Rücken oder Bauch, Knie liegen dabei immer aufeinander
	HWK2	links / rechts	Auge, Zunge	0	Bei Rechtslage / Linkslage ein flaches Polster in den Flanken-/ Rippenbereich
	HWK3	links / rechts	Ohren, Zähne	0	Im Liegen nicht den rechten / linken Arm allein nach oben nehmen
	HWK4	links / rechts	Nase, Mund, Rachen	0	Nicht mit dem rechten / linken Arm auf dem Tisch oder einer Lehne aufstützen
	HWK5	links / rechts	Halsmuskulatur	0	Bei Rechts-/Linkslage kleine Rolle in die rechte / linke Halsbeuge
	HWK6	links / rechts	Schulterdach	X	Bei Rückenlage darf der Nacken nicht ausgepolstert sein, sondern muß frei bleiben, so daß die flache Hand unter den Nacken gelegt werden könnte
	HWK7	links / rechts	Schilddrüse, Ellenbogen	0	In Bauchlage Kopf auf das rechte / linke Ohr / Kopf möglichst gerade
Brustwirbel	BWK1	links / rechts	Hand, Speiseröhre	0	Nicht rechts / links umschauen, eher nach rechts / links / beim Seit- oder Rückwärtsschauen den Kopf gerade halten und den Körper umwenden
	BWK2	links / rechts	Herz, Blut und Gefäße, Nerven		
	BWK3	links / rechts	Lunge, Brustdrüse, Haut	0	Mit der rechten / linken Hand unten arbeiten und Handgewichte (z. B. Tasche) tragen
	BWK4	links / rechts	Gallenblase	0	Mir der rechten / linken Hand nach oben greifen, Dinge am Arm oder auf dem Arm oder auf der Schulter (z. B. Schulterhenkeltasche) tragen
	BWK5	links / rechts	Leber, Immunabwehr		
	BWK6	links / rechts	Magen	0	Mit der rechten / linken Hand aufstützen und Dinge nach oben stemmen
	BWK7	links / rechts	Bauchspeicheldrüse	X	Mit beiden Händen auf gleicher Höhe arbeiten und mit beiden Händen tragen
	BWK8	links / rechts	Milz	0	Nicht nach rechts / links bücken o. Oberkörper drehen ohne Füße mitzunehmen
	BWK9	links / rechts	Nebenniere	X	Nur gerade bücken, Beine weit auseinanderstellen, Füße und Knie nach außen
	BWK10	links / rechts	Niere	0	Beim gerade Bücken hebt die rechte / linke Hand auf
	BWK11	links / rechts	Niere	X	Nie über die Seite mit im Becken gedrehtem Oberkörper heben
	BWK12	links / rechts	Kreislauf, Eierstöcke, Hoden, Dünndarm	0	Am Stielgerät (z. B. Besen o. Schaufel) rechte / linke Hand am Stiel unten
Lendenwirbel	LWK1	links / rechts	Dickdarm	0	Nicht über die rechte / linke Seite arbeiten, sondern das andere Bein gerade nach vorn
	LWK2	links / rechts	Dickdarm	X	Keine Kniebeugung, während das andere Bein gerade nach hinten ausgestreckt wird
	LWK3	links / rechts	Blase, Gebärmutter, Prostata	0	Hüftgelenk mehrmals täglich beidseitig nachschieben
	LWK4	links / rechts	Dickdarm, Sigmabereich	0	Kniegelenk mehrmals täglich beidseitig nachschieben
	LWK5	links / rechts	Dickdarm Enddarmbereich	0	Sprunggelenk mehrmals täglich beidseitig nachschieben
Kreuzbein	beidseits			0	Kiefergelenk mehrmals täglich beidseitig nachschieben
	rechts stärker links			X	Nie de Beine im Knie- und im Sprunggelenkbereich übereinanderschlagen
	links stärker rechts			X	Nie dehnen oder strecken sowie an den Extremitäten ziehen
Hüftgelenk	beidseits		**Ausstellungsdatum:**	X	Nie de Füße hinter dem Stuhlbein einhaken
	rechts stärker links			X	Hocke und Knien vermeiden
	links stärker rechts			X	In Stehen immer gleichmäßig auf beiden Beinen stehen
Kniegelenk	rechts stärker links		**Patientenname:**	X	**Mehrmals täglich Gesäßmassage beider Gesäßhälften**
	links stärker rechts				
Sprunggelenk	rechts stärker links				
	links stärker rechts				

Bitte beachten Sie folgende Zeilen:

Nach der Behandlung anfänglich stärkere Muskelschmerzen lassen in der Regel nach 1 bis 3 Tagen nach nach. Bitte bedenken Sie, daß bei älteren und alten Schäden der Heilungsprozeß länger dauert, eine intensive selbstständige häusliche Nachbehandlung erfordern und einige Besuche beim Arzt notwendig machen um die Handhabung sicher zu erlernen.

Abb. 108 Therapieplan für die SMT®
(Konzept selbst)

ze ein, stemmt das rechte Bein fest auf den Boden auf, um einen guten Druck und Schub aufzubringen, und bewegt seine Arme gleichzeitig gegenläufig vor und zurück. Bei der Behandlung einer rechsseitigen Skoliose kantet der Patient rechts seitlich des Dornfortsatzes ein und stellt das linke Bein vor.

Die Kante der Tür oder des Schrankes drückt dabei in die Tiefe zwischen Dorn- und Querfortsatz des Wirbels und schiebt den durch die Armbewegung mobilisierten Wirbel in die gewünschte Richtung. Die Kante ersetzt dabei den Finger des Therapeuten. Man beginnt oben an der Wirbelsäule und arbeitet sich portionsweise, je nach Lage der Blockierungen und Skoliosen, nach unten oder oben vor. Auf jedem Wirbelsäulenabschnitt verweilt man einige Zeit, bevor man zu dem nächsten Wirbelabschnitt übergeht.

Bei der oberen Brustwirbelsäule reicht es, wenn man sich entspannt gegen die Kante lehnt und den Unterkörper vorschiebt (siehe Abb. 109). Wenn man anschließend das Gesäß zurücknimmt und der Oberkörper leicht vorgebeugt ist, erreicht man die mittleren Abschnitte der Wirbelsäule (siehe Abb. 110). Um die Lendenwirbelsäule zu therapieren, beugt man den Oberkörper stärker nach vorne (siehe Abb 111).

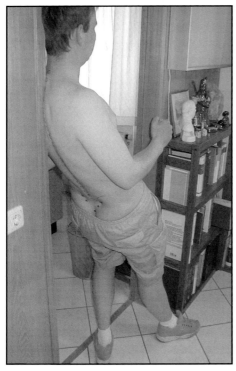 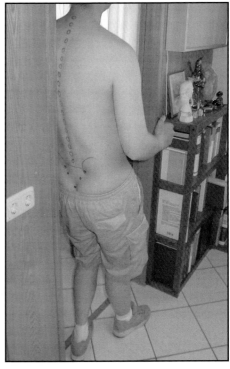

Abb. 109
Kantenübung im Oberkörperbereich.
(Foto selbst)

Abb. 110
Kantenübung im mittleren Wirbelsäulenbereich
(Foto selbst)

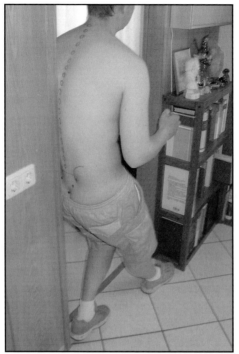

Abb. 111 Kantenübung im Lendenwirbelsäulenbereich (Foto selbst)

**Bei der Therapie der untersten Wirbel muß man aber aufpassen, daß man mit der Kante nicht auf das Kreuzbein kommt, da ansonsten das Kreuzbein wieder subluxiert, weil es nach ventral herausgedrückt wird.
Die Therapie des 4. und 5. Lendenwirbels ist mit der Kantenübung nicht möglich und bleibt damit die Domäne der Partnerbehandlung.**

Zur Nachbehandlung der Halswirbelsäule greift der Patient, bei erhobenem und zurückgelegtem Kopf, mit den Fingerspitzen seiner beiden Hände seitlich an die Halswirbelsäule, so daß diese zwischen Quer- und Dornfortsatz zu liegen kommen (siehe Abb. 112). Dabei bewegt er den Kopf hin und her, als wolle er Nein sagen. Verspürt der Patient dabei an der Wirbelsäule eine Unebenheit, so drückt er vorsichtig darauf, bis diese verschwunden ist. Dabei darf er nicht fest drücken und schon gar nicht einen Dauerdruck geben, da sonst die dachziegelartigen Wirbelgelenke an der Halswirbelsäule aufeinandergepresst werden und sich nicht mehr bewegen.
Behandelt der Patient nur eine Seite der Halswirbelsäule, ist der Kopf nicht nur

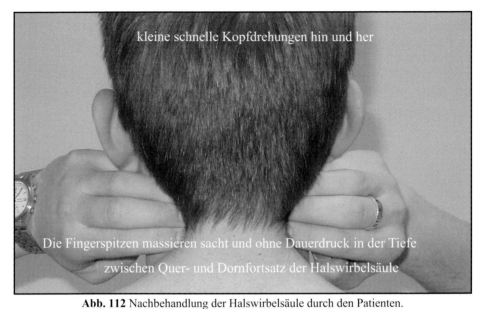

Abb. 112 Nachbehandlung der Halswirbelsäule durch den Patienten. Es ist dabei wichtig, daß der Kopf im Nacken nach hinten gebeugt ist, die Finger locker anliegen und der Kopf zur Mobilisation mit kleinen schnellen Kopfdrehungen von rechts nach links und zurück gedreht wird. (Foto selbst)

zurückgelehnt, sondern zusätzlich zur Behandlungsseite geneigt. Bei dieser Haltung klappt die Wirbelsäule auf der Gegenseite (konkaven Skoliosesseite) auf und der Wirbel bewegt sich bei der Mobilisation leichter in die gewünschte Richtung. Natürlich muß der Betreffende in beiden Fällen den Kopf gleichzeitig zur Mobilisation mit kleinen Pendelausschlägen hin- und herbewegen.

Eine Besonderheit stellt die Nachbehandlung des 7. Halswirbels dar. Das untere Gelenk zum 1. Brustwirbel wird in der gleichen Weise wie die restliche Wirbelsäule mit der Kantenübung behandelt. Wenn man das Gesäß weit vorschiebt und sich an der Türkante anlehnt, erreicht man den 7. Halswirbel sehr gut, er ist der Wirbel, der am oberen Ende der Brustwirbelsäule am weitesten nach hinten heraussteht.

Die Nachbehandlung des Gelenks zwischen 7. und 6. Halswirbel bedarf eines anderen Therapiegriffs, da dieses Gelenk in der Tiefe der Schulter-Armgrube zwischen M. trapezius (Rautenmuskel im HWS- und Schulterbereich), M. sternocleidomastoideus (Kopfdrehermuskel) und Schlüsselbein zu finden ist (siehe Abb. 113). In diese Grube legt der Patient seine Fingerspitze der rechten und der linken Hand und tastet in die Tiefe, bis er den knöchernen Widerstand des Querfortsatzes des 7. Halswirbels tastet. Nun therapiert er diesen Knochenvorsprung mit von innen nach außen gerichteten Massagebewegungen. Auch bei dieser Nachbehandlung wird der Kopf zurückgelegt und mit kleinen Pendelausschlägen zur Mobilisation von rechts nach links hin- und herbewegt.

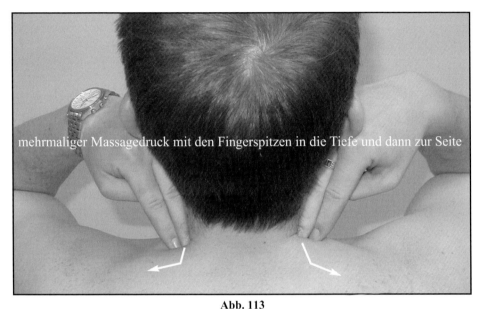

Abb. 113
Kopf- und Fingerhaltung bei der Nachbehandlung des Halswirbelsäulengelenks zwischen dem 7. und 6. Halswirbel. (Foto selbst)

Für das Kreuzbein lassen sich ebenfalls Selbstbehandlungen durchführen. Aber gerade hier am Kreuzbein ist die effizientere Methode der Nachbehandllung die durch einen Angehörigen oder eine sonstige Vertrauensperson. Bei vielen Übungen zur Nachbehandlung des Kreuzbeins besteht aber gleichzeitig die Gefahr, daß bei zu großer Anstrengung der Druck der Beckenmuskulatur auf die -schaufeln zu groß wird und das Kreuzbein wieder herausgedrückt wird, also subluxiert.
Die Methode zur Selbstbehandlung z. B. mittels eines guten und kräftig rüttelnden Massagegerätes (siehe Kapitel 4.4.3.3.1.1.1) oder eines Tennisballs (siehe Kapitel 4.4.3.3.1.1.3) wurden schon ausführlich in Wort und Bild abgehandelt.
Wenn man jetzt noch seine notwendigen Gelenkübungen absolviert, kann man in einer Zeit von zehn bis zwölf Minuten am Tag der spontanen Reblockierungstendenz von Wirbelsäule und Gelenken sehr effektiv entgegenwirken.
Dabei ist der Therapeut als Kontrolleur und Therapiebegleiter notwendig, damit er die Wirksamkeit und richtige Handhabung der Selbsttherapie überprüft und dem Patienten sagt, wie er weiter vorgehen soll.

4.4.9 ERNÄHRUNGSBERATUNG

Während der Untersuchung der Patienten sollte man nicht nur auf den knöchernen Befund der Wirbelsäule achten und die Krankengeschichte im Sinne einer Haltungsanalyse erheben, sondern auch auf die Ernährungsgewohnheiten der Patienten eingehen.

Der Zustand des Bindegewebes und der Muskulatur ist für das Auftreten von Blockierungen und Skoliosen von ausschlaggebender Bedeutung.
Natürlich spielen auch psychische Komponenten mit hinein, die später noch besprochen werden sollen. Auch die Ernährung hat hier ebenfalls einen maßgeblichen Einfluß. Sie wirkt sich auf die Härte und Verspannung des Bindegewebes und der Muskulatur aus. Das Körpergewicht spielt dabei zunächst eine untergeordnete Rolle. Muskel ist nicht gleich Muskel und Fettgewebe ist nicht gleich Fettgewebe. Die Muskeln sind, wie wir schon gehört haben, in der Regel mehr oder weniger verspannt, aber es gibt festes und weiches bis schwammiges Fett- und Bindegewebe. Dies ist ernährungsbedingt.

**Der Mensch muß alles vermeiden
was zusätzlich Spannung in der Muskulatur aufbaut.**

**Grundsätzlich macht eine flüssigkeitsarme, kalzium-, kochsalz-
und säurehaltige Ernährung eine harte Muskulatur.**

Der wesentlichste Faktor für eine harte Muskulatur ist außerdem die mangelnde oder nicht ausreichende tägliche Flüssigkeitszufuhr. Die meisten Menschen trinken zu wenig. Hauptsächlich betrifft dies das weibliche Geschlecht. Aber es sind durchaus nicht nur die Frauen betroffen, auch das männliche Geschlecht ist hier nicht ganz auszunehmen.
Die tägliche Trinkmenge sollte je nach Außentemperatur etwa zwei bis drei Liter betragen. Gerade bei der älteren Generation mag das Trinkverhalten falsch antrainiert sein, denn auch ich kann mich aus meiner Jugend erinnern, daß es immer hieß: „beim Essen trinkt man nicht", oder „trink nicht so viel, dann hast du keinen Hunger mehr", oder „trink nicht so viel, dann mußt du nicht so viel schwitzen", usw. Es gab Dutzende von Gründen, die Kinder vom Trinken abzuhalten.
Ein weiteres Problem ist bei älteren Frauen sicherlich die Streß- oder Dranginkontinenz (Urin kann nicht zurückgehalten werden, geht sofort ab, bevor man die Toilette erreicht), die nicht zuletzt eine Folge des Kinderkriegens und der dadurch auftretenden oder schlimmer werdenden Kreuzbeinsubluxation ist. Wenn solche Frauen viel trinken, müssen sie natürlich unverhältnismäßig oft auf die Toilette gehen, was als unbequem und lästig empfunden wird.

**Trotz fehlenden Durstgefühls und anderer Widrigkeiten
muß man den Patienten anhalten, ausreichend zu trinken.**

**Ausreichend sind, wie gesagt,
zwei bis drei Liter,
auch im Winter, wenn man nicht so viel schwitzt wie im Sommer.**

Durch unsere beheizten Räume verliert der Körper auch im Winter erhebliche Mengen von Flüssigkeit, so daß das Trinken auch im Winter von eminenter Bedeutung ist. Der Körper braucht einfach eine bestimmte Flüssigkeitsmenge, um die täglich anfallenden Schlackenstoffe des Stoffwechsels ausreichend gut ausscheiden zu können.

Am Besten benutzt man dazu Leitungswasser.

**So wie man sich außen mit Wasser wäscht,
sollte man das auch innerlich tun.**

Leitungswasser ist bei uns in Deutschland das bestuntersuchteste Lebensmittel.
Man sollte kein Mineralwasser gebrauchen, da die zusätzlichen Mineralien vom Körper wieder aktiv über die Niere eliminiert werden müssen und in Konkurrenz zu den Substanzen stehen, die unbedingt ausgeschieden werden müssen. Diese Konkurrenz vermindert das Entgiftungspotential der Nieren.

**Außerdem fördert die Kohlensäure in den Mineralwässern
die Übersäuerung unseres Körpers.**

Fehlt diese Flüssigkeit zur Durchspülung der Nieren, wird nicht genug Schlacke ausgeschieden, die sich dann im Körper ablagert. Der Körper versucht nun, diese Schlackenstoffe über andere Organe auszuscheiden, oder lagert Teile davon in bestimmten Organsystemen ab.
Dies kann wiederum zu Krankheiten führen. Die zusätzlich ausscheidenden Organe sind Haut, Lunge und Darm. Erkrankungen durch Blockierungen der Ausscheidungswirbel sind Asthma, Neurodermitis und rheumatische Erkrankungen.
Ausreden wie: „Ich habe keinen Durst und ich kann nicht so viel trinken" usw, sollte man nicht gelten lassen. Die allgemeine Trinkmenge zu erhöhen kann sich jeder Mensch mit etwas gutem Willen antrainieren.
Ein weiteres Ernährungsproblem ist sicherlich die tägliche Kalziumzufuhr. Von Kalzium ist bekannt, daß es tonisierend (anspannend) auf Muskelzellen wirkt. Dabei ist nicht so sehr der meßbare Kalziumspiegel im Blut relevant, sondern vielmehr das interstitielle (zwischen den Zellen gelegene) und in noch stärkerem Maße das intrazelluläre (in den Zellen gelegene) Kalzium.
Diese Kalziumspiegel sind mit den üblichen schulmedizinischen Meßmethoden nicht ausreichend bestimmbar. Wir brauchen diese Messungen auch nicht unbedingt für unsere Diagnostik, sondern wir stellen unsere Diagnose nach dem Tastbefund der untersuchten Muskulatur. Während Sie den Patienten untersuchen, fragen Sie ihn nach seinen Ernährungsgewohnheiten.
Viele ältere Menschen und hiervon wiederum vermehrt die Frauen glauben, wenn sie viel Kalzium zu sich nehmen, würden sie ihrer eventuell im Alter einsetzenden Osteoporose (Knochenentkalkung) vorbeugen und etwas Gutes für sich tun. Diese Ansicht

wird von der Pharmaindustrie kräftig gefördert, weil damit ein riesiger Absatzmarkt für eine Vielzahl von Kalziumpräparaten erschlossen wird.

**Kaum ein Mensch sagt den Leuten,
daß das Osteoporoseproblem
eine die Folge einer Kalziumverwertungsstörung
und kein Kalziummangel ist.**

Diese Verwertungsstörung ist besonders bei den Frauen eng an den nach dem Klimakterium einsetzenden Östrogenmangel gekoppelt.

**Betroffen sind eher sehr schlanke Frauen,
die auf Grund des wenigen Fettgewebes
nicht ausreichend Östrogen (weibliches Sexualhormon)
speichern können.**

Die Östrogenproduktion der Frauen nimmt im Klimakterium langsam ab, erreicht aber sicherlich nie den Wert Null. Menschen mit etwas mehr Fettgewebe scheiden das Hormon nicht so schnell aus, es reichert sich im Fettgewebe an, verläßt den Körper langsamer und wirkt dadurch länger auf den Stoffwechsel ein und verhindert so eine Entstehung der Osteoporose.
Der Grund dafür ist der, daß alle Sexualhormone ein Cholesterinmölekül als Grundgerüst haben. Cholesterin, selbst eine Fettsubstanz, ist fettlöslich. Daher ist es auch unsinnig, das Cholesterin zu stark zu senken, weil dann die Betreffenden in einen Hormonmangel kommen. Die Schulmedizin gibt den Frauen zum Ausgleich Hormonpräparate, die, wie Sie jetzt wissen, eigentlich Cholesterinträger sind. Über die Bedeutung des Cholesterins für die Arteriosklerose und das Auftreten von Gefäßerkrankungen aus Sicht der SMT® habe ich mich in meinen anderen Büchern auseinandergesetzt.
Bei den Männern ist eine schwere Altersosteoporose nicht so häufig, da diese physiologischerweise neben dem hauptsächlich produzierten Testosteron (männliches Sexualhormon) auch geringe Mengen von Östrogenen produzieren. Läßt die Testosteronproduktion des Mannes in dessen Klimakterium nach, kommt die Östrogenkomponente mehr zum Tragen und schützt den Mann möglicherweise vor der Osteoporose.
Durch einen Östrogenmangel kann der Körper das in unserer hochwertigen Ernährung immer ausreichend vorhandene Kalzium nicht genügend verstoffwechseln, d. h. es wird unzulänglich in den Knochenstoffwechsel eingebracht und in den Knochen eingebaut. Es macht also keinen Sinn, die Kalziumzufuhr zu erhöhen, sondern man muß dann Maßnahmen ergreifen, die den Kalziumstoffwechsel regulieren. Wenn man sicher sein will, daß man seinem Körper ausreichend Kalzium zuführt, reichen dafür ein Viertelliter Milch oder ein Joghurt oder etwas Käse pro Tag aus. Auf keinen Fall sind irgendwelche Kalziumpräparate nötig.

Ob die Schulmedizin mit der breitgefächerten Östrogengabe zur Osteoporosevorbeugung den richtigen Weg geht, mag man ernsthaft diskutieren. Untersuchungen haben ergeben, daß in unserem Trinkwasser mittlerweile, durch die vermehrte Einnahme und Ausscheidung von weiblichen Hormonpräparaten zur Verhütung und zur Behandlung von klimakterischen Beschwerden, jede Menge Sexualhormone gelöst sind. Bei der Abwasserklärung sollen diese Substanzen nur sehr schlecht und unzureichend abgebaut werden. Um eine weitere Zunahme dieses Mißstandes zu vermeiden, sollte man mit weiteren Hormongaben deshalb sehr zurückhaltend sein. Provokant gesprochen könnte man heute osteoporosegefährdeten Frauen raten, Leitungswasser zur Vorbeugung zu trinken.

**Eine altersbedingte Knochenentkalkung,
die ein gewisses physiologisches Maß nicht überschreitet,
kann man, ohne dem Menschen zu schaden, hinnehmen, denn:
<u>Osteoporose tut nicht weh.</u>**

**Die Osteoporose schmerzt nur im Rahmen von
Wirbelsäulen- und Gelenkschäden.**

Für leichtere Fälle von Knochenentkalkung und Beschwerden durch die Wechseljahre mag eine pflanzliche Behandlung mit den Präparaten aus der Traubensilberkerze eine schonende Alternative sein. Diese rein pflanzlichen Medikamente enthalten Substanzen, die im weiblichen Körper wie Östrogene wirken, ohne als Medikament die Nebenwirkungen von allopathischen Östrogenen zu machen. So kann sicherlich auch einer Osteoporose vorgebeugt werden. Das Risiko, einen Brustkrebs zu bekommen, ist nach neuesten amerikanischen Studien bei einer Östrogengabe deutlich erhöht. Die deutsche Gesellschaft für Gynäkologie empfiehlt mittlerweile, den unkritischen Gebrauch weiblicher Sexualhormone als rein vorbeugende Maßnahme einzuschränken. Ein weiterer Grund, die Östrogengabe sehr zurückhaltend zu betrachten. Bei solch einem für den Körper ausreichenden, aber in der Gesamtmenge nicht zu hohen Kalziumangebot vermeidet man auch eine Überschwemmung des Organismus' mit Kalzium. Die Verminderung des Kalziumgehaltes in den Zellen und im ganzen Organismus führt in den Zellen, hauptsächlich den Muskelzellen (wobei man speziell an die Arterienwände und den Herzmuskel denken sollte), zu einer Muskelentspannung. Das hat bei den Arterien eine Blutdrucksenkung zur Folge, der Herzmuskel entspannt sich. Das Herz arbeitet ökonomischer und verbraucht dadurch weniger Sauerstoff. Die Schulmedizin setzt ja gerade bei erhöhtem Blutdruck und bei Erkrankungen der Herzkranzgefäße und des Herzmuskels sogenannte Kalziumantagonisten ein, das sind Medikamente, die die Wirkung des Kalziums in und an den Zellen blockieren. Die Muskelentspannung wirkt sich natürlich auch auf den Tonus (Anspannung) der ganzen Körpermuskulatur aus. Ein Wirbel blockiert bei einer lockeren Muskulatur sicherlich nicht

so leicht wie bei einer verspannten, sehr harten Muskulatur, die einen stärkeren Zug auf die Wirbel ausübt.
Ein natürlicher Kalziumantagonist ist Magnesium. Vitamin E hemmt Entzündungen und trägt so zu einer Muskellockerung bei. Diese Präparate sollten Sie Ihren Patienten bei einer harten und verspannten Muskulatur neben einer Erhöhung der Trinkmenge empfehlen.
Ein weiterer nicht zu vernachlässigender Faktor in unserer Ernährung für die Entstehung einer harten Muskulatur ist ein vermehrtes Säureangebot durch die Nahrung. Viel Säure enthalten Nahrungsmittel wie Milch und Milchprodukte in Form von Milchsäure, Fruchtsäfte und Obst in Form von Fruchtsäure. Bei übermäßigem Milchproduktanteil in unserer Ernährung kommt also nicht nur das erhöhte Kalziumangebot nachteilig zum Tragen, sondern zusätzlich noch das hohe Angebot an Milchsäure. Die täglich ausreichende Menge an Milchprodukten ist schon erwähnt.
Das Problem der Übersäuerung des Körpers entsteht auch bei einem vermehrten Genuß von Fruchtsäften und Obst. Alles sicherlich gesunde und sehr wichtige Nahrungsbestandteile. Aber wir haben heute das Problem, daß wir uns auf Grund unseres Wohlstands vieles leisten können, was früher undenkbar war. So nehmen wir auch, im Glauben, uns Gutes zu tun (nach dem Motto viel hilft auch viel), zu viel Obstprodukte zu uns, auch in Form von Fruchtsäften und geschmacklich verbesserten Sprudeln.
Dazu kommt, daß wir heutzutage zu wenig Wasser trinken und wenn, muß es ein **kohlensäurehaltiges** Mineralwasser sein. Wegen der Umweltbelastung traut sich heute fast kein Mensch mehr, einfaches Leitungswasser zu trinken, was aber in vielen Regionen Deutschlands nicht gerechtfertigt ist. Wasser ist und bleibt immer noch ein hochwertiges Nahrungsmittel. Wenn man das pure Wasser nicht so trinken will, bietet sich die Aufbereitung in Form von Tees an, wobei Schwarztee oder grüner Tee den Früchtetees wegen ihres geringeren Säuregehalts vorzuziehen sind. Wenn es denn schon Mineralwasser sein soll, sollte man doch wenigstens die Kohlensäure herausrühren.
Damit der kohlensäurehaltige Sprudel nicht so fad schmeckt, vermischt man ihn sehr häufig mit Fruchtsäften. Dazu wird reichlich Obst gegessen. Das ist oft des Guten zu viel. Wie bei der Milch erreicht man hier sicherlich mit weniger auch mehr.
Auf der anderen Seite sind Vitamine sehr wichtig. Gerade das Vitamin C (Ascobin**säure**) ist, obwohl es sich bei diesem Vitamin um eine Säure handelt, für die Gesundheit des Menschen von großer Bedeutung. Vitamin C und E schützen die Blutgefäße vor den schädigenden Einflüssen der Lipide und des Cholesterins und damit vor der Arteriosklerose.
Die Behauptung, hohe Gaben von Vitaminen könnten Krebserkrankungen auslösen, halte ich für einen Marketing-Gag der Pharmaindustrie. Viele medizinischen Studien aus Amerika beweisen genau das Gegenteil. Nur sind Vitamine in Deutschland als Lebensmittelzusätze eingestuft und daher für die Pharmaindustrie als Hersteller medizinischer und vom Gesundheitswesen erstattungsfähiger Medikamente uninteressant, da sie damit nicht als ein solches vertrieben werden können. Wegen der für die Ge-

sundheit wichtigen täglich einzunehmenden hohen Dosen von Vitamin C, also einer Säure, sollte man sich ansonsten möglichst säurearm ernähren.

Säure ist in unserem Organismus nicht in komplexer Form vorhanden, sondern sie dissoziiert (zerfällt) in Wasserstoffionen und den Säurerest. Eine Überladung der Körperflüssigkeit mit Wasserstoffionen ist einer Übersäuerung gleichzusetzen und führt in unserem Gewebe dazu, daß es zu Verschiebungen der Elektrolyte (Spurenelemente) zwischen Zelläußerem und Zellinnerem kommt.

Das heißt für das Kalzium z. B., daß dieses Spurenelement vom Extrazellularraum in das Zellinnere verschoben wird. Es folgt daraus eine intrazellulare Kalziumanreicherung, welche eine Tonuserhöhung der Muskel- und der Gefäßwandzellen nach sich zieht. Für die Muskeln bedeutet das eine Verspannung und Verhärtung, die Blutgefäße verengen sich, so daß der Blutdruck ansteigt.

Ein weiteres Nahrungsmittel verhärtet zusätzlich unsere Muskulatur. Das ist das Kochsalz. Wenn der Mensch sehr viel Kochsalz zu sich nimmt, muß der Organismus versuchen, durch vermehrte Ausscheidung den Kochsalzgehalt des Gewebes und des Blutes in einem vertretbaren Rahmen zu halten. Bei der Kochsalzausscheidung über die Nieren nimmt diese Substanz sehr viel Wasser mit. Dadurch kommt der Körper, besonders wenn nicht ausreichend getrunken wird, in einen Zustand des Flüssigkeitsmangels, der wiederum zu einer Muskelverhärtung führt.

Übermäßiger Fleischgenuß ist ebenso nicht zu empfehlen. Es ist richtig, daß junge, sich im Wachstum befindende Menschen etwa siebzig Gramm Eiweiß am Tage zu sich nehmen sollten. Unser Haupteiweißlieferant ist das tierische Eiweiß, sprich das Fleisch. Hat der Mensch das Wachstumsalter hinter sich, so kann man getrost den Fleischkonsum einschränken, ohne eine Mangelerscheinung zu bekommen. Es ist allgemein bekannt, daß Überernährung, insbesondere in Form von Eiweiß, zu einer erhöhten Harnsäure im Organismus führt. Harnsäure ist ebenfalls eine Säure, für die die gleichen Grundsätze wie für alle anderen Säuren gilt, auch wenn sie nicht direkt von außen über die Nahrung zugeführt wird, sondern vom Organismus als Stoffwechselschlacke produziert wird. Auch diese Harnsäureerhöhung führt, wie oben beschrieben, zu einer Muskelverhärtung mit all ihren Folgen.

Viele Patienten werden jetzt fragen, was darf ich denn jetzt noch essen? Die Antwort ist ganz einfach. Man darf alles essen, es kommt dabei nur auf das Maß und die Ausgewogenheit an. Viel trinken, täglich etwa zweieinhalb bis drei Liter, davon nur höchstens einen Viertelliter Milch. Wenn man Milch trinkt, sollte man Käse oder Joghurt nicht mehr zu sich nehmen und umgekehrt. Wenig Fleisch. Wenn Fleisch zu Mittag gegessen wird, sollte man keine Wurstprodukte mehr zu den anderen Mahlzeiten verzehren und umgekehrt. Wenig Salz. Am Tisch sollte nicht mehr nachgesalzen werden. Viel Gemüse und frische Salate und mehr Mehlspeisen müßten auf dem Speiseplan stehen.

Nun gibt es aber nicht nur Patienten mit einem festen, sondern ganz im Gegenteil, Menschen mit einem sehr weichen, ja schwammigen Bindegewebe. Die Muskulatur ist bei diesen Menschen, auf Grund der Kreuzbeinsubluxation und des dadurch bedingten Spannungsaufbaus in der Muskulatur dennoch meist verspannt und hart. Es handelt sich dabei um Personen, die sehr viele Kohlenhydrate in Form von Süßigkeiten und Kuchen oder Nudelprodukten zu sich nehmen. Diese Personen sind dabei häufig noch übergewichtig. Die zusätzliche Ursache für ein sehr weiches Gewebe kann noch die Blockierung der Nierenwirbel sein, auf die später noch eingegangen wird. Die damit verbundene Wassereinlagerung findet vorzugsweise im Fett- und Bindegewebe statt, weniger im Muskelgewebe.

Diesen Patienten wird man in erster Linie eine Reduktionsdiät zur Gewichtsreduzierung und die Vermeidung der Süßigkeiten empfehlen. Mit Süßigkeiten sind natürlich keine Mehlspeisen zu den Mahlzeiten gemeint. Aber auch die Mehlspeisen und Kompotte sollten nicht zu stark gesüßt werden. Man wird dem Patienten möglicherweise wasserausscheidende und entschlackende Tees empfehlen, möglichst ohne Anteil eines Abführmittels. Günstig auf überschüssiges Körperwasser wirkt sich auch der Genuß von Reis aus. An diesen Tagen, Reistag genannt, nimmt man nur Reis zu sich. Zuviel Kochsalz ist solchen Patienten nicht zu empfehlen, da diese Patienten auch sehr häufig unter erhöhtem Blutdruck leiden.

4.4.10 WERKZEUGE UND HILFSMITTEL

In den vorangegangenen Abschnitten sind schon öfters Hilfsmittel für die SMT® angesprochen worden. In diesem Kapitel möchte ich ein sehr wichtiges Hilfsmittel vorstellen.

4.4.10.1 THERAPIESTANDGERÄT

Das Patientenstandgerät ist sicherlich eine echte Erleichterung für die SMT®. Früher stellte der Patient sich zur Therapie an eine Stuhllehne oder an einen Tisch oder an ein Möbel ähnlicher Höhe und stützte sich mit den Händen auf. Da unsere Therapie machmal nicht ganz schmerzfrei ist, versuchen viele Patienten, dem Druck durch Ausweichbewegungen des Körpers zu entgehen. Dadurch war der Therapeut gezwungen, den Körper des Patienten, mit der Hand, die nicht drückte, zu umfassen und festzuhalten.

Das erfordert natürlich zum Kraftaufwand für die Therapie einen zusätzlichen Kraftaufwand, um den Patienten zu halten. Der Therapeut ist gezwungen, dadurch, daß er den Oberkörper des Patienten mit der nicht drückenden Hand halten muß, immer von der Seite zu arbeiten. Das hat zur Folge, daß man ohne Therapiestandgerät immer verdreht und gebeugt arbeitet, somit nicht gleichmäßig und gerade arbeiten kann, was letztlich dazu führt, daß der Therapeut mit der Zeit selbst Wirbelsäulenprobleme bekommt.

Das Therapiestandgerät ist mit dem Standfuß am Boden oder an der Wand festgeschraubt. Es besitzt für den Körper des Patienten eine halbkreisförmige Auflagefläche, die zusätzlich natürlich höhenverstellbar ist. Der Patient lehnt sich zur Therapie, leicht nach vorne gebeugt, mit dem Bauch und der unteren Brustpartie an die Auflagefläche an. Der Betreffende sollte sich nicht zu weit vornüber beugen, da sonst die

Rückenmuskulatur so stark angespannt wird, daß zur Untersuchung und Therapie ein noch größerer Kraftaufwand notwendig ist, was die ohnehin schon schmerzhafte Prozedur noch verschlimmert. Steht der Patient zu gerade, können Sie nicht gut genug untersuchen, da Sie nicht ausreichend tief mit den Fingern in den Rückenmuskel eindringen können. Alle Therapiemodelle haben eine Haltestange, auf der sich der Patient aufstützt und hält, damit er, auf einem Bein stehend, mit dem anderen frei vor- und zurückschwingen kann.

Zur Behandlung der Brust- und Halswirbelsäule wurde ein etwas kleinerer ausfahrbarer Zusatz entwickelt, den man ganz schnell und leicht am Standgerät in einer Halterung zusätzlich anbringen und ebenso schnell wieder entfernen kann. Der Patient sitzt dabei auf einem frei beweglichen Hocker und lehnt sich mit dem Oberkörper vorne im Brustbeinbereich an.

4.14 VORTEILE DER SMT®

Die SMT ®hat viele Vorteile. Der erste ist der, daß Verletzungen durch die Therapie ausgeschlossen sind. Ich persönlich wage es heute auch, natürlich mit der entsprechenden Vorsicht, Marcumarpatienten zu behandeln. Sicher sollte sich jeder Anfänger oder nicht sehr erfahrene Therapeut tunlichst hüten, Gleiches zu versuchen. Bei unsachgemäßer Behandlung durch zu starkes Drücken können bei diesen Patienten riesige Blutergüsse entstehen. Diese Blutergüsse können ein solches Ausmaß annehmen, daß Bluttransfusionen notwendig werden können. Wenn man aber mit der entsprechenden Erfahrung und Vorsicht an den Marcumarpatienten herangeht, kann man auch solchen Menschen helfen.

Ein weiterer wichtiger Aspekt ist die Behandlung von Schwangeren. Gerade in der Schwangerschaft leiden viele Frauen an zum Teil sehr starken Wirbelsäulen- und Kreuzbeinbeschwerden mit oder ohne Ischiassymptomen. Solchen Frauen kann man mit der SMT^R sehr gut helfen. Da bei der Behandlung nicht gezogen und gerissen wird, ist eine Lösung des Mutterkuchens durch Einreißen und damit verbundenem Fruchtabgang nicht möglich. Im Gegenteil, man sollte schwangere Frauen regelmäßig mit der SMT^R manuell überwachen und behandeln, da durch Blockierungen der Lendenwirbelsäule und der unteren Brustwirbelsäule die Durchblutung des Mutterkuchens und dadurch die Ernährung des Kindes stark in Mitleidenschaft gezogen werden können.

Die ausgeschlossene Verletzungsgefahr bei der SMT® spielt auch an der Halswirbelsäule eine entscheidende Rolle. In der Halswirbelsäule läuft, wie in dem Kapitel Anatomie schon erklärt, rechts und links eine Arterie zum Gehirn und versorgt neben anderen Gefäßen zu einem wesentlichen Teil das Gehirn mit Sauerstoff. Bei Verletzungen, durch Reißen und Zerren an der Halswirbelsäule, können diese Gefäße einreißen und einen Schlaganfall auslösen. Diese Verletzungsgefahr ist bei sachgerechter Anwendung mittels der SMT® nicht möglich.

Auch das Auslösen oder die Verschlechterung eventuell schon vorhandener Bandscheibenvorfälle ist nicht möglich. Die zur Behandlung nötige Mobilisation der Wirbelsäule wird bei der SMT® durch Pendeln der Arme oder Beine, verbunden mit einer Druckmassage der Wirbelsäule, erreicht. So können keine Schäden entstehen. Sonst dürften Patienten auch keine Massagen und keine Krankengymnastik mehr bekommen. Auch hierbei wird gedrückt und die Extremitäten bewegt.

Ein weiterer wesentlicher Vorteil der SMT® ist der, daß man in der Lage ist, dem Patienten zu versichern, daß, wenn er bereit ist, eine konsequente Mitarbeit zu leisten, seine Wirbelsäulenverbiegungen (Skoliosen) mit der Zeit verschwinden. Mit der SMT® ist eine echte heilende Skoliosebehandlung möglich. Der Patient muß dazu viel Geduld mitbringen, muß die therapeutischen Anweisungen, so schwer sie sein mögen, strikt und ausnahmslos befolgen. Er muß Ernährungs- und Verhaltensanweisungen für das tägliche Bewegungsmuster und die Schlafhaltung beachten. Hüftgelenks- und sonstige Gelenkübungen müssen zuverlässig und ausreichend oft gemacht werden. Und jetzt kommt das allerwichtigste: Der Patient sollte, nach Anweisung, täglich mindestens einmal seine Kantenübungen machen. Hier muß er sich, wie ich gesagt habe, plagen und schinden. Wenn er dazu bereit ist, kann man ihm versichern, daß seine Wirbelsäule wieder gerade wird, das Alter spielt dabei nur in soweit eine Rolle, als der Patient körperlich dazu in der Lage sein muß.

Jetzt kommt der letzte und wichtigste Punkt der SMT®. Man kann über die Behandlung der Wirbelsäule Einfluß auf die inneren Organe nehmen und so helfen, deren Krankheiten zu heilen (siehe nächstes Kapitel).

5.0 WIRBELSÄULE UND INNERE ORGANE

Diese Zusammenhänge sind mit die wichtigsten Aspekte des SMT®-Konzeptes. Alles, was ich Ihnen in den vorangegangenen Kapiteln über die orthopädischen Zusammenhänge der SMT® erläutert habe, mag für viele Leser nach einiger Überlegung doch erachtenswert sein, sonst hätten Sie auch nicht bis zu diesem Kapitel durchgehalten, sondern das Buch schon längst zur Seite gelegt.

Jetzt verlange ich von Ihnen, besonders von den klassischen Schulmedizinern, einen großen Schritt des Querdenkens. Aber nicht nur von den Schulmedizinern sollte man das Querdenken in eine neue Richtung verlangen, sondern auch von den nicht schulmedizinisch ausgebildeten Heilberufen (z. B. Heilpraktiker) verlange ich, einen Schritt in Richtung Schulmedizin zu tun.

Leider ist mein Eindruck, wenn man diese beiden medizinischen Weltanschauungen (die Heilpraktiker wenden sich mehr den sogenannten alternativen Therapien zu) betrachtet, daß zwischen den beiden Lagern eine unversöhnliche Antipathie besteht, weil jeder den Anderen für beschränkt ansieht. Da schließe ich die Heilpraktiker in der Ablehnung der Schulmedizin ebensowenig aus, wie die Schulmedizin in der Ablehnung vieler Heilpraktikermethoden.

Bei den Schulmedizinern setzt in letzter Zeit ein Umdenkungsprozeß hin zur sogenannten Naturheilkunde ein, den ich persönlich sehr begrüße. Aber vielleicht könnte auch die andere Seite einmal darüber nachdenken, daß die Schulmediziner nicht nur akademisch verbildete Idioten oder Beutelschneider sind, sondern daß es sich auch bei ihnen um Menschen handelt, die nach bestem Wissen und Gewissen anderen helfen wollen. Ohne die Erfolge der Schulmedizin gäbe es wahrscheinlich heute kein Übervölkerungsproblem auf dieser Erde. Bei etwas gutem Willen und einer Dialogbereitschaft könnten beide Seiten profitieren.

In den folgenden Kapiteln begebe ich mich mit meinen Schilderungen und Erklärungen auf ein Gebiet, bei dem der klassische Schulmediziner vielleicht spontan mit Ablehnung reagieren wird, weil solche Gesichtspunkte für ihn, das ist schon in seiner Ausbildung begründet, völlig fremd und ungewöhnlich sind.

Wie können Organerkrankungen mit der Wirbelsäule und deren Blockierungen und Skoliosen zusammenhängen? Sie werden sehen, daß die Schulmedizin bisher durchaus bekannte Tatsachen und Zusammenhänge nicht entsprechend zur Kenntnis genommen und gewertet hat.

Für mich steht, bei aller Liebe und Begeisterung für die SMT®, dennoch die schulmedizinische Diagnostik im Vordergrund.

Bedenken Sie, daß sich hinter so einem banalen Krankheitszeichen wie einem Oberbauchschmerz verschiedenste, zum Teil sogar lebensbedrohliche Erkrankungen verbergen können.

Es kann sich bei Oberbauchschmerezen z. B. um eine Dickdarmerkrankung entzündlicher Natur oder einen beginnenden Darmverschluß handeln. Weiterhin müs-

sen Sie an eine Gallenkolik denken.
Aber auch der Magen kann solche Beschwerden auslösen, mit den verschiedensten Ursachen bis hin zum Magendurchbruch.
Wir haben in dieser Region noch andere Organe, wie die Bauchspeicheldrüse mit einer möglichen Entzündung, die Leber mit Tumoren oder Entzündungen.
Auch Organe, die sich im Brustraum befinden, können Oberbauchbeschwerden hervorrufen, wie z.B. der Herzinfarkt der Hinterwand, der schon einmal mit einer Gallenkolik verwechselt werden kann.
Aber auch ganz einfache Dinge wie das Einklemmen eines Spinalnervs durch eine Blockierung an der Wirbelsäule kann einen Oberbauchschmerz verursachen. Es wurden bei weitem nicht alle möglichen Ursachen eines Oberbauchschmerzes aufgelistet, aber diese Beispiele sollten genügen, um Sie auf die diagnostische Problematik aufmerksam zu machen.
Ohne eine gute, breitgefächerte schulmedizinische Untersuchung geht es meiner Meinung einfach nicht. Natürlich kann man, wenn die Erkrankung einem Zeit dazu läßt, nach der Wirbelsäule schauen, aber aus einer alleinigen Wirbelsäulenuntersuchung eine Diagnose und eine Therapie abzuleiten, halte ich nicht für richtig. Ich bin sicher einer der eifrigsten Verfechter der SMT®, aber solch ein Verfahren würde ich doch als Kunstfehler betrachten.

Auch muß bei schweren und akuten lebensbedrohlichen Erkrankungen die Diagnostik und Therapie zur Lebenserhaltung oder gar Lebensrettung vorrangig schulmedizinisch sein.

Denn auf diesem Gebiet wird die Effizenz der Schulmedizin von keiner anderen Therapie der Welt erreicht.

Eine Herzkranzgefäßverengung mit entsprechenden Herzkrämpfen, ohne schulmedizinische Untersuchung und Behandlung, nur durch Manipulation der entsprechenden Wirbel behandeln zu wollen, ist mehr als fahrlässig. Hier muß ich mich leider von den alternativen Heilberufen abgrenzen. Deshalb habe ich anfangs von jenen das Querdenken in Richtung Schulmedizin gefordert.
Ist der Patient untersucht und es hat sich keine schwere akute lebensbedrohliche Erkrankung herausgestellt, sieht die Sache ganz anders aus. Wenn der Patient es wünscht, kann man versuchen, seine Erkrankung mit der SMT® zu behandeln. Man kann ihn dann vollständig oder nur begleitend mit der SMT® behandeln. Diese Entscheidung fällt bei nicht lebensbedrohlichen Leiden um so leichter, wenn ein Heilerfolg nur durch Medikamente mit starken oder stärksten Nebenwirkungen zu erzielen ist. Oder aber auch, wenn der Patient von der Schulmedizin austherapiert ist, wie man so schön zu sagen pflegt.
Grundsätzlich rate ich z. B. allen Patienten, die an einem Tumor operiert und behandelt wurden, zu einer **begleitenden Therapie in der Nachsorge** mittels der

SMT®, weil ich glaube, daß die Wirbelsäule in der Tumorentstehung eine entscheidende Rolle spielt.
Durch die begleitende Nachbehandlung mittels der SMT® kann ein Rückfall leichter und sicherer verhindert werden. Ich betrachte die Therapie als notwendige Ergänzung zur schulmedizinischen Tumortherapie, deren Erfolge sich sehen lassen können. Und solange die Hoffnung auf eine Tumorheilung besteht, akzeptiere ich auch die Chemotherapie mit all ihren kurz- und langzeitigen Problemen.
Aber es muß ja nicht immer eine so schwerwiegende Erkrankung wie eine Krebserkrankung sein. Denkt man z. B. nur an eine banale Erkrankung wie das Zungenbrennen oder die Migräne. Bei beiden Krankheiten (weitere Bespiele gäbe es zu Hunderten) tut sich die Schulmedizin mit der Behandlung sehr schwer.

Der in diesem Zusammenhang entscheidende Fehler der Schulmedizin ist der, daß sie aus der Effizenz bei der Lebensrettung das Recht ableitet, mit den gleichen Mitteln auch für „banale" und alltägliche Beschwerden zuständig zu sein.

Daß dieses nicht funktioniert, bekommen wir im Alltag regelmäßig bewiesen. Oft ist es doch so, daß die Patienten in ihrem Leidensdruck, Hilfe suchend, Dutzende von Ärzten konsultieren. Weil ihre Beschwerden schulmedizinisch nicht zu heilen oder auch nur zu bessern sind, wird die Person als eingebildeter Kranker hingestellt, indem man feststellt, ihre Beschwerden seien psychischer Natur.
Natürlich sind die meisten solcher Patienten psychisch sehr auffällig, wobei die Auffälligkeit häufig eine Folge des Leidens ist. Das kann man erst richtig verstehen, wenn man selbst einmal in solch einer Lage gewesen ist.
Zu dem Leiden kommt noch der Unglaube und das Unverständnis vieler Ärzte hinzu, wenn sie für die geschilderten Beschwerden keine organische Ursache finden. Meist sagt man diesen Patienten, sie seien organisch gesund. Das ist so nicht richtig. Man müßte dem Patienten sagen, daß man mit den bisherigen schulmedizinischen Methoden keine auslösende Krankheitursache an ihren Organen gefunden hat.
Das ist etwas ganz anderes. Etwas nicht zu finden, heißt noch lange nicht, daß da wirklich nichts zu finden ist. Wenn man am falschen Ort sucht, kann man nicht fündig werden.

Die Ursache vieler organischer Störungen ist eine Spinalnervenstörung, deren Auslöser wiederum Gelenkschäden und Blockierungen oder Skoliosen der Wirbelsäule sind.

5.1 BEZUG ZWISCHEN SPINALNERV UND INNEREM ORGAN
Wir erinnern uns an das Kapitel, welches das Rückenmark und den Spinalnerv mit seinen drei wichtigsten Ästen behandelt.
Der allgemein bekannteste und größte Ast eines Spinalnervs ist der Ramus ventralis,

der in den Körper zieht und für die Bewegung und die Gefühlsempfindungen verantwortlich ist.
Der Ramus dorsalis innerviert die Rückenmuskulatur.
Ein weiterer Ast, der vom Hauptnerv abzweigt, ist der Ramus communicans, der nach seiner Verschaltung im segmental gegliederten Grenzstrangganglion als Nervus splanchnicus zu den inneren Organen zieht und diese innerviert.

**Dieser Ramus communicans des Spinalnervs
ist der Schulmedizin bestens bekannt,
man billigt ihm nur nicht den Stellenwert zu, der ihm eigentlich zukäme.**

Die Ramii ventralis und dorsalis machen sich durch körperliche Beschwerden wie z. B. Schmerzsyndrome bemerkbar, die man häufig leicht als wirbelsäulenabhängig zuordnen kann.
Nicht so bei den Ramii communicans, deren Einklemmung bei Blockierungen und Skoliosen der Wirbelsäule keine akuten Schmerzen, sondern lediglich organische, anfänglich harmlose Funktionsstörungen macht, welche aber den Boden für das Auftreten späterer Erkrankungen bereitet.
Die Schulmedizin sucht die Krankheitsursachen in der Regel im Blut und an den Organen selbst, eben den Stellen, die unserer schulmedizinischen Diagnostik am leichtesten zugänglich und die dem Erkrankungsort am nächsten sind. Das ist auch eben nur zum Teil richtig, denn wenn man immer wieder und hartnäckiger nach dem Warum einer Krankheitsentstehung fragt, bleibt die Schulmedizin einem letztlich die Antwort schuldig.
Leider hat die Schulmedizin überhaupt verlernt, bei Respektierung aller notwendiger apparativer Diagnostik und Therapie, mit den einfachsten ärztlichen Diagnose- und Therapiehilfsmitteln, die uns die Natur gegeben hat, zu arbeiten.

**Wir haben nämlich unsere Hände zum Tasten,
unsere Augen zum Sehen,
unsere Ohren zum Hören bekommen.**

Man hat heute oft den Eindruck, der Patient brauche oder solle kaum angefaßt werden, dazu seien die Apparate da. Auf diese Weise könne man viel besser in den Körper hineinsehen. Diese Anschauung ist absolut falsch und trägt dazu bei, daß die Patienten sich von der Schulmedizin abwenden.
Wir müssen wieder lernen, am Patienten selbst tätig zu werden und den Patienten nicht nur mit Apparaten zu untersuchen und zu behandeln. Gerade für die Wirbelsäulenuntersuchung sind unsere Hände viel genauer als es das beste Röntgenbild je sein kann. Das Röntgenbild ist nur sinnvoll, um Erkrankungen im Wirbel wie z. B. Knochentumoren oder Frakturen (Knochenbrüche), die von außen nicht zu ertasten sind, zu erkennen.

Solange die Wirbelsäule nicht mit den Händen untersucht wird, kann auch kein Zusammenhang mit den inneren Erkrankungen hergestellt werden. Denn erst wenn man bei regelmäßiger Untersuchung feststellt, daß bei bestimmten Erkrankungen bestimmte Wirbel blockiert sind, werden solche Zusammenhänge deutlich. Aus dieser Erkenntnis entwickelt sich dann eben die therapeutische Konsequenz, daß sich Erkrankungen auch durch eine Behandlung der Wirbelsäule therapieren lassen.
An dieser Stelle möchte ich Ihnen einen Fall aus meiner Praxis schildern. Ein Patient, der bisher nie eine Zuckerkrankheit hatte, mußte plötzlich operiert werden. Im Krankenhaus wurden Zuckerwerte über 400mg% gemessen. Nach Entlassung waren die Zuckerwerte immer noch stark erhöht. Auch das HbA1 war deutlich zu hoch, was bedeutet, daß der Zucker über längere Zeit hoch gewesen sein mußte.
Die körperliche Untersuchung erbrachte keinen krankhaften Befund, der Ultraschall und das CT der Bauchspeicheldrüse waren in Ordnung. Blutwerte bis auf Cholesterin und Neutralfette waren in Ordnung. Auch hatte der Patient in der letzten Zeit keinen Virusinfekt durchgemacht.
Als Therapie wurde eine entsprechende Diät und Zuckertabletten (Ascarbose) verordnet. Nachdem keine zuckerauslösende Ursache, sei es in Form eines Virusinfektes oder einer Organveränderung an der Bauchspeicheldrüse gefunden wurde, habe ich den Patienten an der Wirbelsäule untersucht und habe am Wirbel der Bauchspeicheldrüse eine Blockierung gefunden. Nach der Behebung des Schadens verschwand die Zuckererkrankung nach einem Tag.
Bei der Überarbeitung dieses Buches, nach vielen Jahren regelmäßiger Arbeit mittels der SMT®, ist dieser Fall kein Einzelfall geblieben.In den Kapiteln über die einzelnen Erkrankungen in meinem zweiten Buch über die SMT® „Fast alles ist möglich" habe ich mich noch ausführlicher mit dem Thema Zuckerkrankheit und Wirbelsäule auseinandergesetzt.
Auch der Schulmedizin sind die Zusammenhänge zwischen Spinalnerv und inneren Organen bekannt, die bildliche Darstellung der bisherigen Zusammenhänge ersehen Sie aus der Abbildung 114. Diese Abbildung ist viel zu ungenau und für das Verständnis der Zusammenhänge über deren Funktionalität nicht geeignet.
Eine viel bessere Einteilung zeigt die Abbildung aus einem Buch eines Amerikaners namens J. V. Cerney (siehe Abb. 115), der sich sehr lange in China mit der Akupunktur beschäftigte und dann ein Buch über Akupressur mit dem Titel „Akupunktur ohne Nadeln" geschrieben hat. Die Akupressur ist eine Selbsttherapie, basierend auf den Erkenntnissen der Akupunktur. Dabei werden aber keine Nadeln verwandt, sondern der Patient massiert selbst mit den Fingern die notwendigen Akupunkturpunkte. In diesem Buch findet man eine Abbildung, in der bestimmte Wirbel, sprich Spinalnerven, bestimmten Organen und deren Erkrankungen zugeordnet sind. Diese Darstellung spiegelt viel besser und genauer die Zusammenhänge wider. Sie decken sich mit den Erkenntnissen der SMT®.
In Abbildung 116 sehen Sie die Tabelle, in der die Zusammenhänge zwischen Wirbel, Rückenmarksegment und inneren Organen nach den Erfahrungen und Erkennt-

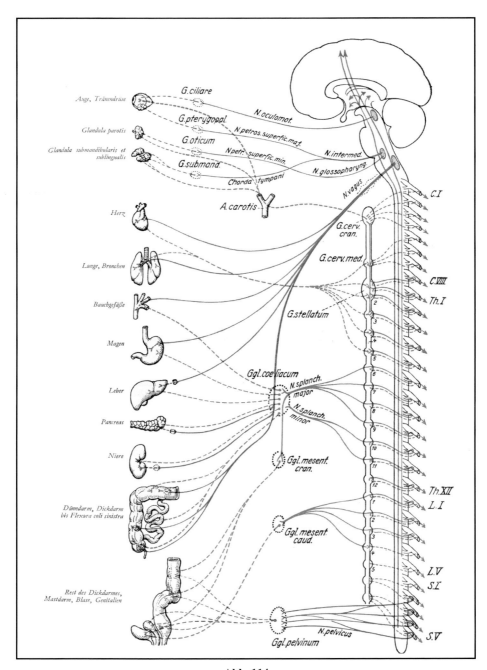

Abb. 114
Schulmedizinisches Konzept Spinalnerv und Organe.
(Anatomie des Menschen, Teil 1, A. Waldeyer, Walter de Gruyter und Co. Verlag, Berlin, 1996)

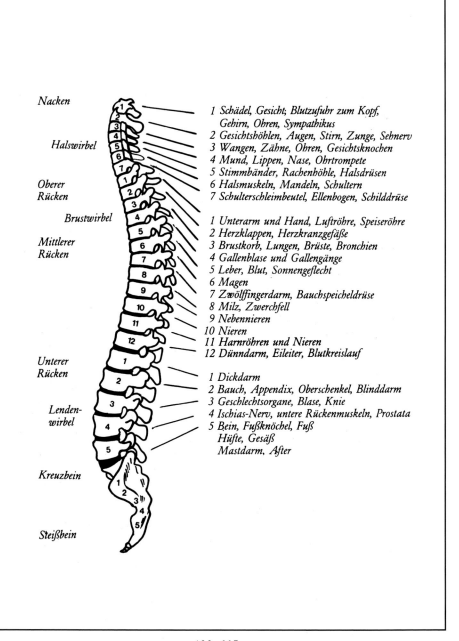

Abb. 115
Zusammenhang von Wirbeln und Organen nach Cerney.
(Akupunktur ohne Nadel. J. V. Cerney, Verl. Hermann Bauer, Freiburg, 1974)

nissen von mir dargestellt sind. Die Tabelle basiert auf der Basis der von Cerney. Ich habe sie lediglich nach meinen Erkenntnissen unter Berücksichtigung der Akupunktur- und hier speziell der Meridianlehre überarbeitet (siehe Abb. 118).
Man kann und muß diese Zusammenhänge aber insofern erweitern, als man feststellen muß, daß bei einer Wirbelblockierung nicht nur ein Spinalnerv betroffen ist, sondern daß der Spinalnerv des Nachbarwirbels auch eingeklemmt wird. Diese vermeintliche Unschärfe, die bedeuten würde, daß ein Organ durch mehrere Spinalnerven beeinflußt würde, existiert aber in der Realität nicht. Es ist in der Tat so, daß durch die Mitblockierung des benachbarten Spinalnervs das entsprechende Organ auch in Mitleidenschaft gezogen wird. Wie an der Wirbelsäule ist die Situation auch im Körper gelagert. Es sind im Körper auch die Organe benachbart und beeinflussen sich in ihrer Funktion gegenseitig, deren Segment, Wirbel und Spinalnerven ebenfalls nebeneinander liegen.
Auch psychische Erkrankungen oder das Zusammenspiel von psychischen Störungen und inneren Erkrankungen (Psychosomatik) kann nicht nur an Hand der Spinalnerven und deren Ramus communicans leicht erklärt werden, sondern auch durch die Tatsache, daß Schäden an den zu einem bestimmten Rückenmarksegment gekoppelten Teilen wie Wirbel, Meridian, Organ, und Derma-, Myo- oder Sklerotom psychische Störungen auslösen können.
Wenn man den Ramus communicans betrachtet (siehe Abb. 26), sieht man, daß er von seiner Abzweigung vom Hauptast des Spinalnervs zu einem Gebilde zieht, das man Grenzstrangganglion nennt. Diese Grenzstrangganglien sind ebenso wie das Rückenmark segmental gegliedert und von oben nach unten miteinander verbunden. Das Grenzstrangganglion ist eine Verschaltungsstelle zwischen Rückenmark und Spinalnerv mit dem unbewußten, nicht der willentlichen Kontrolle unterworfenen, autonomen Nervensystem, dem Sympathikus. Der Sympathikus, ebenso wie sein Gegenspieler, der Nervus vagus, der auch zum autonomen Nervensystem gehört, wird stark durch unseren seelischen Zustand gesteuert. Vereinfacht ausgedrückt laufen über den Grenzstrang positive und negative Impulse.
Das bedeutet, einmal auf einen ganz einfachen Nenner gebracht, positive oder negative Impulse des Spinalnervs werden vom Grenzstrang getriggert, das heißt verstärkt oder abgeschwächt, ganz nach dessen positiver oder negativer Information. Damit ließe sich einfach erklären, wieso trotz einer Blockierung mit Einengung des Ramus communicans eines Spinalnervs ein Organ gesund bleiben kann. Die Störung durch die Blockierung des Spinalnervs wird durch die dazugeschalteten Informationen aus dem Grenzstrang nicht verschlechtert oder gar aufgehoben. Die Folge ist, daß das zum Spinalnerv gehörende Organ gesund bleibt. Verändert sich die positive Grenzstranginformation auf Grund psychischer Belastung in das Negative, addieren sich die negativen Informationen aus Spinalnerv und Grenzstrang, und das dazugehörige Zielorgan erkrankt. In unsere Überlegung ist aber noch nicht die Stärke der Blockierung und der Grenzstrangstörung mit eingegangen.
Auch der Einfluß des Nervus vagus als Gegenspieler des Grenzstrangs ist in die

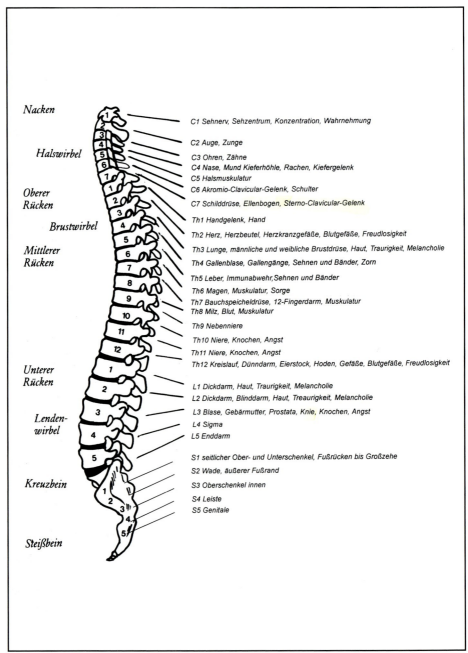

Abb. 116 Die vom Autor, aus Sicht seiner jahrelangen therapeutischen Erfahrung mittels der SMT® überarbeitete Tabelle von Cerney, in der auch die Erkenntnisse, welche auf der chinesischen Akupunktur und hier speziell der Meridianlehre beruhen, Einzug gehalten haben.

Überlegungen mit einzubeziehen. Es wird somit klar, daß die Interaktionen sehr vielfältig sind und daß sich so eigentlich kein Fall genau mit einem anderen vergleichen läßt.

Wenn der Ramus communicans durch eine Blockierung gestört, zusätzlich durch eine negative Grenzstranginformation verstärkt wird und dann das Organ erreicht, so treten eben in diesem Organ Veränderungen im Sinne von Funktionsstörungen auf, die das Entstehen einer Krankheit ermöglichen. Solche Veränderungen sind vor allem Störungen der örtlichen Durchblutung und Immunlage. Diese Faktoren sind hauptsächlich dafür verantwortlich, daß sich Infektionen, durch Viren oder Bakterien hervorgerufen, in diesem betroffenen Organ festsetzen und zu einer Krankheit führen können, die dann all diese schulmedizinischen Befunde liefert, mit denen wir täglich umgehen.

Eine Veränderung der normalen Innervation hat neben der örtlichen Immunsituation gleichzeitig auch eine Änderung der Durchblutungsverhältnisse zur Folge. Durch die Störung der örtlichen Immunlage und die schlechte Sauerstoffversorgung des Organs können sich nicht nur virale oder bakterielle Infektionen festsetzen, sondern es können auch Prozesse eingeleitet werden, die sich wiederum im Immunsystem abspielen und die man in der Schulmedizin Autoimmunerkrankungen nennt. D. h. der Körper kann körpereigenes Eiweiß, welches normalerweise vom Immunsystem toleriert wird, nicht mehr als eigen erkennen. Er bildet Abwehrstoffe, die wiederum einen Entzündungprozess in Gang setzen, der letztlich auf das ganze menschliche Immunsystem übergreifen kann.

**Warum ein bestimmter Patient die eine, seine spezifische
und keine andere Organerkrankung oder Autoimmunerkrankung bekommt,
ist meiner Meinung nach im wesentlichen,
neben anderen zweitrangigen Faktoren wie Umwelt usw.,
in den Konstellationen der Schäden an Wirbelsäule und Gelenken begründet.**

Das beste Beispiel dafür ist der Herpes zoster, oder auch Gürtelrose genannt.
Die Gürtelrose ist eine Virusinfektion, eine Zweitinfektion mit dem Windpockenerreger bei Teilimmunität. Sie ist durch zwei Krankheitserscheinungen im wesentlichen charakterisiert. Die Gürtelrose breitet sich im Bereich eines oder mehrerer benachbarten Spinalnerven, in der Regel auf eine Körperhälfte beschränkt, aus, und ist häufig von starken, manchmal zermürbenden Schmerzen begleitet, die auch nach dem Abklingen der akuten Infektion noch lange bestehenbleiben können oder gar chronifizieren.
Die Ursache aber, warum der eine Patient den Zoster im Brustbereich und der andere ihn im Bereich des Unterkörpers bekommt, liegt in der Wirbelsäule begründet. Die Infektion setzt sich immer an einem Spinalnerv eines stark blockierten Wirbelkörpers fest. Hierin ist auch der Grund zu sehen, warum viele Patienten einen starken Nervenschmerz zurückbehalten, auch wenn die Infektion schon abgeklungen ist. Der

Zosterschmerz ist immer, neben der akuten Entzündung, die immer nach einigen Tagen abheilt, ein durch Wirbelblockierung ausgelöster Spinalnervenschmerz. Chronische Zosterschmerzen sind ein sehr dankbares Gebiet der SMT®.

5.2 WIRBEL MIT IHREN BEZUGSORGANEN UND SPEZIFISCHEN ERKRANKUNGEN

5.2.1 ERSTER HALSWIRBEL

Der 1. Halswirbel, der sogenannte Atlas, ist ein sehr wichtiger Wirbel, da hier die Gefäße für das Gehirn mit einem Bogen in die hintere Schädelgrube eindringen. Eine starke Verlagerung dieses Wirbels führt im Extremfall dazu, daß die Arteria basilaris zu einer Seite hin, nämlich der der stärksten Blockierung, verzogen werden kann. Damit steht das Gefäß unter großer Spannung und kann besonders bei älteren Menschen mit etwas spröden Gefäßen leicht einreißen.

Eine Blockierung dieses Wirbels beeinflußt nicht nur das Allgemeinbefinden sehr stark, indem es einen benommenen Kopf macht, die Konzentration stört und die Wahrnehmung einschränkt, sondern vor allem zusammen mit dem zweiten Halswirbel das Sehen und zwar hier das zentrale Sehen und den Nervus opticus (Sehnerv). Patienten, die hier behandelt werden, sagen oft, der Kopf würde klarer und das Sehen besser.

5.2.2 ZWEITER HALSWIRBEL

Der 2. Halswirbel ist in erster Linie der Augenwirbel. Die Patienten klagen oft über eine Unschärfe beim Sehen (Schleier vor dem Auge) und gelegentlich auch über ein Druckgefühl in den Augen.

Interessant wären Untersuchungen, die beweisen, daß man z. B. mit der SMT®-Behandlung dieses Wirbels auch regulierend in den Augeninnendruck eingreifen kann. Ich bin dessen sicher. Sogar eine Behandlung von Entzündungen in den Augen selbst sind möglich.

Die Zunge ist ebenfalls ein Organ, das vom 2. Halswirbel mit beeinflußt wird. Eine häufige Erkrankung der Zunge ist z. B. das Zungenbrennen, das die Patienten zur Verzweiflung bringen kann. Aber auch Sprachstörungen sind unter anderem eine Folge von Blockierungen des 2. Halswirbels.

5.2.3 DRITTER HALSWIRBEL

Die wichtigsten Versorgungsgebiete des 3. Halswirbels sind das Hörorgan und die Zähne.

Ohrgeräusche haben hier unter anderem ihre Ursache. Gerade Ohrgeräusche (Tinnitus), die eine weitverbreitete Volkskrankheit sind, quälen sehr viele Menschen, einige werden sogar in den Selbstmord getrieben. Sie stellen in der Schulmedizin eine Erkrankung dar, der wir in den meisten Fällen hilflos gegenüberstehen. Eine sinn-

volle und wirkungsvolle Therapie wurde bis jetzt noch nicht gefunden, wenn es auch bei einzelnen Patienten gelegentlich Erfolge der klassischen Medizin gibt.
Es verbreitet sich in der Schulmedizin immer mehr die Einsicht, daß die Ohrgeräusche doch etwas mit der Halswirbelsäule und deren Veränderungen zu tun haben, wobei ich hier schon vorrauschicken muß, daß Schäden am 3. Halswirbel nur ein Teil des sehr komplexen Ursachengeschehens für Ohrgeräusche sind.
Zahnschmerzen, sehr oft in Form von ziehenden Nervenschmerzen, die durch den Zahnarzt nicht erklärbar sind, bei denen auch keine Kieferhöhlenerkrankung vorliegt, lassen sich über diesen dritten Halswirbel behandeln.

5.2.4 VIERTER HALSWIRBEL

Der 4. Halswirbel kann bei einer Blockierung schädigend auf Lippen und Mundhöhle, Kiefer- und Stirnhöhle Einfluß nehmen. Die häufigen Faulecken sind oft eine Folge einer solchen Blockierung. Aber auch die immer wieder auftretenden Lippenbläschen, der Herpes labialis, hat durch die blockierungsbedingte Immunstörung etwas mit der Halswirbelsäule zu tun.
Nasenentzündungen, die sich auch oft durch eine verstopfte Nase bemerkbar machen und manches als Allergie bezeichnete chronisch wäßrige Nasenlaufen sowie das Nasenjucken kann über eine Blockierungsbehandlung gebessert werden.
Beim Schlucken können knackende Ohrgeräusche auftreten, weil die Ohrtrompete, eine normalerweise offene Verbindung zwischen Rachen und Mittelohr, zuschwillt. Beim Schluckakt wird die Ohrtrompete aufgedehnt und fällt nach dem Schlucken mit einem hörbaren Geräusch wieder zu. Dieses sehr störende und belastende Geräusch kann über die Halswirbelsäule behandelt werden.
Chronische Kiefer- und Stirnhöhlenentzündngen haben in Blockierungen des 4. Halswirbels ihre Ursache.
Das Kiefergelenk wird durch Blockierungen des 4. Halswirbels destabilisiert, so daß es leichter subluxieren kann
Das Schnarchen kann durchaus über die Halswirbelsäule behandelt werden. Die Zusammenhänge könnten so sein, daß durch die Blockierung des vierten Halswirbels die Innervation des Gaumensegels gestört wird, das Segel im Schlaf nicht ausreichend angespannt ist und so das Schnarchen hervorgerufen wird.

5.2.5 FÜNFTER HALSWIRBEL

Der 5. Halswirbel nimmt Einfluß auf Stimmbänder, Rachenhöhle, Halsdrüsen und Halslymphknoten. Dieser Halswirbel und seine Nachbarwirbel haben etwas mit der Entstehung von Halsinfekten zu tun.
Ich erlebe es immer wieder, daß Patienten mit Halsschmerzen zu mir kommen. Bei der klinischen Untersuchung ergibt sich kein sichtbarer pathologischer Befund im Rachen, an den Ohren, im Nasenbereich, an den Halsdrüsen und im Kieferhöhlenbereich. Nach Behandlung der Halswirbelsäule verschwinden die Beschwerden

meist sofort, zumindest aber in einigen Stunden.
Zusätzlich kann man die Beobachtung machen, daß, wenn die vorangegangene Beschwerdezeit zu lange ist, z. B. mehr als sechs bis zwölf Stunden beträgt, die Schmerzen zwar kurzzeitig zu bessern sind, die Infektion letztlich aber nicht aufzuhalten ist. Die Blockierung bereitet dem infektiösen Agens durch die Einklemmung des R. communicans des betroffenen Spinalnervs den Weg. In der Regel handelt es sich um Grippeviren, von denen es über tausend verschiedene gibt. Darum sind solche Erkältungserkrankungen auch bei Kälte, Nässe und Zugluft sowie bei seelischer Belastung häufiger, da hier, durch eine Muskelverspannung, eine Halswirbelsäulenblockierung ausgelöst oder verschlechtert werden kann.
Aber nicht nur akute Infektionen haben etwas mit der Halswirbelsäule zu tun, sondern auch chronische Entzündungen im Rachen, in den Halslymphknoten sowie an den Stimmbändern. Chronische Heiserkeit hat sehr häufig ihre Ursache in Halswirbelsäulenblockierungen.

5.2.6 SECHSTER HALSWIRBEL

Der 6. Halswirbel hat als Zielorgan unter anderem die Mandeln, wobei hier die gleichen Überlegungen zutreffen wie bei den viralen Erkältungserkrankungen.
Wichtiger ist beim sechsten Halswirbel der Einfluß auf die Muskeln des Halses. Das bekannteste Krankheitsbild ist das Kloßgefühl im Hals (Globus nervosus). Viele Menschen bekommen besonders in Stressituationen oder wenn sie sich unwohl fühlen ein Druckgefühl im Hals, das oft als Zumachen oder Krampf beschrieben wird.
Hier ist für die Entstehung dieses Krankheitsbildes, das in der Schulmedizin nur schwer therapierbar ist, eine Blockierung besonders des 6. Halswirbels verantwortlich. Diese Blockierung nimmt bei psychischer oder sonstiger Anspannung durch eine zunehmende Muskelverspannung zu. Es ist schon richtig, daß solche Patienten oft psychisch überlagert und auffällig sind, man kann diese Auffälligkeiten aber in vielen Fällen den oft langen Krankheitsverläufen, den frustranen Therapieversuchen und der Angst der Patienten, zu ersticken oder tumorkrank zu sein, zuschreiben.
Das Schultergelenk, hier vornehmlich das Schulterblatt-Schlüsselbeingelenk (Akromio-Clavicular-Gelenk), reagiert mit Entzündungen und Schmerzen bei Blockierungen des 6. Halswirbels. Aber auch das Schlüsselbein-Brustbeingelenk kann sich entzünden.

5.2.7 SIEBENTER HALSWIRBEL

Der 7. Halswirbel hat als Bezugsorgan nur die Schilddrüse und die Nebenschilddrüse. Störungen der Schilddrüsenfunktion im Sinne einer Überfunktion sind Folge der Blockierung des 7. Halswirbels, besonders möchte ich den Morbus Basedow und das Hervortreten der Augen (Exophthalmus), als Ausdruck eines Autoimmunprozesses, anführen. Aber auch die anderen Schilddrüsenentzündungen wie Hashimoto und

Riedel, ebenso wie organische Schildrüsenveränderungen wie Cysten (flüssigkeitsgefüllte Hohlräume) oder feste Knoten werden von Blockierungen des siebenten Halswirbels beeinflußt.

Als weitere Zielorgane hat der 7. Halswirbel hauptsächlich Gelenke und Muskeln der Schulter und des Oberarms. Bei seiner Blockierung klagen die Patienten über Schmerzen im Schultergelenk, häufig im Oberarm, besonders im Ansatzbereich der Bizepssehne. Die Schmerzen können bis zum Ellbogen hin auftreten (Tennisellenbogen).

Bei Blockierungen des 7. Halswirbels wird das Brustbein-Schlüsselbeingelenk (Sterno-Clavicular-Gelenk) destabilisiert.

Es kann aber durchaus sein, daß, wie bei allen durch Blockierungen ausgelösten Extremitätenbeschwerden auch, der Nervenschmerz nicht immer als direkt vom Wirbel ausgehend und ausstrahlend empfunden wird.

Es ist häufig so, daß der Schmerz oft an einer Stelle, weitab von der Wirbelsäule, am Körper verspürt wird. Diese Beschwerden lassen einen nicht gleich an eine Verbindung mit der Wirbelsäule denken.

5.2.8 ERSTER BRUSTWIRBEL

Der 1. Brustwirbel beeinflußt fast ausschließlich den Arm- und Handbereich. Eine sehr verbreitete Erkrankung, die von Blockierungen des ersten Brustwirbels ausgeht, ist die Sehnenscheidenentzündung des Unterarms und der Hände. Allgemein wird immer behauptet, die Sehnenscheidenentzündung sei eine Überanstrengungsreaktion.

Dies ist für die Mehrzahl der Fälle nur bedingt richtig, da durch die meist oben arbeitende Gebrauchshand die dazugehörigen Brustwirbel stärker zur Seite der oben beschäftigten Hand hinausgezogen werden. Was zu einer zunehmenden Blockierung mit Nerveneinklemmung führt. Eine Sehnenscheidenentzündung kann erst dann wieder abheilen, wenn sich die Blockierung des Wirbels spontan löst, oder wenn sie manuell beseitigt wird.

Gleiches gilt für eine weitere sehr verbreitete Erkrankung des Ellenbogens, nämlich den Tennisellenbogen. Der kommt natürlich nicht nur vom Tennisspielen, sondern diese Erkrankung kann ebenso durch jede andere einseitige manuelle Tätigkeit ausgelöst werden. Auch hier gilt die Voraussetzung, ohne Wirbelreposition kann keine Abheilung einsetzen.

Andere Erkrankungen wie das Karpaltunnelsyndrom, der schnellende Daumen und die Sehnenverhärtung der Handflächensehnen (Dupuytren) haben als letztliche Ursache eine Wirbelblockierung.

Auch das Entstehen von Warzen als Viruserkrankung ist ebenso wie die Pilznagelentstehung Folge einer Blockierung besonders des 1. Brustwirbels mit entsprechender lokaler Immunschwäche. Löst sich die Wirbelsäulenblockierung, können die Warzen abheilen, da die örtliche Immunstörung verschwindet.

5.2.9 ZWEITER BRUSTWIRBEL

Den 2. Brustwirbel nennt man einfach den Herzwirbel, weil sein Zielorgan das Herz ist.

Dieser Wirbel ist sehr wichtig, da er das Herz und dessen Kranzgefäße direkt negativ beeinflussen kann. Die Folge sind besonders Herzunregelmäßigkeiten (Extrasystolen) in der Schlagfolge. Diese Unregelmäßigkeiten nennt man Rhythmusstörungen. Deren Auftreten am Herzen kann neben Wirbelsäulenblockierungen bei herzkranken Patienten auch organische Ursachen haben, sie können z. B. durch eine Schilddrüsenstörung ausgelöst werden. Kommt zu diesen organischen Veränderungen noch eine Blockierung mit all ihren Folgen hinzu, können solche Beschwerden noch zusätzlich verschlechtert werden.

Oft haben schon sehr junge, gesunde Personen Rhythmusstörungen, was sehr störend und beängstigend sein kann. Bei herzkranken Patienten können diese Rhythmusstörungen ein sehr hohes Sterberisiko sein und man sollte versuchen, sie zu behandeln. Man hat aber bei der Behandlung mit den dafür vorgesehenen Medikamenten (Antiarrhythmika) gesehen, daß diese Medikamente selbst wieder Rhythmusstörungen auslösen können. Daher ist man heute mit dem Einsatz solcher Medikamente sehr zurückhaltend. Besonders für junge, herzgesunde Personen wird eine Behandlung abgelehnt. Nun kann man den Patienten doch nicht mit seinen, für ihn sehr unangenehmen Beschwerden allein lassen.

Neben einer Magnesiumgabe als biologischem Kalziumantagonisten und als ein die Muskeln entspannendes Medikament von hoher Wirksamkeit bringt einen zuverlässigeren Erfolg, auch bei herzkranken Personen, die manuelle Behandlung des Herzwirbels.

Gerade die Entstehung von vielen Rhythmusstörungen und das spontane Aufhören sind heute noch nicht geklärt. Könnte es nicht an dem Grad der augenblicklichen Herzwirbelblockierung liegen, die das Auftreten und die spontane Beendigung solcher Phänomene verursacht?

Aber nicht nur Rhythmusstörungen können eine Folge einer Herzwirbelblockierung sein, sondern der Herzwirbel nimmt direkten Einfluß auf den Herzmuskel mit Herzhäuten, Herzklappen und Herzkranzgefäßen. Es ist eigentlich nicht verständlich, warum der eine Patient durch eine Viruserkrankung eine Herzmuskel- oder Herzhautentzündung bekommt, der andere eine Herzklappenentzündung durch ein Bakterium erleidet, und wieder andere Personen, die an dem gleichen Erreger erkranken, in dieser Hinsicht unversehrt bleiben. Die Erklärung für diese Phänomene sind unter anderem in Blockierungen des Herzwirbels zu suchen.

Eine bekannte Tatsache sind die stummen Durchblutungsstörungen der Herzkranzgefäße (stumme Myokardischämien durch Koronarspasmen). Also Durchblutungsstörungen, die keine Schmerzen wie Herzkrämpfe (Angina pectoris) auslösen. Heute weiß man, daß solche Durchblutungsstörungen so stark werden können, daß ein Herzinfarkt entstehen kann. Man hat herausgefunden, daß die Herzkranzgefäße sich dabei verkrampfen und der Blutdurchfluß stark gemindert oder gar unterbunden wird. Ganz kritisch werden solche Verengungen der Gefäße, wenn noch zusätzlich eine Verkalkung der Herzkranzgefäße vorliegt, die das Gefäß schon vorher einengen. Kommt jetzt noch ein Koronarspasmus (Verkrampfung mit Einengung der Herzkranzgefäße, mit vermindertem Blutdurchfluß) hinzu, kann sehr leicht ein Herzinfarkt auftreten. Ich sehe die Ursache für solche Koronarspasmen mit und ohne Verkalkung der Herzkranzgefäße in Blockierungen des zweiten Brustwirbels.

Viele Patienten haben über lange Zeit eine Herzkranzgefäßverengung, die zwar langsam fortschreitet, aber lange Zeit unbemerkt bleiben kann, da sie anfangs keine Beschwerden macht. Wenn sie Beschwerden macht, sind in der Regel mindestens $^2/_3$ des Herzkranzgefäßes verschlossen. Unter körperlicher oder seelischer Belastung, wenn der Körper mehr Sauerstoff wegen des erhöhten Energiebedarfs braucht und das Herz schneller und stärker pumpen muß, treten Herzschmerzen auf.

Nun ist es aber sehr häufig so, daß die meisten Herzinfarkte in der Nacht im letzten Morgendrittel auftreten. Übrigens ist das bei Asthmaanfällen ganz ähnlich, wobei hier das mittlere Drittel der Nacht der Zeitpunkt des gehäuften Auftretens ist. Es gibt keine ausreichende Erklärung für dieses Phänomen, auch wenn man berücksichtigt, daß der Blutdruck in den Nachtstunden, gegen Morgen hin, ansteigt. Eine Möglichkeit der Erklärung für die Koronarspasmen und für das nächtlich gehäufte Auftreten von Herzinfarkten liegt für mich in der Wirbelsäule und deren Blockierungen begründet.

Leidet der Patient an einer Verengung der Herzkranzgefäße und hat er z.B. eine Linksblockierung seines Herzwirbels, so dürfte er nicht auf der linken Seite liegen, da sonst seine Blockierung, durch das Durchhängen des Wirbels nach links, zunimmt. Der Herznerv wird dabei stärker eingeklemmt, so daß es, zusätzlich zu seiner schon bestehenden Herzkranzgefäßverengung, zu einem Koronarspasmus führen kann. Die Folge ist eine Blutflußänderung mit einer Thrombosierung (Pfropf durch ein Blutgerinnsel). Daraus resultiert ein Herzinfarkt. Hier liegt das Haupteinsatzgebiet der SMT®.

Bitte verstehen Sie diese Erläuterungen nicht so, daß Sie zu dem Schluß kommen, man könne eine koronare Herzerkrankung mit Gefäßverkalkungen mittels der SMT® heilen. Grundvoraussetzung ist und bleibt eine gute, möglichst invasive Diagnostik, mittels eines Herzkatheters. Findet man dabei Verengungen der Herzkranzgefäße, die ein bestimmtes kritisches Maß übersteigen, ist die Therapie der Wahl die Aufdehnung oder Operation. Bis der Patient zur Operation kommt, was ja bekanntlich unterschiedlich lange dauern kann, ist, neben der unbedingt nötigen medikamentösen Therapie, eine manuelle Therapie meiner Ansicht nach erlaubt, besonders um dem Patienten Anweisungen geben zu können, wie er sich im Bett lagern soll und welche Hand er oben oder unten benutzen soll. Man sollte eine manuelle Deblockierungsbehandlung einleiten, um zusätzliche Koronarspasmen mit einer Erhöhung des Infarktrisikos zu vermindern.

Blockierungen des Herzwirbels haben außerdem noch Schlafstörungen und Nervosität (innere Unruhe) zur Folge.

5.2.10 DRITTER BRUSTWIRBEL

Der 3. Brustwirbel ist mit dem Herzwirbel zusammen ein sehr wichtiger Wirbel, weil er auch Erkrankungen beeinflußt, die akut lebensbedrohlich sein können. Der dritte Brustwirbel hat als Hauptzielorgan die Lunge.

Blockierungen des 3. Brustwirbels können Atembeschwerden bis hin zum Asthma auslösen. Und ebenso wie eine Wirbelblockierung, die über Nacht durch falsches Liegen zunimmt und am Herzen durch Koronarspasmen einen Herzinfarkt auslösen können, so können bei einer Blockierung des dritten Brustwirbels Asthmaanfälle ausgelöst werden. Aber auch hier gilt, bei akuten und lebensbedrohlichen Asthmaanfällen, bitte zuerst die lebensrettende medikamentöse Therapie und, nur als Begleitung, eine manuelle Therapie einzusetzen.

Unter dem Eindruck der Lebensbedrohung durch die Atemnot verspannt sich der Patient. Die zunehmende Verspannung hat eine noch stärkere Wirbelblockierung zur Folge, die den Asthmaanfall zusätzlich verstärken kann. Es ist, wenn die akute Lebensbedrohung vorüber ist, ebenso wie bei leichteren Atemstörungen, sinnvoll, manuell am dritten Brustwirbel tätig zu werden, da leichtere Störungen ohne Medikamente verschwinden können. Bei den schwereren Fällen kann **nach der medikamentösen Akutbehandlung** eine Rückfallgefahr durch eine Behandlung mittels der SMT® vermindert werden.

Entzündungen der Lunge sind hinlänglich bekannt, nicht nur infektions-, sondern auch allergie- und autoimmunbedingt. Hier spielen Blockierungen des dritten Brustwirbels ebenfalls eine große, entscheidende Rolle.

Ein weiteres Organ, das mit dem dritten Brustwirbel verbunden ist, ist die Brustdrüse bei Mann und Frau. Ich habe eine junge Patientin behandelt, bei der die rechte Brust nur halb so groß entwickelt war wie die linke. Bei dieser jungen Frau fand sich eine extrem starke Blockierung im Rahmen einer Skoliose, wobei der Scheitelpunkt am dritten Brustwirbel zu finden war. Leider hat die Patientin die SMT® abgebrochen. Ich bin aber überzeugt, daß sich die rechte Brust im Laufe der Zeit noch richtig entwickelt hätte, wenn die junge Frau Ausdauer bewiesen hätte.

Eine viel häufigere Erkrankung ist aber der Brustdrüsenkrebs der Frau. Bei allen Patientinnen mit einem Brustdrüsenkrebs findet man eine starke Blockierung des 3. Brustwirbels. Dabei ist auffällig, daß eine große Zahl solcher Patientinnen Raucherinnen sind. Das heute vermehrte Rauchen des weiblichen Geschlechts ist sicher einer der Hauptrisikofaktoren für das Auftreten des Brustdrüsenkrebses. Das Rauchen schädigt das Segment Lunge und so gleichzeitig das Brustdrüsengewebe, das so in Mitleidenschaft gezogen wird, daß eine Krebsentstehung viel leichter stattfinden kann als bei nicht rauchenden Frauen.

5.2.11 VIERTER BRUSTWIRBEL

Den 4. Brustwirbel bezeichnen wir als Gallenwirbel. Diese Bezeichnung bezieht sich direkt auf das Erfolgsorgan, die Galle und die Gallengänge. Die Gallensteinentstehung ist in der Schulmedizin immer noch ein ungelöstes Rätsel. Sie hat sicher etwas mit einer Ausscheidungs- und Funktionsstörung der Gallenblase zu tun. Aber der Grund, warum es an der Gallenblase zu solchen Ausscheidungsstörungen kommen kann, ist für mich am vierten Brustwirbel zu suchen. Die Innervationsstörung verursacht durch eine Störung der Gallenblasenfunktion einen Gallensekretstau in der Gallenblase. Das Sekret dickt mit der Zeit ein und die Steinbildung kann beginnen, wobei als Kristallisationspunkt Cholesterinkristalle fungieren können.

5.2.12 FÜNFTER BRUSTWIRBEL

Der 5. Brustwirbel hat als Bezugsorgan die Leber. Die Leber ist ein sehr wichtiges Stoffwechselorgan, dessen Funktion an der Verdauung, an der Bereitstellung von Eiweißen, Hormonen und Gerinnungsstoffen beteiligt ist. Sie nimmt am Zuckerstoffwechsel teil und ist letztlich ein sehr wichtiges Ausscheidungsorgan, unter anderem für die Gallenflüssigkeit. Die Funktionen sind so vielseitig, daß man hier im einzelnen nicht darauf eingehen kann.

Eine Blockierung des fünften Brustwirbels kann also viele verschiedene Funktionsstörungen und Entzündungen der Leber hervorrufen.

Aber auch eine Anfälligkeit, die das Auftreten von viralen Infektionen an der Leber begünstigt, wird durch eine Blockierung des fünften Brustwirbels sicherlich erleichtert oder erst gar möglich.

Die Entstehung von gutartigen Leberveränderungen wie Blutschwämme o. a. mag durch eine Blockierung dieses Brustwirbels mitbedingt sein.

Ein Mangel an Vitamin C wirkt sich besonders negativ auf vier Rückenmarksegmente und deren angeschlossene Organe aus. In erster Linie ist hier das das Lebersegment (Th5 SMT®) zu nennen, denn die Leber nimmt einen Einfluß auf die Kollagenbildung.

Als weiteres Organ ist das Herz von einem Vitamin C-Mangel betroffen, denn das Segment Herz (Th2 SMT®) hat einen großen Einfluß auf die Blutgefäße. Weiterhin sind noch Gallenblasen (Th4 SMT®)- und Dünndarmsegment von Bedeutung (Th12 SMT®), denn das Gallenblasensegment ist funktionell mit dem Leber- und das Dünndarm- mit dem Herzsegment verbunden.

5.2.13 SECHSTER BRUSTWIRBEL

Der 6. Brustwirbel hat wiederum nur ein Zielorgan, nämlich den Magen. Deshalb hat er auch die Bezeichnung Magenwirbel. Die häufigsten und bekanntesten Magenerkrankungen sind das Magengeschwür, die Magenschleimhautentzündung und die Magenübersäuerung mit Sodbrennen. Bei Sodbrennen fließt der saure Mageninhalt in die Speiseröhre zurück, die keinen Säureschutz mehr hat wie der Magen. Dadurch kommt es zu einer Entzündung der Speiseröhre, die dann Schmerzen bereitet. Der Magen selbst besitzt Schleimzellen, die einen Schutz vor dem sauren und sehr aggressiven Magensaft bilden.

Der Magen ist eigentlich das Organ, wo die Zusammenhänge zwischen Wirbel, Seele oder Psyche und Organ am besten sichtbar werden. Es ist allgemein bekannt, daß viele Menschen bei psychischen Problemen Magenbeschwerden bis hin zum Magengeschwür bekommen.

Aus meiner Erfahrung heraus möchte ich den Zusammenhang folgendermaßen darstellen: Die betreffende Person hat ein größeres Problem. Gleichzeitig hat sie aber auch eine Blockierung des 6. Brustwirbels. Die Blockierung löst im Magen des Patienten eine Fehlinnervation mit einer örtlichen Änderung von Durchblutung und Immunsituation aus. Diese Fehlinnervation des Magens durch den blockierten Spinalnerv wird durch diese psychische Belastung, die über den Grenzstrang geleitet wird, noch verstärkt. Damit wird der Säureschutz des Magens verringert und eine Magenschleimhautentzündung oder gar ein Magengeschwür können entstehen. Auch die Neigung zum Sodbrennen wird so ausgelöst, nur liegt hier die Funktionsstörung im Mageneingang, in dessen Verschlußmuskel.

5.2.14 SIEBENTER BRUSTWIRBEL

Die Blockierung des 7. Brustwirbels kann Erkrankungen des Zwölffingerdarms und der Bauchspeicheldrüse hervorrufen. Die häufigste Störung des Zwölffingerdarms ist das Zwölffingerdarmgeschwür. Für diese Erkrankung gelten die gleichen Umstände und Zusammenhänge wie bei den Magengeschwüren.

Die Bauchspeicheldrüse reguliert den Zuckerstoffwechsel und die Verdauung. Der Zuckerstoffwechsel wird reguliert, indem sie einen Eiweißkörper (Insulin) in bestimmten Zellen des Organs produziert. Es gibt beim Menschen zwei Arten der Zuckerkrankheit.

Erstens der Insulinmangel, durch verminderte bis aufgehobene Produktion dieses Stoffes in den insulinproduzierenden Zellen, den Langerhansschen Zellen. Diese Form nennt man Typ I Diabetes mellitus. Die Schädigung der insulinproduzierenden Zellen kann durch bestimmte Virusinfektionen oder durch ein Autoimmungeschehen entstehen. Die Ursachenverknüpfung mit Spinalnerveinklemmung und lokaler Immunstörung wurde schon mehrmals erklärt und trifft auch hier zu. Hilfe ist aber auch beim Typ I Diabetes mittels der SMT® möglich, nämlich in Form einer Glättung des Zuckertagesprofils, welches bei vielen solcher Patienten kaum in den Griff zu bekommen ist.

Die zweite Form der Zuckerkrankheit ist der Typ II Diabetes mellitus, oder auch Alterszucker genannt. Diese Art der Zuckererkrankung ist kein Problem eines Insulinmangels. Im Gegenteil, die Insulinkonzentration im Körper ist oft über die Maßen erhöht, nur kann dieses Hormon nicht ausreichend wirken. Aber gerade diese Form des Diabetes ist mittels der SMT® heilbar.

Ein anderes Problem sind die Bauchspeicheldrüsenentzündungen, die gelegentlich, auch ohne Auslöser wie Alkohol, übergroße, fettreiche Mahlzeiten oder Virusinfekte, entstehen können. Hier könnte eine Wirbelsäulenblockierung des siebenten Brustwirbels der Auslöser oder Katalysator sein.

5.2.15 ACHTER BRUSTWIRBEL

Der 8. Brustwirbel beeinflußt das Zwerchfell und die Milz. Das Entstehen eines Schluckaufs hätte unter anderem hier eine Erklärung.
Die Milz hat die Aufgabe, Blut und Blutbestandteile abzubauen. Vor allem hat sie dabei die Verantwortung für die Erkennung von entarteten Blutzellen. Diese aus der Blutbahn zu eliminieren dient zur Verhütung von Blutkrebs. Wenn durch eine blockierungsbedingte Störung diese Aufgabe nicht mehr voll ausgeführt werden kann, ist das sicherlich ein Faktor zur Blutkrebsentstehung.

5.2.16 NEUNTER BRUSTWIRBEL

Der 9. Brustwirbel ist für die Nebennieren verantwortlich. Die Nebenniere ist ein sehr vielschichtiges Organ, weil hier viele Hormone produziert und gesteuert werden. Die wichtigsten Hormone sind das Cortison, das Adrenalin und das Noradrenalin. Die Störungen dieses Organs können eine Vielzahl kompliziert zu erklärender Tumor- und Stoffwechselerkrankungen hervorrufen, deren Abhandlung den Rahmen dieses Buches sprengen würde. Aber auch bei der Erkrankung des hohen Blutdrucks ist dieser Wirbel maßgeblich beteiligt.

5.2.17 ZEHNTER UND ELFTER BRUSTWIRBEL

Der 10. und 11. Brustwirbel haben wieder einen bezeichnenden Namen, sie heißen nämlich die Nierenwirbel. Das sagt schon aus, daß sie beide das gleiche Organ beeinflussen, wobei der elfte Brustwirbel noch die Harnleiter innerviert. Diese zwei Wirbel sind für unsere Gesundheit von extremer Wichtigkeit. Wenn man Wichtigkeit sagt, so ist damit gemeint, daß eine Störung dieser Organe, neben ihren lokalen Erkrankungen und Entzündungen, einen allgemein schwächenden Einfluß auf alle anderen Organsysteme des Körpers hat.
Die Nieren sind mit der Blase, neben der Lunge, dem Dünn- und Dickdarm, ein Ausscheidungsorgan. Für die Flüssigkeit das wichtigste Ausscheidungsorgan. Eine Blockierung des zehnten und elften Brustwirbels verursacht also eine Ausscheidungsstörung. Diese Ausscheidungsstörung für Wasser, aber auch für Stoffwechselschlacken ist für viele Erkrankungen mitverantwortlich. Mit unseren schulmedizinischen Methoden sind diese Störungen nicht meßbar.
Es ist aber in der Tat so, daß solche Patienten über Wassereinlagerungen klagen, die gerne über Nacht entstehen. Vor allem eine Anschwellung im Augenlidbereich ist dafür symptomatisch. Auch können Hände und Füße anschwellen. Bei diesen Erscheinungen muß man jedoch eine genaue körperliche Untersuchung durchführen, da das Anschwellen der Hände auch mit der oberen Brustwirbelsäule, das Anschwellen der Beine etwas mit dem Herzen, mit der Leber oder mit Krampfadern zu tun haben kann. Wenn man solche Patienten untersucht, stellt man fest, daß sie oft ein sehr wabbeliges, weiches und überwässertes Bindegewebe haben. Gerade das interzelluläre Bindegewebe und das Fettgewebe reichern sich mit Wasser und Stoff-

wechselschlacken an. Wenn man auf das Gewebe an den Hüften klopft, schwingt es wie ein Wasserbett.

Daß es verschiedene Arten von Fettgewebsfestigkeit gibt, kennen wir aus der Schweinemast (nehmen Sie mir den Vergleich bitte nicht übel), wo je nach Ernährung die Konsistenz des Fettgewebes von fest bis weich bis wäßrig variieren kann.

Aber nicht nur das Körperwasser wird unzureichend ausgeschieden, sondern auch andere Abfallprodukte des Stoffwechsels. Die Leistungsminderung der Nieren hat weitere weitreichende Folgen. Durch die verminderte Ausscheidung der Schlacken, Säuren und Salze und anderer über die Nieren ausscheidungspflichtiger Stoffe reichern sich diese im Gewebe an und werden auch in den Gelenken abgelagert. Dieses kann, in Kombination mit einer örtlichen Immunschwäche, die durch Wirbelblockierungen ausgelöst sein kann, zur Einleitung von rheumatischen Prozessen führen. Entweder geschieht das durch direkte entzündliche Einwirkung der schädigenden Schlackenstoffe, oder es kann im Sinne eines Autoimmunprozesses geschehen. Dabei wirkt die Schlacke als Auslöser oder Reaktionsverstärker.

In anderen Fällen werden nicht nur die Stoffwechselabfallprodukte im Körper angereichert, sondern sie werden vermehrt über die Haut ausgeschieden. Diese Tatsache, in Kombination mit den mannigfaltigen Umweltgiften, die ebenfalls unsere Haut erreichen, führt zum Entstehen von allergischen Erkrankungen der Haut, wie z. B. der Neurodermitis. Aber auch wenn keine Allergie entsteht, so reicht doch eine Abwehrschwäche der Haut aus, um sich gegen eindringende Erreger wie Viren, Bakterien oder Pilze nicht mehr ausreichend gut wehren zu können, so daß es dann zu den verschiedensten Hauterkrankungen kommen kann.

Eine Blockierung der beiden Nierenwirbel nimmt auch wesentlichen Einfluß auf die Entstehung eines hohen Blutdrucks. Allein die Ausscheidungsstörung für Wasser und Körpersalze könnte dafür die Ursache sein.

Werden die Schlacken vermehrt über die Lunge ausgeschieden, kann ein allergisches Asthma bronchiale entstehen.

Welche Form der Ausscheidungstörungen auftritt, liegt an den entsprechenden Wirbelblockierungen. Sind z. B. Nieren- und Lungenwirbel blockiert, ist das eine Konstellation für ein allergisches Asthma bronchiale.

5.2.18 ZWÖLFTER BRUSTWIRBEL

Der 12. Brustwirbel beeinflußt den Dünndarm, die Eierstöcke der Frau und die Hoden beim Mann. Er gilt auch als sogenannter Kreislaufwirbel.

Die Wirkung auf den Kreislauf ist frappierend. Die Patienten klagen über Mattigkeit, Abgeschlagenheit und ein unklares Gefühl, als würde man gleich zusammenbrechen. Oft verschwinden diese Symptome schlagartig, wenn man die Blockierung des zwölften Brustwirbels löst.

Es gibt, was ich früher nie geglaubt hätte, einen feinen Unterschied zwischen Kreis-

laufstörungen, Blutdruckstörungen, die auch Kreislaufbeschwerden auslösen können aber nicht müssen, und Durchblutungsstörungen. Man kann durchaus einen normalen Blutdruck haben und doch an erheblichen Kreislaufbeschwerden, in der oben beschriebenen Form, leiden.
Warum gerade der Dünndarmwirbel auch der Kreislaufwirbel ist, versuche ich mir dadurch zu erklären, daß der Dünndarm, mit seiner riesigen Oberfläche und seinem wäßrigen Darminhalt, ganz entscheidend für die Flüssigkeitsaufnahme und Flüssigkeitsregulierung des Organismus` verantwortlich ist. Kommt es hier zu Störungen, wird die Körperflüssigkeit nicht mehr richtig reguliert. Die Folgen sind eher diffuse, aber sehr belastende Krankheitssymptome.
Viele Ehepaare haben einen unerfüllten Kinderwunsch. Manchmal gibt es organische Ursachen wie z. B. verschlossene Eileiter. Hier ist die manuelle Therapie relativ machtlos. Aber häufig kommen Frauen, die vom Frauenarzt als organisch gesund bezeichnet werden, deren Männer zeugungsfähig sind, und die dennoch nicht schwanger werden. Oft haben diese Frauen keinen Eisprung mehr, eventuell schon über viele Jahre.
Aber auch Frauen, die einen normalen Eisprung haben, haben manchmal große Schwierigkeiten, schwanger zu werden. Hierfür kann es mehrere Ursachen geben.
Frauen ohne Eisprung, die organisch gesund erscheinen, haben oft eine Blockierung des zwölften Brustwirbels. Wenn man diese Blockierung löst und dafür sorgt, daß er nicht sofort reblockiert, bekommen diese Frauen in der Regel in Kürze wieder einen Eisprung und werden auch schwanger.
Aber auch Störungen im Reifungszustand der Spermien des Mannes, so daß er zeugungsunfähig ist, hängen mit Blockierungen des 12. Brustwirbels zusammen.
Bei Frauen, die einen Eisprung haben, gibt es, um es vorwegzunehmen, als Schwangerschaftshindernis oft noch eine andere Ursache. Diese Frauen haben eine Blockierung des dritten Lendenwirbels. Manchmal sind auch beide Ursachen kombiniert.
Der dritte Lendenwirbel wirkt unter anderem auf die Gebärmutter. Die Ursache für ein Schwangerschaftshindernis ist darin zu sehen, daß das befruchtete Ei sich nicht in der Gebärmutterschleimhaut einnisten kann und abgeht. Aber nicht nur bei der Frau ist nach einem möglichen Schwangerschaftshindernis zu suchen, sondern auch beim Mann.
Der zwölfte Brustwirbel beeinflußt auch die Hoden und damit die Samenproduktion und Zeugungsfähigkeit des Mannes.

5.2.19 ERSTER LENDENWIRBEL

Den 1. Lendenwirbel nennt man Dickdarmwirbel. Störungen wie ein nervöser Darm und Darmentzündungen und viele andere Dickdarmerkrankungen mehr, einschließlich solch schwerer Erkrankungen wie die Colitis und den Morbus Crohn, können in der Blockierung dieses Wirbels ihre Ursache haben.

5.2.20 ZWEITER LENDENWIRBEL

Der 2. Lendenwirbel ist über den Spinalnerv mit dem Blind- und Dickdarm verschaltet. Weiterhin können durch seine Blockierung Schmerzen und Gefühlsstörungen im Oberschenkel entstehen. Blinddarmentzündungen werden unter anderem sehr häufig von Blockierungen des zweiten Lendenwirbels ausgelöst. Bitte kommen Sie aber nicht auf den Gedanken, eine akute Blinddarmentzündung mit der manuellen Therapie behandeln zu wollen. Bei chronischen Blinddarmbeschwerden, die nicht akut zur Operation anstehen – das sind meistens Kinder mit chronischen, unspezifischen, immer wieder auftretenden Bauchschmerzen, kann man eine manuelle Therapie verantworten, besonders wenn der Chirurg eine momentane Operation ablehnt.

5.2.21 DRITTER LENDENWIRBEL

Der 3. Lendenwirbel beeinflußt das Knie. Bei den inneren Organen sind hier die Gebärmutter bei der Frau, wie schon besprochen, und die Blase bei Mann und Frau zu nennen. Die Probleme des dritten Lendenwirbels und der Schwangerschaft haben wir schon im Kapitel des zwölften Brustwirbels besprochen.
Aber auch in der Schwangerschaft selbst ist der dritte Lendenwirbel von eminenter Bedeutung. Störungen der Fruchtentwicklung in Form einer Blasenmole, wie ich es schon erlebt habe, können auftreten. Aber auch bei einer intakten Schwangerschaft können, durch Entzündungen oder Organschwächen, Probleme, z. B. Blutungen oder drohender Fruchtabgang entstehen. Eine Kontrolle und Behandlung des dritten Lendenwirbels in der Schwangerschaft halte ich daher für sehr wichtig und notwendig.
Ein weit verbreitetes Krankheitsbild sind akute und chronische Entzündungen der Blase. Eine Behandlung der Wirbelsäule führt zu einer Reduktion der Krankheitshäufigkeit, bis hin zur Gesundung.
Bei Kindern und auch bei einigen Erwachsenen ist das Bettnässen eine sehr störende Erkrankung, die um so schlimmer empfunden wird, je älter die Patienten sind. Eine Behandlung des dritten Lendenwirbels schafft hier in 80 - 90% eine zuverlässige Abhilfe. Man muß jedoch eingestehen, daß je älter der Patient ist, die Therapie um so länger dauert.
Der 3. Lendenwirbel hat als Zielorgan auch die Prostata des Mannes. Die Entstehung von Prostataentzündungen haben hier ihre Ursache, aber eventuell auch die altersbedingte Vergrößerung der Prostata, die ein solches Ausmaß annehmen kann, daß eine Operation nötig wird. Natürlich gibt es Hormonmangelzustände, die dafür verantwortlich sind, daß die Prostata im Alter an Größe zunimmt. Dieser Prozeß setzt aber nicht bei allen Männern zum gleichen Zeitpunkt ein, und ist in seiner Stärke sehr unterschiedlich ausgeprägt. Freilich nehmen im Laufe des Älterwerdens die Zahl der Erkrankungen und deren Schweregrad zu. Alle diese Punkte haben aber doch letztlich, mit den jetzt schon bekannten Mechanismen, etwas mit Wirbelsäulenblockierungen zu tun.

5.2.22 VIERTER LENDENWIRBEL
Blockierungen dieses Wirbels wirken sich negativ auf den Enddarm (Sigma) und dessen Funktion aus.

5.2.23 FÜNFTER LENDENWIRBEL
Der 5. Lendenwirbel beeinflußt ebenfalls den Enddarm unterhalb des Sigmas.

Damit möchte ich den groben Überblick über die einzelnen Wirbel und deren Spinalnerven und die durch sie mögliche Beeinflussung der inneren Organe beenden. Diese Auflistung erhebt keinen Anspruch auf Vollständigkeit. Jedem Leser werden sicher noch unzählige andere Erkrankungsbeispiele in diesem Zusammenhang einfallen. Einige weitere Erkrankungen werde ich noch in dem Kapitel der Fallbeispiele, in Zusammenhang mit der Akupunktur, abhandeln.

5.3 AKUPUNKTUR IM ZUSAMMENHANG MIT DER SMT®

Die Akupunktur ist eine uralte Volksmedizin, die aus China zu uns gekommen ist. Sie geht davon aus, daß es auf, in und unter der Haut Reaktionspunkte gibt, durch deren Reizung, mit Nadeln oder durch Temperatureinwirkung, sich Krankheiten und Störungen im Organismus beeinflussen, sprich heilen lassen. Diese Reaktionspunkte oder auch Akupunkturpunkte können sehr oberflächlich auf der Haut, aber auch tiefer, bis sehr weit unter der Haut, im Gewebe, gelegen sein. In der Regel werden sie genadelt, d. h. man sticht eine, je nach Bedarf kürzere oder längere Nadel, nach dem Aufsuchen des Akupunkturpunktes, senkrecht unter die Haut, manchmal bis in das Muskelgewebe. Beim Einstich oder auch danach wird die Nadel leicht hin und her gedreht, was den Reiz auf den Akupunkturpunkt erhöhen soll, wodurch man die Wirkung verstärken möchte.

Manchmal nimmt man als Reiz auch Wärme oder Hitze, dieses Verfahren nennt man dann Moxen. Dabei benutzt man eine Stange aus Papier, die mit den verschiedensten Kräutern gefüllt ist, ähnlich einer Zigarre, zündet sie an der Spitze an und setzt die „Zigarre" auf die Haut. Die Wärme dringt durch den Moxastab in die Haut. Durch die übertragene Wärme wird der Akupunkturpunkt gereizt.

Nun gibt es an unserm Körper eine für den Anfänger verwirrend große Zahl von Akupunkturpunkten. Im Laufe der Jahrtausende hat man herausgefunden, daß die Behandlung bestimmter Akupunkturpunkte bestimmte Körperorgane beeinflußt. Nun hat man zur didaktischen Vereinfachung alle Punkte, die einem bestimmten Organ zuzuordnen sind, mit einer gedanklichen Hilfslinie verbunden, die man Meridian nennt. Die Ausbreitung eines Meridians erstreckt sich in der Regel von einer Extremität, sei es nun Arm oder Bein, über den Unter- beziehungsweise Oberkörper und Kopf. Die Länge der Meridiane ist sehr unterschiedlich, ebenso die Anzahl der dazugehörenden Akupunkturpunkte.

Es wird seit langem überlegt und spekuliert, ob es im Körper des Menschen bis heute unentdeckte Strukturen gibt, die den Akupunkturreiz weiterleiten.

Der Meridianverlauf
(siehe z. B. Abb. 117 Gallenblasen-Meridian)
ist auf der Körperoberfläche eine vereinfachte Abbildung
einer real existierenden Struktur,
nämlich des Gefäßnervenstranges
(Geflecht von Nervenfasern des vegetativen Nervensystems,
bestehend aus Sympathikus und Parasympathikus).

Die Nadelung und Reizung eines Akupunkturpunktes wird über die in unserem Körper vorhandenen Nervenstrukturen weitergeleitet, eben dem Gefäßnervenstrang. Unser Nervensystem, bestehend aus Nervenzellen, -fasern und vor allem auch aus einem Netzwerk mit Millionen und Abermillionen Nervenvernetzungspunkten (Synapsen) zwischen den Nervenzellen. Bei einem so komplexen Gebilde wie unse-

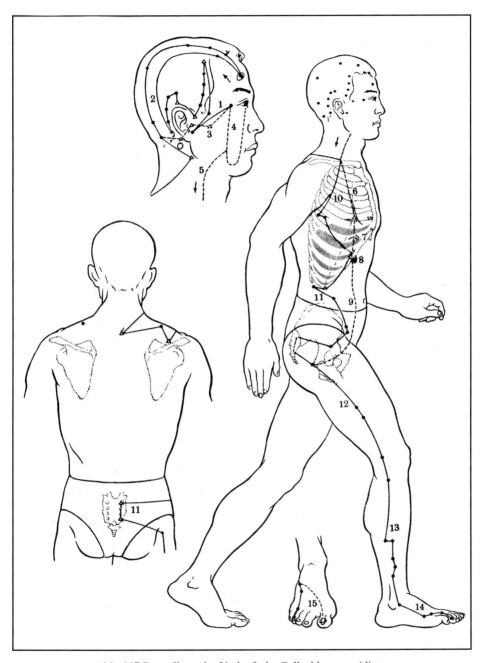

Abb. 117 Darstellung des Verlaufs des Gallenblasenmeridians.
(Praxis und Theorie der Neuen chinesischen Akupunktur Band 1 und 2,
G. König und J Wancura,
Verl. Wilhelm Maudrich, Wien 1979).

rem Nervensystem bedarf es keiner zusätzlichen Strukturen, um die Wirkung der Akupunktur zu erklären.Die Vernetzung unserer Nerven im Körper mit Spinalnerven, Grenzstrang und Nervus vagus ist so unendlich groß, daß wir diese Tatsache nur zur Kenntnis nehmen können, wie die Existenz des Sternenhimmels, dessen Gesamtheit die Menschheit wahrscheinlich auch nie ganz erfassen wird.

Die modernen Chinesen gehen von der Vorstellung aus, daß der durch eine Nadel gesetzte Reiz über den Gefäßnervenstrang weitergeleitet wird, wovon ich heute überzeugt bin. Deshalb postulieren sie auch für die Akupunktur einen segmentalen Zusammenhang, was sich mit den von mir gerade eben beschriebenen Vorstellungen durchaus vereinbaren ließe.

J. V. Cerney, ein Amerikaner, der lange in China die Akupunktur erlernt und sich damit beschäftigt hat, stellte eine Verbindung zwischen den verschiedenen Wirbeln und bestimmten inneren Organen her, wobei er sicher solche segmentalen Gesichtspunkte berücksichtigte. Diese Zusammenhänge sind, wie in dem Kapitel 1.0 (Geschichte der manuellen Therapie) schon erläutert, nicht unbekannt und besonders die anglosächsischen Therapeuten haben sich damit ausführlicher beschäftigt.

Dabei hat Cerney zwanglos zwei verschiedene Therapien in Zusammenhang gebracht, die Akupunktur und das Wissen der amerikanischen Osteopathen, die schon lange lehren, daß bestimmte Wirbel und deren Rückenmarkssegmente einen direkten Bezug zu den inneren Organen haben.

Der Zusammenhang zwischen Spinalnerv und inneren Organen wurde schon erklärt. Die einzelnen Meridiane sind ebenfalls bestimmten Organen zugeordnet. So kann man problemlos die Verknüpfung herstellen, daß jeder Meridian auch einem bestimmten Spinalnerv und Rückenmarkssegment zugeordnet ist. Da jeder Spinalnerv auch einen segmentalen Bezug zu den Wirbeln hat, folgt daraus, daß zu jedem Wirbel und seinem Rückenmarksegment auch ein entsprechender Meridian existiert.

Wenn man beide Theorien verbindet, könnte man sagen, die Meridiane mit ihren verschiedenen Akupunkturpunkten, wo sie auch immer am und im Körper liegen mögen, sind mit den Spinalnerven und damit mit bestimmten Rückenmarkssegmenten verbunden. Ich persönlich bin heute sicher, daß diese Beziehung nicht nur theoretisch vorhanden ist, sondern daß hier der Weg der Akupunkturwirkung aufgezeigt wurde. Es reichen also die in unserm Körper vorhandenen und bekannten Strukturen durchaus aus, um die Wirkung der Akupunktur zu erklären.

Der Zusammenhang mit der SMT® ist meiner Ansicht nach darin zu sehen, daß man mit ihr über die Behandlung von Wirbeln und deren Rückenmarkssegmenten einen direkteren und unmittelbaren Zugang, über die Spinalnerv- und Grenzstrangverbindung zum inneren Organ hat.

Die Akupunktur schlägt bei der Therapie einen anderen indirekten Weg ein, vom

Akupunkturpunkt über den Gefäßnervenstrang zum Grenzstrangganglion (Ganglion – Nervenschaltstelle) und von hier über den Nervus splanchnicus direkt zum Organ. Oder aber über den Gefäßnervenstrang zum Grenzstrangganglion, von hier via Ramus (Ast) communicans zum Spinalnerv und Rückenmarkssegment. Vom Segment geht der Weg dann zurück über den Ramus communicans zum Grenzstrangganglion und von da den bekannten Weg über den N. splanchnicus zum Organ.

Somit kann man postulieren, daß beide Therapien, Akupunktur und SMT®, identische Ansatzpunkte haben und sich nur durch verschiedene Ausgangspunkte unterscheiden.

Die SMT® hat dabei sicher den direkteren Weg zum Organ, weil er nicht den Umweg über die Nadelung der Akupunkturpunkte und den langen störanfälligen Weg über den Gefäßnervenstrang geht, sondern direkt am Segmentwirbel angreift.

Wenn man aber einwendet, daß zur Behandlung einer bestimmten Erkrankung Akupunkturpunkte verschiedenster Meridiane herangezogen werden, die je nach Beschwerde- und Zustandsbild des Patienten variieren können und unterschiedliche Wertigkeiten aufweisen, so muß man sagen, daß auch die SMT® sich nicht nur auf die Behandlung eines einzelnen Wirbels, der vornehmlich mit der Erkrankung zusammenhängen könnte, beschränkt. Sondern auch hier, im Zuge einer Ganzheitsbehandlung, alle Gelenke und die gesamte Wirbelsäule untersucht und behandelt werden. Dabei therapiert man sicherlich kleinere Blockierungsschäden mit, die durchaus auch einen Einfluß auf das Krankheitgeschehen haben und die in ihrer Konstellation für die Vielzahl der verschiedenen Erkrankungen verantwortlich sind. Die chinesische geht von ganz anderen Voraussetzungen in der Betrachtung und Erfassung von Krankheitsbildern aus als die westliche Medizin. Der größte Unterschied ist der, daß die chinesische Medizin die meßbaren und naturwissenschaftlichen Gesichtspunkte als absolut zweitrangig betrachtet. Wichtig ist vielmehr der die Krankheit erlebende und austragende Patient. Zur Beurteilung des Krankheitsgeschehens werden die menschlichen Sinne des Therapeuten in Anspruch genommen, das Sehen, das Tasten und Fühlen und das Gespräch. Als letztes Beurteilungskriterium kommen sogenannte naturwissenschaftliche Befunde hinzu. Aus diesen Punkten setzt sich eine Diagnose zusammen und daraus ergibt sich schließlich auch die Therapie der so diagnostizierten Erkrankung.

Der große Vorteil der chinesischen Medizin ist der, daß sie erkannt hat, <u>daß die eigentliche Regulation der Funktion der Organe, auch untereinander über das vegetative (willentlich nicht steuerbare) Nervensystem geschieht.</u>

**Wird diese Informationsübertragung gestört,
kommt es zu Dysfunktionen,
auf deren Boden Krankheiten und Schmerzsyndrome entstehen.**

**Die chinesische Medizin hat so unbewußt erkannt,
warum es zu Erkrankungen des Menschen kommen kann,
weil nämlich der vegetative Informationsfluß gestört ist.**

Es fällt uns Europäern nicht leicht, mit unserer fast gänzlich naturwissenschaftlich ausgerichteten Krankheitsbeurteilung, bei der das Messen und das Wägen im Vordergrund aller Betrachtungen steht, uns in die Vorstellungen der chinesischen Medizin hineinzudenken. Diese Medizin ist gänzlich auf die Persönlichkeit des Patienten bezogen und wird als Interaktion zwischen Patient und Therapeut gesehen.
Diese Tatsachen kommen in der westlichen Medizin, wie schon besprochen, wesentlich zu kurz. Eine sinnvolle Synthese beider Aspekte, der der Naturwissenschaft und der auf die Persönlichkeit bezogenen Diagnostik und Therapie, würde unsere Medizin menschlicher und auch sicher wirkungsvoller machen.

**Ich bin überzeugt, daß die naturwissenschaftliche Medizin
nicht an der Grenze des Machbaren, sondern an der Grenze
des ethisch, vielleicht auch des finanziell Vertretbaren angelangt ist.
Dadurch, daß wir mit unseren naturwissenschaftlichen Betrachtungsweisen
maximal nur die Hälfte des Krankheitsgeschehens betrachten,
haben wir auch nur maximal halben Erfolg in der Therapie.**

Dazu kommt, daß der Patient die rein naturwissenschaftliche Medizin mit ihren Apparaten als bedrohlich und menschenfeindlich empfindet. Das hat oft eine teilweise oder gar völlige Abkehr von der naturwissenschaftlichen Medizin zur Folge, mit gelegentlich schon religiösen und fanatischen Zügen. Diese gänzliche Ablehnung, im Sinne eines Alles oder Nichts, ist sicherlich auch nicht der richtige Weg zum Erfolg. Ich möchte für eine Symbiose beider Richtungen plädieren, so daß der Patient nicht nur als Organträger, sondern als ein Wesen mit Körper und Seele betrachtet und behandelt wird.
Ich bin auch grundsätzlich dagegen, daß bestimmte Therapeuten nur bestimmte Organe des Patienten behandeln, der Herzspezialist kümmert sich um das Herz und der seelische Aspekt muß von einem Psychologen oder sonstigen Therapeuten behandelt werden. Solange wir an diesem Spezialistentum festhalten, solange wird sich in der Schulmedizin nichts ändern.
Es ist heute schon so weit, daß der aufgeklärte Patient, vertrauend auf dieses Spezialistentum, entscheidet, welchen Spezialisten er für seine Beschwerden konsultiert. Dieser stellt dann fest, daß die Erkrankung mit seinem Fachgebiet nichts zu tun hat und überweist zu einem anderen Spezialisten u.s.w. Dieses Prinzip führt oft da-

zu, daß Patienten letztlich mehrere Fachärzte aufsuchen müssen, und am Ende keiner der Fachärzte weiß, was bisher untersucht, gefunden und therapiert wurde. Von den damit verbundenen Kosten wollen wir gar nicht erst reden. Natürlich muß es für Spezialprobleme Spezialisten geben, aber das Wichtigste sind doch Ärzte, die den Patienten als Ganzes annehmen, untersuchen und behandeln.

**Wer sich mit der klassischen Akupunktur beschäftigt,
findet hier Zusammenhänge,
die für die SMT® ein Eldorado an Erkenntnissen darstellen
und die einen wesentlichen Einfluß auf unsere Behandlung haben.**

Betrachtet man z. B. den Gallenblasenmeridian, so verbindet die chinesische Vorstellung damit einen Bezug auf Körper, Seele und Umwelt. Der sogenannte Funktionskreis der Gallenblase und dessen Meridians besteht aus dem Gallenblasensegment selbst und dessen Bezugsorgan, der Leber sowie dem Augensegment C2 als Körperöffnung. Weiterhin werden mit dem Funktionskreis Gallenblase Beziehungen zu den Körpergeweben Sehnen und Muskulatur hergestellt. Ein Einfluß des Funktionskreises Gallenblase auf die Augen ist gegeben. Der zur Gallenblase gehörende psychische Faktor ist der Zorn. Die Assoziation zu den Jahreszeiten ist der Frühling, das Bezugselement ist nach chinesischer Vorstellung das Holz. Eine Verbindung zu den Farben grün bis blaugrün wird erwähnt, ebenso wie ein Bezug zu dem Aroma sauer. Äußere Faktoren, die eine Beziehung zum Funktionskreis Gallenblase haben, sind Zugluft und Wind, die Wandlungsphase und das Entstehen.

Wenn auch viele der Überlegungen und Verbindungen zuerst fremd für uns erscheinen, so kann man doch sagen, auch in unseren westlichen Vorstellungen und Sprachassoziationen gibt es solche Zusammenhänge, die sich durchaus mit den chinesischen Vorstellungen decken. Wir sagen zum Beispiel auch, wenn jemand sehr zornig wird, ihm laufe die Galle über.

Was für die SMT® in erster Linie wichtig ist, ist die Beziehung zwischen Gallenblase als Hohlorgan, Leber als Speicherorgan und vor allem Augen als Verbindungsorgan. Das heißt also, wenn jemand mit den Augen Probleme hat, reicht es nicht, den Augenwirbel allein zu behandeln, sondern man muß ebenso Gallenblasen- und Leberwirbel untersuchen und gegebenenfalls behandeln.

Solche Zusammenhänge gibt es für jedes Organ, beziehungsweise für jeden Meridian. Ich möchte jetzt nicht in allen Einzelheiten darauf eingehen, sondern mehr tabellarisch (siehe Abb. 118) solche gefundenen Zusammenhänge darstellen (nähere Informationen entnehmen Sie bitte meinem 2.Buch über die SMT® „Fast alles ist möglich" und meinem 3. Buch „Die Farbe des Schmerzes ist rot").

Die Zuordnung einer Körperschicht zu einem Bezugsorgan im Körperinneren und dessen Funktion:
- Die Haut entspricht den Organen Lunge (Th3 SMT®)/Dickdarm (L1 SMT®)
- Das Unter- und Bindehautgewebe mit Gefäßen entspricht dem Organ Herz (Th2

	Um-Welt					In-Welt				
5 Aromata	5 Farben	5 Wandlungs-phasen	5 äußere Faktoren	5 Jahres-zeiten	5 Elemente	5 Speicher-Organe	5 Hohl-Organe	5 Körper-öffnungen	5 Organ-Systeme	5 psychische Komponenten
sauer	blaugrün	entstehen	Zugluft	Frühling	Holz	Leber	Gallenblase	Auge	Sehnen	Zorn
bitter	rot	wachsen	Wärme	Sommer	Feuer	Herz	Dünndarm	Zunge	Gefäße	Freude
süß	gelb	umwandeln	Feuchtigkeit	Spätsommer	Erde	Milz	Magen	Mund	Muskulatur	Sorge
herb	weiß	aufnehmen	Trockenheit	Herbst	Metall	Lunge	Dickdarm	Nase	Haut	Traurigkeit
salzig	schwarz	bewahren	Kälte	Winter	Wasser	Nieren	Blase	Ohren	Knochen	Angst

Abb. 118 Chinesisches Bezugssytem zwischen den Organen und der Psyche des Menschen untereinander und seiner Umwelt. (Praxis und Theorie der Neuen Chinesischen Akupunktur, G König, I. Wancura, W. Maudrich V. Wien, 1979, Band 1, Seite 127)

SMT®)/Dünndarm (Th12 SMT®).
• Die Muskeln entsprechen dem Organ Magen (Th6 SMT®)Milz-Pankreas (Th8 SMT® und Th7SMT®)/.
• Die Sehnen entsprechen dem Organ Gallenblase (Th4 SMT®)/Leber (Th5 SMT®).
• Die Knochen entsprechen dem Organ Blase (L3 SMT®)/Nieren (Th10 SMT® und Th11 SMT®).
Zu jedem dieser Organe gibt es nach der chinesischen Theorie der Bipolarität ein Bezugsorgan:
• Zur Lunge (Th3 SMT®) ist das Bezugsorgan der Dickdarm (L1 SMT®).
• Zum Herz (Th2 SMT®)ist das Bezugsorgan der Dünndarm (Th12 SMT®).
• Zur Milz-Pankreas (Th8 SMT® und Th7 SMT®) ist das Bezugsorgan der Magen (Th6 SMT®).
• Zur Gallenblase (Th4 SMT®)ist das Bezugsorgan die Leber (Th5 SMT®).
• Zur Blase (L3 SMT®) sind die Bezugsorgane die Nieren (Th10 SMT®und Th11SMT®) .
• Diese Zusammenhänge gelten in wechselseitiger Richtung.
Zu jedem Bezugsorganpaar existiert nun noch eine Verbindung zu einem Sinnesorgan, bzw. zu einer Körperöffnung:
• Das Bezugspaar Herz (Th2SMT®)/Dünndarm (Th12 SMT®) zur Zunge (C2)
• Das Bezugspaar Lunge (Th3 SMT®)/Dickdarm (L3 SMT®) zur Nase (C4)

- Das Bezugspaar Gallenblase (Th4 SMT®)/Leber (Th5 SMT®) zu den Augen (C2).
- Das Bezugspaar Magen (Th6 SMT®)/Milz-Pankreas (Th8SMT® und Th7 SMT®) zum Mund (C4).
- Das Bezugspaar Blase (L3 SMT®)/Nieren (Th10 SMT®und Th11 SMT®) zu den Ohren (C3).

Psychische Faktoren stehen in folgender Verbindung mit den Organen:
- Das Bezugspaar Leber, Gallenblase wird mit dem Zorn verbunden.
- Das Bezugspaar Herz, Dünndarm wird mit der Freude verbunden.
- Das Bezugspaar Milz, Magen wird mit der Sorge verbunden.
- Das Bezugspaar Lunge, Dickdarm wird mit der Trauer verbunden.
- Das Bezugspaar Niere, Blase wird mit der Angst verbunden.

So lassen sich durchaus auch psychische Störungen mit der SMT® behandeln. Es ist mir nicht nur einmal passiert, daß nach einer Wirbelsäulenbehandlung, wegen z. B. eines orthopädischen Problems, der Patient nebenbei bemerkte, daß seine Depressionen, wie er es bezeichnete, auch besser geworden seien. Alle diese oben genannten Zusammenhänge bezogen sich auf den inneren Zustand des Patienten.

Aber auch äußere Faktoren nehmen auf unser Befinden Einfluß und können für die SMT® als diagnostische Hilfe herangezogen werden. Da die Umwelt auch auf unsere Erkrankungen und auf die Krankheitsentstehung Einfluß nimmt, bestehen hier Beziehungssysteme, die ich der Vollständigkeit halber auch noch aufführen möchte. Die fünf Jahreszeiten nehmen Einfluß auf die Häufigkeitsverteilung bestimmter Erkrankungen. Die Chinesen haben den Spätsommer als eine eigene Jahreszeit definiert. Beziehungen bestehen aber nicht nur zu den Jahreszeiten, sondern auch zu den Wetterverhältnissen und Temperaturen, die zu dieser Zeit vorherrschen.

- Die Jahreszeit Frühling hat Bezug zu Zugluft und Wind, das Bezugsorgansystem ist Leber, Galle und Augen.
- Der Sommer hat Bezug zu Wärme und Hitze, das Bezugsorgansystem ist Herz, Dünndarm und Zunge.
- Der Spätsommer hat Bezug zur Feuchtigkeit, und das Bezugsorgansystem ist Milz, Magen und Mund.
- Der Herbst hat Bezug zur Trockenheit und das Bezugsorgansystem ist Lunge, Dickdarm und Nase.
- Der Winter hat Bezug zur Kälte und das Bezugsorgansystem ist Niere, Blase und das Ohr.

Die Wandlungsphasen mit Abschnitten des menschlichen Lebenslaufs:
- Frühling - entstehen,
- Sommer - wachsen,
- Spätsommer - umwandeln,
- Herbst - aufnehmen, ernten,
- Winter - bewahren.

Es gibt noch Beziehungen zu Aroma oder Geschmacksrichtungen, zu Farben und zu den fünf chinesischen Elementen. Diese Zusammenhänge entnehmen Sie bitte der Abb. 118. Wenn man sich die Zeit nimmt und gedanklich mit den eben aufgeführten Zusammenhängen zwischen Innenleben des Körpers und der Einbettung des menschlichen Organismus in die Umwelt spielt, geht einem doch auf, wieviel Wahres in diesen Zusammenhängen steckt.

Wenn Sie nun Patienten haben, bei denen Sie mit den bisherigen Untersuchungsmethoden und der Behandlung der entsprechenden Wirbel nicht zum Erfolg kommen, gibt es noch eine Möglichkeit, die ebenfalls mit der Akupunktur zusammenhängt. Bestimmen Sie die Körperregion oder das erkrankte Gelenk und schauen, welcher Meridian durch das erkrankte Gebiet zieht. Haben Sie den betreffenden Meridian gefunden, prüft man an der Wirbelsäule, ob nicht hier noch zusätzlich eine Blockierung vorliegt, die den Erfolg der bisherigen Therapie unmöglich macht. Eingehend beschäftige ich mich in meinem zweiten Buch „Fast alles ist möglich" mit diesen Zusammenhängen.

6.0 ÜBER DIE WAHRNEHMUNG VON SCHMERZ UND KRANKHEIT

Man kann das Phänomen Schmerz grundsätzlich, nach dem bisher Gesagten, aus zwei verschiedenen Perspektiven betrachten (dieses Thema wird ausführlich in meinem 3. Buch „Die Farbe des Schmerzes ist rot" abgehandelt). Diese verschiedenen Betrachtungsweisen schließen sich aber nicht gegenseitig aus, sondern sie ergänzen sich. Der eine Gesichtspunkt ist der rein naturwissenschaftliche, und der andere ist der, der sich mit den psychischen Aspekten des Schmerzes beschäftigt.

Rein wissenschaftlich gesehen gibt es zwei Grundtypen der Schmerzempfindung. Zu diesen Qualitäten der Schmerzempfindung gehören spezifische Schmerzleitungen durch bestimmte Nervenfasern. Von der feingeweblichen Untersuchung kennt man die A- und die C-Nervenfasern, die sich durch die Nervenfaserdicke unterscheiden. Schmerzen aus dem Inneren des Körpers, besonders aus den inneren Organen, also ein Tiefenschmerz, werden von den mehr zum adrenalingesteuerten Nervensystem gehörenden C-Fasern geleitet. Dieser Tiefenschmerz ist oft nicht genau zu lokalisieren, in seiner Ausbreitung unscharf, der Schmerzcharakter ist eher dumpf, bohrend und wird häufig als sehr quälend und lebensbedrohlich empfunden. Diese Schmerzempfindungen beeinträchtigen den ganzen Organismus, man spricht von einem globalen Schmerzerlebnis.

Schmerzen von der Körperoberfläche werden über die A-Fasern, aber auch über C-Fasern fortgeleitet. Die A-Fasern sind schnell leitend und vom Umfang her dick. Das Schmerzempfinden ist gut lokalisierbar, eine genaue, bewußte Wahrnehmung ist möglich. Die Schmerzqualität ist eher schneidend, brennend.

Schmerzen von den inneren Organen, z. B. Herz, Darm, Bauchfell und Galle sind dünne C-Faserschmerzen mit langsamer Nervenleitung. Die schnelle Nervenleitung des Oberfächenschmerzes durch die A-Fasern ist deshalb notwendig, weil der Körper auf Verletzungen schnell mit Ausweichreaktionen regieren muß, um eventuell stärkere Schäden durch Gewalteinwirkungen zu vermeiden.

**Eine der wichtigsten Erkenntnis der SMT® ist die,
daß es einen Meridianschmerz gibt !!!!**
(siehe Buch „Die Farbe des Schmerzes ist rot")

**Der Meridianschmerz wird über den Gefäßnervenstrang vermittelt
und kann in dessen Verlauf in Erscheinung treten.**

Der andere Aspekt der Schmerzempfindung ist ganz unabhängig von der Nervenleitung durch A- und C-Fasern und spielt sich in der Psyche des Patienten ab. Ein Schmerz, sei es nun ein Tiefen- oder Oberflächenschmerz, hat zuerst die Aufgabe, den Menschen zu warnen, daß der Organismus erkrankt oder geschädigt ist. Das kann eine Gewalteinwirkung von außen durch eine Kraft oder eine thermische Einwirkung, aber auch eine Entzündung im Organismus selbst sein. Dieser Schmerz hat eine lebenserhaltende Funktion.

Wenn der Schmerz aber seinen warnenden Charakter erfüllt hat und nicht verschwindet, weil die Ursache nicht beseitigt werden konnte, so wird er chronisch. Damit für den Menschen schädigend. Man kann viel aushalten, sagt man im Volksmund, und das ist durchaus richtig, aber nicht jeder Mensch kann gleich viel und gleich lange aushalten.

Es gibt für Schmerzen, aber auch für andere körperliche Störungen eine Wahrnehmungsschwelle, die nicht nur von der Intensität der Beschwerden abhängt. Wird diese Wahrnehmungsschwelle kurzzeitig überschritten, ist das für die betreffende Person schmerzhaft und unangenehm, aber der Mensch leidet nur kurzzeitig und nimmt keinen seelischen Schaden.

Wird die Wahrnehmungsschwelle für längere Zeit überschritten, nimmt der Patient mit der Zeit auch psychischen Schaden, und es ist oft so, daß der gleiche Schmerz im Laufe der Zeit als immer stärker und unangenehmer empfunden wird. Die Höhe der Wahrnehmungsschwelle ist bei den einzelnen Menschen sehr unterschiedlich, was für den einen schon als unerträglich empfunden wird, muß für einen anderen Menschen durchaus noch nicht schlimm sein.

**Der Unterschied der Schmerzempfindung
ist in der Persönlichkeit und dem Charakter des Patienten begründet.**

Es gibt Menschen mit einer guten Selbstwahrnehmung, was Störungen des Befindens und der Beschwerden betrifft, und Personen, die sich selbst schlecht wahrnehmen, oder diese Wahrnehmungen verdrängen. Zum Anderen ist ein weiterer Faktor die psychische Verfassung eines Menschen. Je schlechter der psychische Zustand eines Patienten ist, um so niedriger ist die Wahrnehmungsschwelle für einen Schmerz. Personen, die psychisch stabil sind, empfinden einen Schmerz oft nicht so intensiv wie Patienten, die psychische Probleme haben.

Ein weiterer Faktor für eine verstärkte Schmerzwahrnehmung ist die Dauer des Schmerzes. Steter Tropfen höhlt den Stein, oder wie es in einer bekannten Ballade heißt: „Ich hab es getragen sieben Jahr und kann es tragen nimmer mehr....". Wenn Menschen Schmerzen haben, aber grundsätzlich gelten diese Zusammenhänge natürlich für alle Leiden und Gebrechen, und es besteht keine Hoffnung auf eine Besserung oder Heilung, kann die Psyche das Leiden nicht mehr kompensieren. Die Psyche wird wund. Plötzlich werden vom Patienten die gleichen Beschwerden als immer unerträglicher empfunden. Diese Tatsachen weisen schon darauf hin, daß Krankheit und Schmerz nicht nur ein naturwissenschaftliches, sondern ein menschliches Problem ist.

In seinem Buch „Praxis und Theorie der neuen chinesischen Akupunktur" setzten sich die Autoren G. König und I. Wancura, ausgehend von den alten chinesischen Vorstellungen von Krankheit und Kranksein, mit diesen Phänomenen auseinander, und man sieht, daß diese Vorstellungen gar nicht so weit von manchen Ansichten der heutigen Medizin entfernt sind. Wenn die chinesische Medizin davon ausging und heute

noch ausgeht, daß die sinnliche Wahrnehmung des Krankheitserlebnisses eine größere Bedeutung hat als die Krankheit selbst, so geht die westliche Medizin genau vom Gegenteil aus. Nämlich, daß die Krankheit im Vordergrund der Bemühungen des Therapeuten stehen muß, und die Person des Kranken zweitrangig ist. Beide Ansichten haben ihre Berechtigung, eine Synthese wäre optimal.
Die moderne Schmerzforschung geht ebenso wie die alte chinesische Medizin von vier Fragestellungen aus.
  1. Die Lokalzeichen, für welche die Fragestellung „wo" gilt.
  2. Die Temporalzeichen, für welche die Frage „wie lange" gilt.
  3. Ein quantitativer Anteil, für den die Frage „wie stark" gilt.
  4. Ein qualitativer Anteil, für den die Frage „welcher Art" gilt.

Diese vier Empfindungsparameter entsprechen den vier menschlichen Grundfunktionen:
  • Der Verstand entspricht den Lokalzeichen,
  • die Empfindung entspricht den Temporalzeichen,
  • das Gefühl entspricht dem quantitativen Anteil,
  • die Intuition entspricht dem qualitativen Anteil.

Wenn ein Arzt ganzheitsmedizinisch denkt, wird er immer Verstand, Empfindung, Gefühl und Intuition anwenden, um durch das Erkennen dieser vier Empfindungsparameter der Krankheit dieselbe zu definieren.
Ein kranker Mensch mit seinem Leiden ist nur so als Ganzes zu erfassen und zu verstehen. Man beobachtet doch in der täglichen Praxis sehr häufig Fälle, bei denen Patienten mit sehr schlechter Prognose ihre Krankheit in den Griff bekommen und trotzdem noch lange leben oder gar geheilt werden. Auf der anderen Seite findet man immer wieder Fälle, bei denen der Patient, von den schulmedizinischen Fakten her gesehen, sehr gute Aussichten auf Überleben und Heilung hat, und trotzdem an seiner Krankheit stirbt.
Für die naturwissenschaftliche Betrachtung reduziert sich der Patient auf objektivierbare Befunde, wie Blutwerte, Ultraschallbilder, CT-Befunde, Röntgenbilder und manches mehr. Es wird oft über den weiteren Verlauf einer Erkrankung entschieden, ohne daß der Patient selbst noch in Erscheinung treten muß, er wird auf ein Aktenbündel reduziert. Zum Teil sind Ärzte an solchen Entscheidungsprozessen beteiligt, die den kranken Menschen nie gesehen haben.
Dieses Verfahren mag ja auch für die rein schulmedizinischen Belange einer Erkrankung ausreichend und praktikabel sein. Aber diese Betrachtungsweise reicht zur Erfassung eines kranken Menschen nicht aus. Der Patient braucht unbedingt einen diagnostischen und therapeutischen Begleiter, der, gleichzeitig mit der Schulmedizin, die restlichen drei Grundfunktionen des ganzheitlichen Denkens - Empfindung, Gefühl und Intuition - abdeckt.
Diese Entwicklung hat meiner Meinung nach damit angefangen, daß durch die rein

geistig ausgerichtete katholische Kirche die alten bodenständigen Mythen und Lebensvorstellungen der uralten Stammvölker in Europa unterdrückt und ausgerottet wurden. Als Ersatz bot man eine ins Jenseits gerichtete Lebensphilosophie an, die aber die menschlichen Bedürfnisse auf dieser Welt nicht ausreichend berücksichtigte, ja sogar negierte. Als Gegenreaktion zu dem rein religiös geprägten Weltbild kam es dann in der Aufklärung zu einer scheinbaren Abkehr von dieser Vorstellung, die in dem Satz von Descartes gipfelte „Ich denke, also bin ich". Eigentlich hatte sich nichts geändert. Die Ratio, der Verstand, wurde wieder in den Vordergrund gestellt. Die Konsequenz war, daß die Naturwissenschaften, mit ihren rein intellektuellen Vorstellungen, in den Vordergrund traten. Das führte konsequenterweise zu der Schulmedizin, wie wir sie heute haben, die durchaus nicht so schlecht ist wie ihr Ruf. Aber sie ist unvollständig wie ein Single im täglichen Leben, dem der Partner als Antipode fehlt. Wir hätten solche Probleme möglicherweise nicht, wenn Descartes formuliert hätte: „Ich denke und fühle, also bin ich".

Der reine Verstand ist, wie wir es auch täglich in unserer Rechtsprechung, die nur das Gesetz als alleiniges Richtmaß betrachtet, erleben, oft kalt und unpersönlich. Diese Unpersönlichkeit macht vielen Menschen, weil sie es auch nicht ausreichend verstehen, Angst. Sie fühlen sich unverstanden, nicht angenommen und wenden sich ab, hin zu den sogenannten alternativen Sparten des Heilwesens. Diese Angst kann manchmal groteske und hysterische Züge annehmen, indem Eltern ihren Kindern in falsch verstandener Liebe und Sorge lebensrettende Therapien der Schulmedizin verweigern.

Ihre Aufgabe als Therapeut ist es, neben den lebenserhaltenden diagnostischen und therapeutischen Maßnahmen, dem Patienten das Gefühl zu vermitteln, er kann Hoffnung schöpfen. Das ist für die SMT® im Augenblick noch sehr schwer, da es sich um keine schulmedizinisch anerkannte Methode handelt.

Wenn Sie nun im Verlauf der Behandlung dem Patienten Ihre Vorstellungen von der Ursache und der Behandlung seines Leidens vermittelt haben, ist es sehr häufig so, daß vom Patienten zusätzlich befragte Personen, in Unkenntnis der Behandlungsweise, abraten, mit der Therapie fortzufahren, da „zu häufiges Einrenken schädlich sei". Es bedarf oft großer Überzeugungsarbeit, den Patienten bei der Stange zu halten, besonders dann, wenn es sich um einen langen Heilungsverlauf mit vielen Aufs und Abs handelt.

7.0 WIRBELSÄULE UND KREBSGESCHEHEN

Dieses Kapitel gehört sicher, neben meinen Überlegungen zur MS, zu den provokantesten dieses Buches, ist aber nach dem bisher Gesagten nur logisch. Was hat die Krebsentstehung mit der Wirbelsäule zu tun? Es ist so, daß die Krebsentstehung ein Vorgang mit sehr vielen Ursachen und Auslösern ist. Es gibt nicht die Krebsentstehungsursache schlechthin, sondern es müssen die verschiedensten Umstände körperlicher, umweltbedingter und psychischer Art eintreten, daß ein Krebs entstehen kann. Es gibt zu dieser Problematik und zu den einzelnen Krebsarten unzählige Untersuchungen und Statistiken, die versuchen, den verschiedenen Ursachen auf den Grund zu gehen.

Vor etlichen Jahren wurde eine Studie einer Universität veröffentlicht, in der untersucht wurde, ob etwa eine Persönlichkeitsstruktur existiere, die, aus einer eher depressiven Grundhaltung heraus, mehr zu einem Krebsleiden neigt als andere Menschen. In dieser Studie wurde kein entsprechender Zusammenhang gefunden. Diese Fragestellung aber ist typisch für unsere Schulmedizin, die glaubt, Psyche und Körper voneinander trennen zu können.

Hier offenbart sich, nochmals gesagt, ein Hauptproblem der ganzen Schulmedizin, daß sie den Menschen nicht als Ganzes ansieht, sondern als eine Ansammlung von Organen, die man isoliert betrachtet und behandelt.

Natürlich geht die psychische Verfassung als eine der drei wesentlichen Faktoren in die Krebsentstehung ein. Diese psychische Verfassung setzt sich aus der Grundhaltung des Menschen und dem Bezug der Seele zur Umwelt, sei es in Familie oder Beruf, zusammen. Eine schlechte psychische Verfassung gibt sicher, über Grenzstrang und N. vagus, Störimpulse in unseren Körper, die letztlich das ganze Immunsystem schwächen können. Ein psychisch ausgeglichener Patient leidet nicht so sehr unter solchen Störimpulsen. Er hat natürlich ein besser arbeitendes Immunsystem und erkrankt nicht so leicht an einem Krebsleiden oder sonstigen Krankheiten.

Umweltbedingte Faktoren wie Krankheitserreger, die in unseren Körper eindringen, Umweltgifte, denen wir ausgesetzt sind und viele andere Umstände tun natürlich ihr Übriges, daß in unserem Körper ein Krebs, aber ebenso beliebige andere Krankheiten entstehen können. Es mag im Einzelfall unmöglich sein, den Stellenwert der verschiedenen Krebsentstehungsursachen genau festzulegen. Aber es muß doch die Empfindung vorhanden sein, daß es so etwas wie eine „Krebspersönlichkeit" gibt, sonst wäre die oben genannte Untersuchung in bezug auf Krebsentstehung und Persönlichkeit nicht gemacht worden.

Neu sind sicherlich die Überlegungen zur Krebsentstehung und deren Zusammenhang mit Blockierungen der Wirbelsäule als ein sehr wichtiger auslösender Faktor. Solange die Schulmedizin einem großen Teil der verschiedenen Krebsarten hilflos gegenübersteht und keine bessere Alternative hat, solange sollte man sich mit diesen Zusammenhängen beschäftigen.

Die Frage, wieso ein Patient z. B. einen Darmkrebs und der andere einen Bauchspeicheldrüsenkrebs bekommt, ist bis heute nicht geklärt. Ich möchte hier behaupten, daß

dafür die Ursache an der Wirbelsäule zu suchen ist. Letztlich mache ich für diese Umstände der Krebsentstehung die Wirbelsäulenblockierungen verantwortlich. Durch Wirbelsäulenverbiegungen und -blockierungen werden über den geschädigten Spinalnerv und seiner nervlichen Verbindung über den Grenzstrang zu den inneren Organen additive Störimpulse abgegeben, die zu einer zusätzlichen Schwächung des schon durch eine psychische Störung geschwächten örtlichen Immunsystems führen. Die Schädigung des allgemeinen und des örtlichen Immunsystems addieren sich, und ein Krebsgeschehen, mit jeder denkbaren Begleitursache, kann seinen Lauf nehmen. Für mich ist es einfach so, daß ein Mensch mit einer Blockierung des Dickdarmwirbels, bei entsprechenden zusätzlichen Faktoren, an einem Dickdarmkrebs erkranken wird und nicht an einer anderen Krebsform.
Ein psychisch gesunder, positiv eingestellter Mensch wird bei gleichen Dickdarmkrebs erzeugenden Faktoren eben nicht so leicht an diesem Leiden erkranken, auch wenn er möglicherweise eine Blockierung in demselben Bereich hat wie ein Patient, der psychisch unausgeglichen ist.
Wenn jetzt ein Krebsgeschehen aufgetreten ist, muß es zuerst, nach allen Regeln der Kunst, schulmedizinisch untersucht und therapiert werden. Wenn gesichert ist, daß eine Operation, Bestrahlung oder Chemotherapie zur Krebsheilung helfen kann, muß diese durchgeführt werden. Das mag etwas unsinnig klingen, wenn man von der Überlegung ausgeht, daß ein geschwächtes Immunsystem vorrangig für ein Krebsgeschehen verantwortlich ist.
Operationen, nicht so sehr wie die Bestrahlung und im besonderen die Chemotherapie, schädigen doch noch zusätzlich das schon geschwächte Immunsystem. Treiben wir dabei nicht den Teufel mit dem Beelzebub aus? Diese Überlegung mag etwas Bestechendes haben. Sie führt sicherlich in den nicht schulmedizinischen Sparten des Gesundheitswesens zu der doch sehr verbreiteten Ablehnung dieser therapeutischen Maßnahmen.
Tumore haben eine sehr hohe Stoffwechsel- und Vermehrungsrate, die an die sonst in unserem Körper vorhandenen regulativen Vorgänge nicht mehr gekoppelt sind. Die Bestrahlung, weniger als die Chemotherapie, schädigt sicher auch unsere gesunden Organe. Das Blutsystem mit roten und weißen Blutkörperchen leidet besonders unter einer Chemotherapie. Aber sie erholen sich nach einiger Zeit wieder. Die weißen Blutkörperchen sind zwar in das Immungeschehen einbezogen, dessen Schädigung hat jedoch eine vorübergehende allgemeine Immunschwäche zur Folge.
Es muß vorrangiges Ziel sein, den sehr anfälligen Tumor so zu schädigen und eventuell zu verkleinern oder gar zu zerstören, damit die sich wieder erholende körperliche Abwehr mit den Resten des Tumors leichter fertig wird. Hierfür sind, neben vielen anderen Faktoren wie Psyche und Umwelt, die ausreichende Versorgung des Körpers mit Vitaminen und Spurenelementen von größter Bedeutung. Man muß diese Maßnahmen auch als zeitlich sehr begrenzte Therapien betrachten, wobei darauf geachtet wird, daß der gesunde Organismus, im Gegensatz zum Tumor, nicht so geschädigt wird, daß eine Erholung und Regeneration nicht mehr möglich ist.

Auch die Überlegung einer Zweittumorerkrankung nach Chemotherapie hat eigentlich in Ermangelung einer besseren Therapieform zweitrangigen Charakter, wenn man von einer primär lebensbedrohlichen Erkrankung ausgeht. Wenn einmal bessere und wirkungsvollere Therapien gefunden werden, kann man sicher anders entscheiden. Ich möchte nicht den Eindruck erwecken, daß mit einer manuellen Therapie allein ein Krebsgeschehen zu heilen sei.

Was meiner Überzeugung nach und aus dem bisher Gesagten eigentlich zwingend logischerweise folgt, ist die Tatsache, daß als Vorbeugung und zur Nachbehandlung, oder schon als begleitende Maßnahme während einer Bestrahlungs- oder Chemotherapie, die manuelle Therapie der Wirbelsäule und ihrer Blockierungen eine sehr wichtige Maßnahme darstellt. Durch die Behandlung der Wirbelsäule wird das Immunsystem gestärkt und funktionsfähiger und leidet nicht so stark unter der Behandlung. Besonders wichtig für sein Immunsystem ist es, wenn es Ihnen gelingt, dem Patienten Hoffnung zu machen und Sie ihn dazu bringen, sein Schicksal nicht hinzunehmen, sondern zu kämpfen.

8.0 PSYCHE UND WIRBELSÄULE

**Die Psyche
(ich möchte das Mensch und Tier
belebende Fluidum als Seele bezeichnen)
mimmt Einfluß auf unsere Wirbelsäule und Gelenke.**

**Dadurch hat die Psyche einen direkten Einfluß
auf unser Immunsystem und unsere Durchblutung,
auf Schmerzprozesse und Schmerzempfindung,
auf die Krankheitsentstehung und den Krankheitsverlauf.**

**Wirbelsäulen- und Gelenkschäden,
aber auch organische Erkrankungen und Schmerzerkrankungen
haben wiederum Einfluß auf unsere Psyche.**

**Die Art der psychischen Störung hat Einfluß
auf die Art der Wirbelsäulen- und Gelenkschädigung
und damit auf die Art der organischen Erkrankung oder des Schmerzsyndroms.**

**Die Art von Wirbelsäulen- und Gelenkschäden,
organischen Erkrankungen und Schmerzsyndromen
haben wiederum Einfluß auf genau zu definierende psychische Störungen.**

Mit diesen Zusammenhängen habe ich mich ausführlich in meinem 3. Buch „Die Farbe des Schmerzes ist rot" beschäftigt.
Den Menschen ist das unbewußt schon immer bekannt, denn in unserer Sprache gibt es sehr viele Redewendungen, die auf solche Zusammenhänge hinweisen. In einem Taschenbuch von Martin J. Waibel, mit dem Titel „Rückenbeschwerden-Ganzheitliche Hilfe" habe ich folgende sehr schöne Aufstellung gefunden, die ich hier, mit kleinen Veränderungen, präsentieren möchte:

- du kannst mir den Buckel runterrutschen,
- jemanden den Rücken stärken,
- die Angst sitzt mir im Nacken,
- es läuft mir eiskalt den Rücken herunter,
- man hat ihm das Kreuz verbogen,
- etwas auf die leichte Schulter nehmen,
- jemandem das Rückrad brechen
- den Kopf für etwas hinhalten,
- die Nackenschläge des Lebens,

- er steht mit beiden Beinen im Leben,
- dem anderen etwas auf die Schultern laden,
- kein Rückgrat haben,
- kreuzfidel sein,
- keinen Standpunkt haben,
- die Stirn bieten,
- die kalte Schulter zeigen,
- gramgebeugt, usw.

Aus dieser sicherlich nicht vollständigen Auflistung sehen Sie, daß psychische Probleme des täglichen Lebens sehr wohl etwas mit der Wirbelsäule und deren Form zu tun haben. Der Volksmund charakterisiert sehr treffend, wo die Ursache der Beschwerden zu suchen ist. Es ist also nicht so, daß unsere Wirbelsäulenverbiegungen und Blockierungen nur eine Folge von falschen Bewegungsmustern sind, sondern ein zusätzlicher, sehr wesentlicher Faktor ist unsere psychische Verfassung, die wiederum von Umwelt, Familie und Beruf beeinflußt wird. Natürlich hat auch der Grundcharakter eines Menschen etwas mit der Wirbelsäule zu tun, denn ihrem Charakter entsprechend reagieren die Menschen auf die gleichen Lebenssituationen sehr unterschiedlich. Die Körpersprache kann durchaus Einfluß auf die Form unserer Wirbelsäule nehmen.

Ein Mensch, der sich angegriffen fühlt, geht automatisch mit dem Kopf nach vorne, um dem Gegner die Stirn zu bieten. Wird diese Haltung länger beibehalten, führt das unweigerlich zu einer Steilstellung der Halswirbelsäule und erzeugt Schmerzen. Wenn ein schweres Schicksal auf den Schultern eines Menschen lastet, so wird er nach vorne zu Boden gedrückt. Die Folge ist keine Skoliose, sondern eine Kyphose, d. h. eine Verbiegung der Wirbelsäule nach hinten mit einer Buckelentstehung. Eine Skoliose kann zusätzlich auftreten, wenn Ausweich- oder Abwendbewegungen dazukommen.

An sich sind solche Bewegungsmuster nicht schädlich, wenn sie nur für kurze Zeit auftreten. Da die Menschen aber meist ihre Lebenssituationen nicht ändern können, nehmen sie unbewußt solche gerade beschriebenen Haltungen an, die sich im Laufe der Zeit als permanente Verkrümmungen der Wirbelsäule manifestieren. Aus der Vielzahl der noch möglichen Verhaltensweisen der Menschen in Hinblick auf seelische Belastungen können die eben beschriebenen Fälle nur einen kleinen Einblick in die Problematik geben.

9.0 EINZELNE KRANKHEITSBILDER AUS SICHT DER SMT®

In diesem Kapitel möchte ich einzelne Krankheitsbilder und deren Ursachen im Sinne des SMT®-Diagnose- und Therapiekonzeptes darstellen und erklären. Soweit es nicht ausdrücklich anders erwähnt wird, sind alle Beobachtungen eigene Erfahrungsberichte. Spekulative Überlegungen zu einzelnen Erkrankungen werden deutlich gemacht. Soweit bestimmte Krankheitsbilder in vorangegangenen Kapiteln abgehandelt wurden, werden auf diese mit Kapitel und Seitenzahl hingewiesen.

9.1 AKNE

Die Ursache der Akne vulgaris ist eine Störung der Ablösung der obersten Hornhautschicht. Dadurch können sich die Talgdrüsen der Haut nicht richtig entleeren, Bakterien siedeln sich in den verstopften Talgdrüsen an und sind letztlich für die Entzündung verantwortlich. Soweit der schulmedizinische Aspekt.
Bei der manuellen Therapie der Akne werden Sie sehr häufig eine Blockierung der Ausscheidungswirbel finden. Betroffen sind Lungen (Th3 SMT®)-, Dickdarm (L1 SMT®)-, Blasen (L3 SMT®)-, besonders häufig aber auch die Nierenwirbel (Th11 SMT® und Th10 SMT®). Ein wichtiger Wirbel ist der Lungenwirbel (Th3 SMT®) Dies leitet sich aus der in der Akupunktur und chinesischen Medizin gefundenen Beziehung zwischen Hauterkrankungen und Lungensegment, -wirbel und -meridian ab.

9.2 ALLERGIELEIDEN, ALLGEMEIN

Bei den Allergieleiden sind hauptsächlich die für die Ausscheidung verantwortlichen Wirbel blockiert, Lunge (Th3 SMT®), Dickdarm (L1 SMT®), Blase (L3 SMT®) und Nieren (Th11 SMT® und Th10 SMT®).
Aufgenommene Giftstoffe oder Abfallstoffe unseres Stoffwechsels werden nicht mehr ausreichend gut über die Ausscheidungsorgane entsorgt. Bei der Neurodermitis werden solche Stoffwechselgifte dann vermehrt mit dem Schweiß über die Haut ausgeschieden, reagieren dort mit der Umwelt und rufen so allergische Reaktionen auf der Haut hervor.
Die Chinesen ordnen in ihrer Akupunkturtheorie den Lungenmeridian, (sprich Lungenwirbel Th3 SMT®) der Haut zu und es ist in der Tat so, daß bei der Neurodermitis der Lungenwirbel regelmäßig blockiert ist. Viele an einer Neurodermitis erkrankte Patienten leiden häufig auch unter asthmatischen Beschwerden. Oft ist es so, daß bei Besserung der Haut die Lunge schlechter wird und umgekehrt.
Eine junge Patientin mit einer schweren Neurodermitis des ganzen Körpers wies alle beschriebenen Blockierungen, Blase, Dickdarm, Nieren und Lunge auf. Sie hatte zeitweilig auch Asthmabeschwerden, war von dieser Seite aber zu Beginn der Neurodermitistherapie beschwerdefrei. Nach der Behandlung kam es, wie nicht selten, zuerst zu einer Befundverschlechterung an der Haut. Bei einem Therapieabstand von acht Tagen, mit zwischenzeitlicher Selbstbehandlung an der Kante, wurde der Befund immer besser. Als Begleitmedikation wurde nur eine Harnstoffsal-

be verordnet. Nach einem Wohnungsumzug, bei dem sie Hand anlegen mußte, traten wieder schwere Blockierungen der Wirbelsäule auf, was sofort eine Verschlechterung der Haut und sogar asthmatische Symptome nach sich zog. Nach einigen weiteren Behandlungen ist die Patientin beschwerdefrei, kann auf die Harnstoffsalbe weitgehend verzichten. Die bisher extrem trockene Haut bekam einen normalen Feuchtigkeitsgehalt (Turgor).

9.3 ANFALLSLEIDEN (EPILEPSIE)

Hier möchte ich ein für Schulmediziner heikles Thema anschneiden, dessen Vielschichtigkeit mir durchaus bewußt ist. Es gibt sicher organisch begründete Anfallsleiden, Zustände nach Schädelhirntraumen mit Gehirnnarben, die Alkoholkrankheit im fortgeschrittenen Stadium und viele andere. Aber bei vielen Menschen, insbesondere bei Kindern, die plötzlich an einem Anfallsleiden erkranken, läßt sich eben keine erkennbare Ursache finden.

Bei solchen Patienten sollte man unbedingt die Wirbelsäule mittels der SMT® untersuchen. Ich möchte behaupten, daß viele solcher Fälle auf eine manuelle Therapie ansprechen. Natürlich muß man gleichzeitig das Gehirn schulmedizinisch untersuchen. Finden sich keine organischen Ursachen, kann man neben einer notwendigen medikamentösen Therapie die manuelle Behandlung einleiten. In vielen Fällen kann man so die Medikamente niedriger dosieren oder gar einsparen, ja im Laufe der Zeit kann man eine Epilepsie mittels der SMT® oftmals sogar heilen.

Bei der Untersuchung muß man vor allem auf den zweiten Brustwirbel (Th2 SMT®) achten, da die Chinesen wissen, daß Hirn und Herz in enger Beziehung stehen. Dieser steht mit dem Kreislaufwirbel (Th12 SMT®) in Verbindung. Wichtig ist auch noch der zweite Halswirbel (C2). Alle diese Wirbel haben direkten Einfluß auf das Gehirn. Aber auch Blockierungen des Gallen (Th4 SMT®)- und Leberwirbels (Th5 SMT®) haben einen Einfluß auf das Epilepsiegeschehen.

9.4 ARTHRITIS

Die Arthritis ist eine Gelenksentzündung. Die Ursache von Gelenksentzündungen kann eine akute Überanstrengung oder ein Unfallgeschehen sein. Es gibt aber viele Gelenksentzündungen, die scheinbar über Nacht ohne erkennbare äußere Ursache auftreten. Es können grundsätzlich alle Körpergelenke betroffen sein, bevorzugt werden aber die Extremitätengelenke befallen. Ist eine Gelenksentzündung durch eine Überanstrengung oder durch einen Unfall verursacht, muß diese Entzündung innerhalb weniger Tage mit einer entsprechenden entzündungshemmenden Therapie, wie z. B. Kälteanwendungen, nicht wärmenden Salbeneinreibungen, wenn erforderlich auch mit Tabletten oder sogar Spritzen, zum Abklingen gebracht werden können. Ist dies nicht der Fall, muß nach Gelenkssubluxationen und Wirbelsäulenblockierungen gesucht werden.

Heilt eine Entzündung durch Unfall oder Überanstrengung nicht ab, so ist beim Unfallgeschehen entweder durch ruckartige Ausweichbewegungen oder einen Stoß eine

Blockierung an Wirbelsäule und Gelenken entstanden. An den Gelenken können durch Unfälle Subluxationen entstehen.

Blockierungen, Skoliosen und Subluxationen können aber auch unbemerkt auftreten. Bei Gelenksbeschwerden ohne Unfallgeschehen kann durch verstärkten Muskelzug bei einseitigen Tätigkeiten ebenfalls eine Blockierung ausgelöst werden. Wenn sie nicht rechtzeitig durch einen Zufall entdeckt werden, können so scheinbar über Nacht Gelenksentzündungen entstehen. Die blockierungsbedingte Einengung des Spinalnervs hat eine Fehlinnervation zur Folge, welche die Entzündung in einem entsprechenden Gelenk unterhält. Diese Entzündung kann nur dann endgültig abheilen, wenn die Wirbelblockierung beseitigt wird.

Der wichtigste Aspekt bei der Behandlung von Gelenkentzündungen ist aber die Korrektur von Beinlängendifferenz, Hüft- und ganz besonders von Kreuzbeinsubluxationen. All diese Befunde erzeugen im Laufe der Zeit eine zunehmende Spannung in der Wirbelsäule, so daß kleinere bisher nicht symptomatische Wirbelsäulenschäden schlimmer werden und so an den Organen, Muskeln und Gelenken Funktionsstörungen und Krankheiten ausgelöst werden.

Aber auch die Meridiane mit ihren dazugehörigen Wirbeln sollte man nicht aus dem Auge verlieren. Wenn bei einer Behandlung der gewünschte Therapieerfolg ausbleibt, prüfen Sie, welcher Meridian durch das betroffene Gebiet zieht oder über das betroffene Gelenk läuft. Wenn Sie jetzt den entsprechenden, zu dem Meridian gehörigen Wirbel mituntersuchen und behandeln, erreichen Sie oft doch noch einen Therapiefortschritt.

9.5 ASTHMA BRONCHIALE

Beim Asthma bronchiale findet man regelmäßig eine Blockierung des Lungenwirbels (Th3 SMT®). Es ist oft wirklich erstaunlich, wie gut viele Patienten auf die Behandlung dieses Wirbels mit ihren Asthmabeschwerden ansprechen. Man sollte sich aber nicht mit der alleinigen Behandlung des Lungenwirbels zufrieden geben. Wir wissen nämlich aus der chinesischen Medizin, daß es weitere Beziehungen zwischen dem Lungenwirbel, dem Dickdarmwirbel (L1 SMT®) und dem Nasenwirbel (C4) gibt.

**<u>Vor einer manuellen Therapie
muß bei allen lebensbedrohlichen Zuständen und Krankheiten,
also nicht nur bei schweren Asthmaanfällen
immer die lebensrettende
schulmedizinische und medikamentöse Behandlung stehen!!!</u>**

Da es bekanntlich verschiedene Grundursachen der Asthmaerkrankung gibt, von denen eine sehr bekannte die allergische ist, muß man auch nach den restlichen Wirbeln für die Ausscheidung schauen, das sind der Blasenwirbel (L3 SMT®) und die Nierenwirbel (Th11 SMT® und Th12 SMT®).

Für die Betrachtung der Asthmaerkrankung seitens der SMT® ist es nicht sinnvoll, die

mögliche schulmedizinische Entstehungsursache zur Einteilung der Asthmaformen zu berücksichtigen. Für die Behandlung spielen solche Unterscheidungen keine Rolle, da der eigentlich ursächliche Schaden einer Erkrankung immer an der Wirbelsäule zu finden ist und hier nur die Kombination der verschiedenen Wirbelsäulen- und Gelenkschäden für den Charakter der betreffenden Erkrankung verantwortlich sind. Will man einem immer wieder auftretenden Asthmaanfall vorbeugen, ist die manuelle Behandlung sehr hilfreich. Aber auch während einer akuten medikamentösen Therapie sollte man manuell behandeln, um so Medikamente einsparen zu können.
Wenn sich das Asthma bessern soll, ist die Ausscheidung von Körpergiften, seien sie von außen unserem Körper zugeführt oder erst dort entstanden, wichtig. Diese Ausscheidung muß man durch eine Deblockierungsbehandlung der Ausscheidungswirbel verbessern. Dadurch werden die Körpergifte wieder, wie es sich gehört, vermehrt über Darm und Nieren ausgeschieden. Die Lunge wird entlastet, da die Stoffe nicht mehr über sie ausgeschieden werden müssen. Ist das aber nicht der Fall, werden die Gifte vermehrt über die Lunge ausgeschieden, reagieren die Körpergifte in der Lunge, die eventuell durch belastete Atemluft unserer Umwelt zusätzlich gereizt wird, und es kommt zwangsläufig zu vermehrter Asthmahäufigkeit durch die so ausgelösten Entzündungen.
Ein weiterer Umstand für vermeintliche asthmatische Beschwerden mit Atembehinderung ist die Blockierung der Hauptäste des Spinalnervs im oberen Brustwirbelsäulenbereich. Durch Verspannungen der Muskulatur zwischen den Rippen können Atembeschwerden hervorgerufen werden, die von den Patienten oft als asthmatische Störung interpretiert werden.
Zu guter Letzt ist es auffällig, daß manche Patienten sagen, nach der Behandlung seien neben den asthmatischen Beschwerden auch ihre Depressionen besser geworden. Das ist nicht verwunderlich, da nämlich die Chinesen die Lunge als den Ort der Traurigkeit bezeichnen und die Behandlung dieser Organpunkte zur Depressionsbehandlung heranziehen.

9.6 AUGENENTZÜNDUNGEN, AKUT UND CHRONISCH

Es gibt eine Vielzahl von Augenentzündungen, von denen die bekannteste die Bindehautentzündung durch einen Virus ist. Aber auch andere viel wichtigere Anteile des Auges können sich entzünden, die Regenbogenhaut, die Netzhaut und nicht zuletzt der Sehnerv, um nur einige Beispiele zu nennen. Die Behandlung dieser Erkrankungen erfordern in der Schulmedizin oft, besonders wenn sie in das chronische Stadium überzugehen drohen, eine längere Behandlung mit Cortison zur Rettung des Augenlichtes, die nicht immer von Erfolg gekrönt ist. Es ist natürlich, besonders wenn das Augenlicht akut bedroht ist, gerechtfertigt, kurzzeitig solche Medikamente einzusetzen.
Aber oft bräuchte man sicherlich bei den genannten Erkrankungen nicht so viele und nicht so lange solche mit erheblichen Nebenwirkungen behafteten Medikamente, wenn man dazu überginge, gleichzeitig nach Blockierungen des Augenwirbels (C1

und C2) und seiner Meridianwirbel, dem Gallen (Th4 SMT®)- und dem Leberwirbel (Th5 SMT®), zu suchen.
Aber auch der Herz (Th2 SMT®)- und der Dünndarmwirbel (Th12 SMT®) haben über den 2. Halswirbel (C2) einen großen Einfluß auf Sehzentrum, Sehnerv und Augen.
Die eigentlichen Augenwirbel sind der erste (C1) und der zweite Halswirbel (C2). Wobei ich glaube, daß der erste Halswirbel mehr für den Sehnerv und das Sehzentrum, der zweite Halswirbel für die restlichen Augenabschnitte verantwortlich ist. Dabei ist es wichtig darauf zu achten, daß diese, wie übrigens alle Halswirbel, beidseitig blockiert sein können. Diese beidseitige Blockierung ist meist die Folge einer Steilstellung der Halswirbelsäule, die um so stärker ausgeprägt sein kann, je mehr man sich dem Schädel nähert.
Die Ursache einer Steilstellung der Halswirbelsäule ist sehr häufig der Gebrauch einer Nackenrolle. Diese Nackenrolle, es reicht schon ein zusammengerolltes Kissen im Nacken aus, drückt bei Rückenlage die Halswirbel nach vorne. Die so viel gepriesenen üblichen, im Handel zu kaufenden Nackenkissen haben alle den Nachteil, daß sie, wenn der Patient von der Seitenlage in der Nacht unbewußt in die Rückenlage wechselt, die Entstehung der Steilstellung der Halswirbelsäule fördern.
Eher zu empfehlen sind ganz normale Kissen, die mit einem beliebigen Materialien gefüllt sein können, aber eine Steilstellung der Halswirbelsäule nicht begünstigen. Dazu sollte der Patient in Rückenlage so auf dem Kissen liegen, daß Schulter und Hinterkopf auf einer Ebene ruhen. Die Nackenhöhlung darf nicht ausgefüllt werden, da bei Druck in diesem Bereich eine zunehmende Steilstellung der Halswirbelsäule entsteht. Liegt er auf der Seite, kann er seinen Kopf gerade lagern, wenn er den Kopfteil des Bettes etwas hochstellt.

9.7 AUGENINNENDRUCK

Die Erhöhung des Augeninnendrucks ist bei den älteren Menschen eine Volkskrankheit. Sie entsteht dadurch, daß das Kammerwasser des Auges durch Einengung der Abflußkanäle nicht mehr richtig abfließen kann. Medikamente und häufig auch Operationen versuchen, diesem Leiden Abhilfe zu schaffen. Die eigentliche Ursache, warum das Kammerwasser nicht mehr richtig abfließen kann, ist nicht bekannt.
Denkbar wären für mich Verklebungen und Vernarbungen durch Entzündungen. Diese Entzündungen könnten durch eine Einklemmung des Augennervs (C2) ausgelöst werden. Aber auch die Meridianwirbel, die zum Augenwirbel in Beziehung stehen, nämlich der Gallenwirbel (Th4 SMT®) und der Leberwirbel (Th5 SMT®), sowie Herz (Th2 SMT®)- und Dünndarmwirbel (Th12 SMT®), können Einfluß auf solch ein entzündliches Geschehen nehmen.

9.8 BAUCHSCHMERZEN

Bauchschmerzen sind ein häufiges Krankheitszeichen, deren Ursache sehr vielschichtig sein kann. Natürlich können erkrankte innere Organe bekanntermaßen Bauchschmerzen auslösen, mit dem eher typisch dumpfen Tiefenschmerz. Aber nicht bei allen Patienten lassen sich durch Befragung der Tiefenschmerz von dem eher brennenden Oberflächenschmerz unterscheiden. Der Patient sagt Ihnen einfach, er habe Bauchschmerzen. Nach der schulmedizinischen Untersuchung, die meist sehr aufwendig ist, sollte man, wenn man keine bedrohlichen Ursachen gefunden hat, die Wirbelsäule mittels der SMT® untersuchen. Blockierungen der mittleren und unteren Brustwirbelsäule sowie der oberen Lendenwirbelsäule können Bauchschmerzen hervorrufen. Auch hier kann es für den Behandlungserfolg wichtig sein, nach den Meridianwirbeln zu schauen.

Gerade bei kindlichen Bauchschmerzen, wie z. B. Nabelkoliken, morgendlichem Bauchweh und Übelkeit vor dem Schulgang, sind häufig Blockierungen und Schäden an Wirbelsäule und Gelenken die Ursache.

Mir ist es im Laufe meiner ärztlichen Tätigkeit unter anderem aufgefallen, daß Patienten mit Blasenentzündungen häufig über Übelkeit und Magenbeschwerden klagen. Lange Jahre konnte ich mir diesen Zusammenhang nicht erklären. Wenn Sie aber einmal ein Akupunkturmodell betrachten, fällt Ihnen auf, daß der Blasenmeridian genau über der Magenregion verläuft. Für mich ist hierin die Erklärung des Phänomens zu sehen.

9.9 BAUCHSPEICHELDRÜSENENTZÜNDUNG

Es gibt mehrere Ursachen einer Bauchspeicheldrüsenentzündung. Die häufigste ist die Schädigung der Bauchspeicheldrüse durch den Alkohol. Auch große, sehr fettreiche Mahlzeiten können das gleiche Krankheitsbild auslösen. Ebenso können bestimmte Virusinfektionen ihre Entzündung hervorrufen.

Es gibt aber immer wieder Patienten, die an einer Bauchspeicheldrüsenentzündung erkranken, bei der nachweislich keine der oben genannten Ursachen zutrifft. Solche Patienten haben immer eine Blockierung des Bauchspeicheldrüsen (Th 7 SMT®)-, Milz (Th8 SMT®)- und des Magenwirbels (Th6 SMT®) sowie von C4, die für die Entzündung verantwortlich sind. Auch das Entstehen von Virusinfektionen an der Bauchspeicheldrüse könnte mit einer Blockierung zusammenhängen.

9.10 BETTNÄSSEN (ENURESIS)

Das Bettnässen ist ein großes Problem, gerade in der Kinderheilkunde. Meist findet sich keine organische Ursache, die Kinder sind scheinbar organisch gesund. Schnell und oft allzu schnell wird dann die Ursache im Umfeld des Kindes, sprich Elternhaus, vermutet, da man annimmt, die Ursache sei seelischer Natur. Weit gefehlt.

Die häufigste Ursache des Bettnässens ist eine Blockierung des Blasenwirbels (L3 SMT®). Aber auch die Nierenwirbel (Th10 SMT® und Th11 SMT®) sowie C3 haben einen gewisse untergeordnete Bedeutung bei der Heilung des Bettnässens. Ein Erfolg der manuellen Therapie dürfte hier, je nach Kooperationsbereitschaft des Patienten, bei 80 bis 90% angesiedelt sein. Daß diese Therapie aber auch bei erwachsenen Bettnässern erfolgreich sein kann, belegt ein Beispiel aus meiner Praxis.

Ein relativ junger Mann war Zeit seines Lebens Bettnässer und keine Therapie hat bei ihm angeschlagen. Eigentlich hatte er sich mit seinem Schicksal abgefunden. Eines

Tages hatte besagter Patient einen Unfall mit starken Wirbelsäulenprellungen, seit diesem Tag war das Bettnässen weg. Der Unfall hatte die schon lang bestehende Blockierung beseitigt.

9.11 BLASENENTZÜNDUNGEN

Viele Menschen, Frauen häufiger als Männer, leiden an immer wieder auftretenden Blasenentzündungen, mit und ohne Infektion. Die Häufigkeitsverteilung mit der Bevorzugung des weiblichen Geschlechts hat sicher auch anatomische Ursachen, hier ist die bei der Frau kürzere Harnröhre zu nennen und die enge anatomische Nachbarschaft von Scheide mit Harnröhrenausgang und Analöffnung. Da diese Beziehung bei allen Frauen gleich ist und nicht alle Frauen die gleichen Schwierigkeiten haben, muß es daher noch andere Ursachen geben.

Eine ganz wichtige, wenn nicht die wichtigste Ursache sind Blockierungen des Blasenwirbels (L3 SMT®). Aber nicht nur dieser Wirbel hat einen Einfluß auf die Entstehung von Entzündungen oder das Auftreten von Infektionen, sondern auch die Nierenwirbel (Th10 SMT® und Th 11 SMT®) sowie der Ohr- und Zahnwirbel (C3) haben Auswirkungen auf die Blase. Diese Zusammenhänge leiten sich aus den Meridianverknüpfungen der Akupunkturlehre ab.

9.12 DARMENTZÜNDUNGEN (M. CROHN UND COLITIS)

Die bekanntesten Formen der Darmentzündungen mit Autoimmuncharakter sind die Colitis ulcerosa und der Morbus Crohn. Bei beiden Erkrankungen spielt die Wirbelsäule meiner Erfahrung nach eine wichtige Rolle. Der Wirbel, der in erster Linie für eine Dickdarmerkrankung verantwortlich ist, ist der Dickdarmwirbel (L1 SMT®). Da der meridiane Bezugswirbel zum Dickdarmwirbel der Lungenwirbel ist (Th3 SMT®), ist dessen Untersuchung und Mitbehandlung zwingend notwendig.

Ich erinnere mich an zwei Fälle eines akut aufgetretenen und durch Darm- und Gewebsuntersuchungen gesicherten M. Crohn und desgleichen einer Colitis ulcerosa. Bei beiden Fällen fand sich bei der manuellen Untersuchung eine Blockierung im Bereich des Dickdarmwirbels, bei beiden Patienten waren Entzündung und Beschwerden wenige Tagen nach der Wirbelsäulenbehandlung verschwunden.

Dieser schnelle Erfolg, das mag eine Feststellung auch für alle anderen Erkrankungen sein, ist nur bei akut auftretenden Beschwerden und kurzen Krankheitsverläufen möglich. Sicherlich ist auch eine Behandlung von älteren bis ganz alten Erkrankungen möglich und sinnvoll. Der Therapieerfolg wird sich aber nur langsam, mit mancherlei Rückfällen, einstellen. Hier ist viel Geduld von Patient und Therapeut gefordert.

9.13 DARMPROBLEME (COLON IRRITABLE)

Darmprobleme sind Durchfallneigung und dessen Gegenteil, die Verstopfung. Weiterhin wären zu erwähnen die Blähneigung, das Völlegefühl und nicht zuletzt Schmerzen. All diese Erscheinungen können natürlich organische Ursachen haben, deren Abhandlung den gesetzten Rahmen dieses Buches sprengen würde. Selbstverständlich ist, daß all diese Beschwerden genau untersucht gehören. Wenn sich schulmedizinisch keine Erklärung für die Beschwerden finden läßt, spricht man gerne beim Auftreten dieser Symptome von einem Colon irritable, einem nervösen Darm. Diese Bezeichnung zeigt schon auf, daß seelische Faktoren in dieses Krankheitsbild mit hineinspielen.

Ungeachtet dessen sind die eigentliche Ursache für diese Erkrankung Blockierungen des Dickdarmwirbels (L1 SMT®). Ohne Blockierung dieses Wirbels ist für mich das Auftreten eines nervösen Darms mit all seinen verschiedensten Erscheinungsformen nicht denkbar. Eine psychische Störung allein reicht nach meinen Überlegungen nicht aus, um solch eine Krankheit hervorzurufen. Weil, um es etwas flapsig zu sagen, die Nervenstörung allein nicht weiß, an welchem Organ sie angreifen soll. Es gibt doch viele Beschwerden des Menschen, bei denen eine große Affinität zur seelischen Verfassung offensichtlich ist. Die eine Person bekommt Herzprobleme und der andere Magenbeschwerden u.s.w. Es kann nur ein Organ unter einer nervlichen Störung leiden, nämlich dasjenige, dessen dazugehöriger Wirbel eine Blockierung aufweist. Erst dann findet die nervliche Störung, die über Grenzstrang und N. Vagus vom Gehirn nach unten geleitet wird, eine Schiene, die zu einem bestimmten Organ führt. Beide Störungen, die des Grenzstrangs und die des Spinalnervs, verstärken sich gegenseitig und lösen organische Störungen aus.

Aber nicht nur der Dickdarmwirbel allein hat Einfluß auf das Colon irritable, sondern auch die meridianen Bezugswirbel wie Lungen (Th3 SMT®)- und Nasenwirbel (C4). Eine alleinige Untersuchung des Dickdarmwirbels reicht zur Behandlung dieser Erkrankung nicht aus. Man muß immer die meridianen Bezugswirbel mit untersuchen und therapieren. Das sind für Lunge und Dickdarm der Magen (Th6 SMT®)-, Bauchspeicheldrüsen (Th7 SMT®)-, Milz (Th8 SMT®)- und der 4. Halswirbel (C4).

9.14 DEPRESSIONEN

Eine grobe Einteilung der Depressionen wird in endogen (ohne äußere Ursachen, von innen heraus und konstitutionell bedingt), und reaktiv (als Reaktion auf äußere Einflüsse), gemacht.

Ich will nicht behaupten, daß man schwere Depressionen allein mit einer manuellen Therapie beseitigen oder behandeln könnte. Wenn die Patienten dabei unter Selbstmordgedanken leiden, halte ich den Verzicht auf eine ausreichend medikamentöse Behandlung durch einen Arzt für fahrlässig, denn der Suizid kann plötzlich, wie aus heiterem Himmel, in die Tat umgesetzt werden.

Aber es finden sich oft Patienten, die sich nicht gut fühlen, sie sind abgeschlagen, müde und lustlos, ohne eigentlich zu wissen, warum. Auch bei Patienten, die eigentlich wegen anderer, meist wirbelsäulenbezogener Beschwerden, in die Behandlung kommen, kann man es immer wieder erleben, daß diese berichten, daß sich das Allgemeinbefinden nach der Wirbelsäulenbehandlung gebessert habe. Einige Patienten haben mir direkt gesagt, ihre Depressionen seien besser. Gerade bei Erschöpfungssyn-

dromen sehe ich neben einer schonenden medikamentösen Therapie (eventuell mit einem pflanzlichen Antidepressivum wie Johanniskraut) eine Möglichkeit, dem Patienten mit der manuellen Therapie zu helfen.
Man muß drei Arten der "Depression" unterscheiden:
1. Die **tiefe antriebslose Traurigkeit**. Diese Form der Depression ist vielleicht dem alten Begriff der Melancholie gleichzusetzen. Wenn man diese Form der Depression behandeln möchte, muß man in erster Linie den Lungen (Th3 SMT®)-, den Dickdarm (L1 SMT®)- und den 4. Halswirbel (C4) beachten. Zweitens sind der Magen (Th6 SMT®)-, Bauchspeicheldrüsen (Th7 SMT®)- und Milzwirbel (Th8 SMT®) von Bedeutung.
2. Die **agitierte Freudlosigkeit**. Die Schulmedizin belegt die Freudlosigkeit, gepaart mit einer inneren Unruhe, am ehesten mit dem Begriff der agitierten Depression. Hier sind die wichtigsten Wirbel der Herz (Th2 SMT®)-, der Dünndarm (Th12 SMT®)- und der 2. Halswirbel (C2). Natürlich spielen hier auch Gallen (Th4 SMT®)- sowie Leberwirbel (Th5 SMT®) eine Rolle.
Wenn im Rahmen einer Depression körperliche Beschwerden wie Magenschmerzen, Herzschmerzen oder z. B. Sexualstörungen auftreten, muß man die entsprechenden organbezogenen Wirbel besonders beachten.

9.15 DURCHBLUTUNGSBEDINGTE KNOCHENERKRANKUNGEN WIE Z. B. APOPHYSITIS CALCANEI, M. SUDECK UND ANDERE NICHTEITERNDE KNOCHENAUFLÖSUNGEN

Ein Junge mit einer röntgenologisch nachgewiesenen Apophysitis calcanei, d. h. einem schalenförmigen Knochenschwund des linken Fersenbeins, kam vor einem Jahr in meine Behandlung. Der Junge konnte wegen starker Schmerzen kaum, und wenn, nur auf den Zehenspitzen laufen. Bei der manuellen Untersuchung der Beingelenke fand sich ein Beinlängenunterschied von 4 cm. Nach der manuellen Therapie der Hüftgelenke, mit gleichzeitiger manueller Therapie des subluxierten Kreuzbeins und einer Wirbelsäulenskoliose, verschwanden die Beschwerden nach einigen Behandlungen völlig. Da das Kind vor der manuellen Behandlung schon sehr oft geröntgt wurde, weigerte sich die Mutter, den Jungen zur Kontrolle des Befundes, nach Beschwerdefreiheit, noch einmal röntgen zu lassen. Ich bin überzeugt, daß die Knochenentkalkung verschwunden ist, auch wenn der röntgenologische Nachweis nicht erbracht werden konnte.
Die eigentliche auslösende Ursache für dieses Krankheitsbild ist der Beckenschiefstand durch Beinverlängerung bei Hüftsubluxation. Die daraus resultierende Kreuzbeinsubluxation, mit der reflektorischen Verkrampfung der tiefen Gesäßmuskulatur, führt zu einer Einklemmung des Ischiasnervs. Die Folge ist eine Innervations- und Durchblutungsstörung, die sich in diesem Fall hauptsächlich im Fersenbereich bemerkbar machte und die Krankheit auslöste.
Das eben beschriebene Krankheitsbild, die Apophysitis, ist aber bei weitem nicht die einzige Erkrankung dieser Art und tritt nicht nur bei Kindern auf. Solche Verände-

rungen, die für mich alle die gleiche auslösende Ursache haben, sind unter den verschiedensten Namen bekannt, und haben alle eine Subluxation eines Gelenkes oder eine Nerveneinklemmung als Ursache. Eine bekannte Krankheitsbezeichnung ist die Sudecksche Erkrankung, auch eine nicht eiternde und regional begrenzte Knochenauflösung, in Folge einer Durchblutungs- und Innervationsstörung.
Solche Veränderungen gibt es aber nicht nur an den Beinen, sondern grundsätzlich an allen Knochen und Gelenken des ganzen Körpers. Man muß aber auch gleichzeitig nach den durch das erkrankte Gebiet laufenden Meridianwirbeln schauen.

9.16 DURCHBLUTUNGSSTÖRUNGEN
(siehe Kapitel 4.4.3.3.4.3.).

9.17 EINSCHLAFEN DER HÄNDE UND BEINE
Viele Patienten klagen, daß besonders in den Morgenstunden vor und nach dem Aufstehen die Hände eingeschlafen sind, kribbeln und aufgeschwollen sein können. Solche Beschwerden treten aber auch manchmal bei bestimmten Tätigkeiten auf.
Sie sind grundsätzlich nicht nur auf die Hände und Arme beschränkt, auch die Beine können betroffen sein. Die Ursache für die Art von Hand-, Arm- und Schulterbeschwerden sind Blockierungen der Wirbelsäule. Für die Stärke von Hand-, Arm- und Schulterbeschwerden sind ebenso wie bei Beinbeschwerden eine Hüft- und Kreuzbeinsubluxation verantwortlich.
Für die Art von Schulter-Arm-Beschwerden sind zum Einen der 6. Halswirbel für die Schulter-, der 7. Halswirbel für Ellenbogen- und der 1. Brustwirbel für Handbeschwerden verantwortlich.
Der Meridianschmerz differenziert das Schmerzgeschehen in der Art, daß er bei Blockierungen der entsprechenden Wirbel der Meridiane, die über Schulter, Arm und Hand ziehen, die genaue Schmerzlokalisation bestimmt.
Das sind primär zum Ersten die Meridiane des Funktionskreises Herz (Th2 SMT®)/ Dünndarm (Th12 SMT®)/ Zunge und Augen (C2), zum Zweiten die des Funktionskreises Kreislauf-Sexus (Th2 SMT®)/ Dreifacher Erwärmer (Th12 SMT®)/ Zunge und Augen (C2) sowie zum Dritten die Wirbel des Funktionskreises Lunge (Th3 SMT®)/ Dickdarm (L1 SMT®)/ Nase und Mund (C4). Über weitere Einzelheiten informieren Sie sich bitte in einem Lehrbuch über die Schmerzheilung „Die Farbe des Schmerzes ist rot".
Durch die gleichzeitig auftretenden Muskelverspannungen wird der venöse Rückstrom aus den Extremitäten zum Herzen hin gedrosselt, die Folge ist ein Anschwellen von Händen und Füßen.

9.18 EISPRUNGSCHMERZEN
Wenn das Ei sich im Eierstock der Frau entwickelt hat, muß es aus dem Eierstock durch die Eileiter zur Gebärmutter gelangen. Das geschieht folgendermaßen: Das Ei entwickelt sich in einem sogenannten Follikel, der zum Eierstockrand wandert, platzt

und das Ei freigibt, das nun selbständig seinen weiteren Weg findet. Diesen Vorgang nennt man Eisprung, er ist oft von erheblichen Bauchschmerzen begleitet. Eine Behandlung des Eierstockwirbels (Th12 SMT®), der gleichzeitig auch der Dünndarm- und Kreislaufwirbel ist, aber auch des Herz (Th2 SMT®)- und des 2. Halswirbels (C2), bringt hier zuverlässige Abhilfe.
Einen gewissen Einfluß auf die Eisprungschmerzen haben über den 2. Halswirbel (C2) auch der Gallenblasen (Th4 SMT®)- und der Leberwirbel (Th5 SMT®).

9.19 ENTZÜNDUNGEN SPINALNERVENBEDINGT

Immer wieder erlebt man es, daß Patienten mit plötzlichen Entzündungen an irgendeinem Körpergelenk oder einer Körperregion in die Behandlung kommen. Wenn man nach der Ursache der Entzündung fragt, ist den Personen kein Unfallgeschehen oder eine Überanstrengung in Erinnerung, die Entstehungsursache bleibt letztlich ungeklärt. Solche Entzündungen können sich nur durch Schmerzen bemerkbar machen. Es finden sich aber oft auch andere Entzündungszeichen, wie Schwellung und Rötung. An den unteren Extremitäten werden solche Veränderungen, falls sie auf ein Gelenk beschränkt sind, leicht als Gichtanfälle bezeichnet. Das kann so nicht richtig sein, denn es gibt auch Patienten ohne erhöhte Harnsäure (Bedeutung der Harnsäure bei der Gicht, siehe Kapitel 4.4.3.3.4.1), die solche Veränderungen aufweisen.
Die Ursache bei Beschwerden an Armen und Händen ist in einer Wirbelsäulenblockierung der oberen Brustwirbelsäule, bei Entzündungen an Beinen und Füßen an Blockierungen der unteren Lendenwirbelsäule sowie in einer Hüft- und Kreuzbeinsubluxation zu suchen. Wird die Kreuzbeinsubluxation und die entsprechende Wirbelsäulenblockierung manuell beseitigt, so heilen diese Veränderungen in der kürzesten Zeit ab. Man kann sie mit einer leichten entzündungshemmenden Therapie in Form von Salbenverbänden und Kälteanwendungen zusätzlich unterstützen.
In Fällen, bei denen außerdem eine Ursache in Form einer Überanstrengung oder einer Verletzung für die Entzündung bekannt ist, muß diese doch in Kombination mit einer entzündungshemmenden Therapie in einigen Tagen abheilen. Ist das nicht der Fall und bleiben die Schmerzen länger bestehen, gar noch von anderen Entzündungszeichen begleitet, oder treten Beschwerden erst nach Tagen nach einer der oben genannten Entstehungsursachen auf, muß man nach Blockierungen der Wirbelsäule und Subluxationen von Hüft- und Kreuzbeingelenken suchen. Erst wenn die Kreuzbeinsubluxation oder die Wirbelsäulenblockierung manuell behoben wurde, kann die Entzündung langsam abheilen.
Gerade bei solchen Beschwerden ist auch die Untersuchung der das betreffende Krankheitsgebiet durchziehenden Meridianwirbel von oft ausschlaggebender Wichtigkeit für den therapeutischen Erfolg.

9.20 FERSENSPORN

Gelegentlich kommen Patienten in die Behandlung, die über akut aufgetretene Schmerzen an einer oder an beiden Fersen leiden. Äußerlich ist der Fuß unauffällig.

Wenn man jedoch in der Mitte der Ferse auf die Fußsohle drückt, klagt der Patient über stechende Schmerzen. Regelmäßig findet man bei einer Röntgenuntersuchung einen Fersensporn, der dadurch entsteht, daß die Sehnen am Ansatz der Fußsohle im Bereich der Ferse verkalken.

Nun sind solche Verkalkungen sicherlich Prozesse, die nicht in wenigen Tagen, sondern in einem Zeitraum von Monaten und Jahren entstehen. Es ist also nicht so leicht verständlich, warum Patienten mit einem Fersensporn, den sie sicher schon über längere Zeit haben, plötzlich Schmerzen bekommen. Oft ist es auch so, daß der gegenseitige Fuß ebenfalls einen Fersensporn aufweist, die betreffende Person aber nur an einem Fuß Beschwerden hat. Die Patienten leiden oft über Jahre an Schmerzen und brauchen spezielle Einlagen.

Der Fersensporn ist für mich eine Sonderform der Ischialgie. Er läßt sich auch zuverlässig mit der manuellen Therapie von Hüft-und Kreuzbeinsubluxationen bessern und heilen. Wenn es eine Schmerzreaktion der Verkalkung allein wäre, müßten die Beschwerden sich langsam über einen langen Zeitraum entwickeln, im Gleichklang mit der Entwicklung des Fersensporns.

Zweitens dürfte es keine Besserung der Beschwerden geben, denn der Fersensporn ist eine Veränderung, die nicht rückgängig zu machen ist. Es gibt aber immer wieder Personen, die mit und ohne Therapie eine Beschwerdebesserung erfahren, was so nicht möglich sein dürfte. Die Besserung der Beschwerden liegt an einer spontanen Besserung der Ischialgie.

9.21 GALLENSTEINE

Das Gallensteinleiden ist eine weit verbreitete Erkrankung, die mit und ohne Oberbauchbeschwerden einhergehen kann. Viele Menschen haben Gallensteine, aber keine Beschwerden durch sie. Patienten mit Gallenkoliken müssen operiert werden. Scheut der Patient die Operation, kann man unter Umständen eine Zertrümmerung der Gallensteine mit Ultraschall und eine anschließende Gallensteinauflösetherapie versuchen. Diese Therapie ist schmerzhaft und langwierig und nicht selten stellen sich nach einer gewissen Zeit neue Gallensteine ein.

Die Ursache der Gallensteinentstehung liegt für die Schulmediziner völlig im dunkeln. Es gibt viele Theorien, von der letztlich keine bewiesen ist. Ich möchte eine weitere Theorie hinzufügen. Die eigentliche Ursache für die Entstehung der Gallensteine ist eine Funktionsstörung der Gallenblase, die durch eine Blockierung des Gallen (Th4 SMT®)- und des Leber (Th5 SMT®)- sowie des 2. Halswirbels (C2) hervorgerufen wird. Aber auch Herz (Th2 SMT®)- und Dünndarmwirbel (Th12 SMT®) haben über den 2. Halswirbel (C2) einen gewissen Einfluß auf die Gallenblase.

Diese Funktionsstörung könnte ein längeres Verweilen der Gallenflüssigkeit in der Gallenblase bewirken, mit Eindickung des Sekrete und dadurch bedingtem Ausfallen von Gallensalzen und Cholesterin, die als Kristallisationspunkt wirken. An diese Kristalle lagern sich immer mehr andere Kristalle an, bis letztendlich ein Gallenstein entstanden ist.

Also ist die manuelle Deblockierungsbehandlung des vierten Brustwirbels als eine vorbeugende Maßnahme zu betrachten. Wenn Gallensteine vorhanden sind, die dem Patienten starke Beschwerden machen, ist eine Operation durchaus vertretbar. Ist der Patient augenblicklich nicht operationsfähig, oder hat er extreme Angst vor der Operation und lehnt diese ab, so kann man seine Schmerzen durch eine manuelle Behandlung des vierten Brustwirbels erleichtern oder gar beseitigen.

9.22 GICHT
(siehe Kapitel 4.4.3.3.4.1).

9.23 GÜRTELROSE
Die Gürtelrose oder Herpes Zoster ist eine Zweitinfektion mit dem Windpockenvirus bei bestehender Teilimmunität. Die Erkrankung breitet sich in der Regel einseitig am Körper im Bereich eines Dermatoms aus. (Ein Dermatom ist ein Hautbezirk, der von einem Spinalnerv versorgt wird.) Diese Erkrankung ist mehr oder weniger schmerzhaft und von einem Ausschlag in dem betroffenen Hautareal begleitet. Der Ausschlag heilt innerhalb von einigen Tagen ab. Dann sollten auch die Schmerzen nachlassen. Oft bleiben aber starke, nicht zu lindernde Schmerzen über Monate und Jahre bestehen.
Daß die Gürtelrose etwas mit den Spinalnerven zu tun hat, ist nach deren Ausbreitungsmuster offenkundig. Daher läßt sich auch leicht ein Bezug zu der Wirbelsäule herstellen.
Es ist richtig, daß der Herpes Zoster eine Viruserkrankung darstellt, deren eigentliche Ursache eine Abwehrschwäche des erkrankten Organismus` darstellt. Es muß aber nicht eine Immunschwäche sein, die den ganzen Organismus betrifft, sondern es reicht eine lokale Immunschwäche durch eine Wirbelsäulenblockierung durchaus aus. Die oft unerträglichen Zosterschmerzen sind ebenso eine Folge einer Wirbelsäulenblockierung. Es ist in der Tat so, daß sich das Windpockenvirus dort festsetzt, wo sich die stärkste Wirbelsäulenverbiegung befindet. Die weiter andauernden Zosterschmerzen lassen sich, nach Abklingen des akuten Krankheitsbildes, mit der SMT® zuverlässig lindern und heilen. Bitte untersuchen Sie auch hier die durch das erkrankte Gebiet ziehenden Meridianwirbel.

9.24 HERPES SIMPLEX (BLÄSCHENKRANKHEIT)
Die Bläschenkrankheit ist eine Viruserkrankung, wobei das Virus aber nichts mit dem Windpockenvirus und dem der Gürtelrose zu tun hat.
Die Ausbreitung dieses Virus` am Körper ist willkürlich und nicht auf ein Dermatom und eine Körperhälfte beschränkt.Der Herpes simplex tritt bei einer allgemeinen Abwehrschwäche, ausgelöst durch Streß, Krankheit oder Sonnenbestrahlung, meist im Gesichtsbereich, um oder im Mund auf. Aber auch der Genitalbereich, die Augen und grundsätzlich alle anderen Regionen des Körpers können betroffen sein.

Das Virus verschwindet nach dem Abheilen nicht aus unserem Körper, sondern zieht sich nur zurück, um bei Gelegenheit wieder zum Vorschein zu kommen. Das Immunsystem ist nicht in der Lage, es vollständig abzutöten. Das Virus kommt bevorzugt immer an der gleichen Stelle zum Ausbruch, hier wird die Beziehung zur Wirbelsäule und den Spinalnerven wieder deutlich.
Das Virus kommt dort immer wieder zum Vorschein, wo sich eine starke Blockierung der Wirbelsäule mit Einengung des Spinalnervs befindet.
Will man erreichen, daß die Krankheit vollständig zur Abheilung kommt, muß man eine manuelle Deblockierungsbehandlung des Wirbels einleiten, der zu dem erkrankten Dermatom gehört.
So kann man den oft sehr geplagten Menschen zuverlässig helfen. Wobei hier die Meridianwirbel der durch das erkrankte Gebiet ziehenden Meridiane für die Therapie und Heilung von noch größerer Bedeutung sind.

9.25 HERZINFARKT

Die eigentliche Ursache eines Herzinfarkts ist die Herzkranzgefäßverengung. Dabei kommt es im Laufe der Zeit zu einer arteriosklerotischen Verkalkung der Herzkranzgefäße mit einer unterschiedlich starken Einengung des Gefäßdurchmessers. Ist das Gefäß über 70% verschlossen, hat der Patient in der Regel die typischen Herzschmerzen und sollte, weil die Gefahr eines Herzinfarktes besteht, sich einer Aufdehnung der Herzkranzgefäße oder einer Bypassoperation unterziehen. Es ist auch heute noch trotz aller medizinischen Fortschritte so, daß ein Viertel aller Patienten ihren Herzinfarkt nicht überleben. Wenn doch, dann stellt sich die Frage nach dem Wie. Oft ist das Herz nach einem überlebten Herzinfarkt stark geschädigt und die Lebensqualität extrem eingeschränkt.
Nun gibt es nicht selten Infarktpatienten, bei denen bei der Untersuchung der Herzkranzgefäße keine Verkalkung gefunden werden kann. Solche Personen hatten eine krampfartige Einengung der Herzkranzgefäße, die letztendlich auch ohne Gefäßverkalkung zum Infarkt führen kann.
Bei Einsetzen eines Infarkts wird der restlich offene Gefäßdurchmesser verschlossen. Solches kann durch ein Blutgerinnsel geschehen, wenn der Blutdurchfluß durch das Herzkranzgefäß zum Erliegen kommt. Bei Infarktpatienten ist es so, daß bei den Untersuchungen der Herzkranzgefäße nicht immer ein völliger Verschluß gefunden wird, wie man eigentlich vermuten könnte. Die Verkalkungen der Gefäße entstehen langsam über einen sehr langen Zeitraum. Der Grund, warum ein Patient zu einem bestimmten Zeitpunkt seinen Infarkt bekommt, hat für mich etwas mit zusätzlich auftretenden Koronarspasmen (Verkrampfung des Gefäßes mit Einengung von Durchmessers und Lumen) zu tun. Wird auf die bestehende Verengung der Herzkranzgefäße eine Verkrampfung aufgepfropft, kann plötzlich das Blut nicht mehr fließen, es kommt durch Schädigung der Gefäßinnenwand (Endothel) zur Thrombenbildung, die das Gefäß verschließen und der Infarkt tritt ein. Auch die dazu notwenige Endothelschädigung läßt sich mittels der SMT® erklären.

Verantwortlich für das Krankheitsgeschehen sind Herz (Th2 SMT®)-, Dünndarm (Th12 SMT®)- und der 2. Halswirbel (C2). Über den 2. Halswirbel haben auch Gallenblasen (Th4 SMT®)- und Leberwirbel (Th5 SMT®) einen gewissen Einfluß auf das Infarktgeschehen. Subluxationen des Kiefergelenks spielen hier eine große Rolle, da über das Kiefergelenk 4 Meridiane verlaufen: Gallenblase, Dreifacher Erwärmer, Dünndarm und Magen.

So ist letztendlich der Koronarspasmus die entscheidende Ursache für das Auslösen eines Infarktes. Der Koronarspasmus selbst hat ebenso wie die Endothelschädigung etwas mit der Wirbelsäule zu tun.

Es ist bekannt, daß die Herzinfarkte bevorzugt in der Nacht, in den frühen Morgenstunden, auftreten. Dieses Phänomen, das auch beim Asthma bronchiale bekannt ist, nur liegt hierbei der Zeitpunkt der Anfälle einige Stunden früher, stellt für mich den Bezug zu Wirbelsäule und Spinalnerven her. Leidet ein Koronarpatient an einer Wirbelsäulenblockierung und liegt er in der Nacht auf der Seite seiner Blockierung, so daß diese weiter durchhängt, wird der dazugehörige Spinalnerv in diesem Zeitraum zunehmend eingeengt. Diese Einengung des Spinalnervs führt am Herz zu einer Innervations- und Durchblutungsstörung. Das erste der beiden Phänomene löst den Koronarspasmus aus. Die dadurch einsetzende Durchblutungsstörung ist für die später zu findende Entstehung eines Verschlusses der Kranzgefäße verantwortlich.

Ich möchte Ihnen nur in Stichworten den Krankheitsverlauf eines Patienten schildern: Dieser etwa 40jährige Mann wurde mit Herzschmerzen in die Klinik eingeliefert, wo die Diagnose eines Infarktes gestellt wurde. Eine Herzkatheteruntersuchung mit anschließender Aufdehnung einer Verengung fand statt. Nach der Dehnung hatte der Patient die gleichen Beschwerden wie vor dem Infarkt. Nach einigen Wochen fand eine Kontrolle des Herzkatheters statt, der Bereich der Aufdehnung ist offen geblieben, zu sehen war aber ein Koronarspasmus. Es wurden keine weiteren Maßnahmen unternommen. Der Patient hatte aber nach Entlassung weiterhin die gleichen Herzbeschwerden, die zwischenzeitlich unerträglich werden konnten. Bei der dritten Herzkatheteruntersuchung fand sich kein krankhafter Befund, die Stelle der Aufdehnung war immer noch offen und es lag kein Koronarspasmus vor.

Nach der Behandlung des zweiten Brustwirbels (Th2 SMT®), des Herzwirbels, aber auch des Dünndarm (Th12 SMT®)- und des 2. Halswirbels (C2) mittels der SMT® trat eine deutliche Besserung der Beschwerdesymptomatik ein. In diesem Fall war sicher die Ursache der Herzbeschwerden in immer wieder auftretenden Koronarspasmen zu suchen, die für mich ihre Ursache in einer starken Blockierung des Herzwirbels hatten. Das Fazit ist, daß man Patienten, die nicht mehr operiert werden können, oder die auf ihre operative Behandlung der Herzkranzgefäße warten müssen, durchaus mit der manuellen Therapie des Herzwirbels helfen kann: erstens, um die Beschwerden zu erleichtern, und zweitens, um einen Koronarspasmus mit drohender Auslösung eines Herzinfarktes zwischenzeitlich zu verhindern.

Ein wichtiger Aspekt der Vorbeugung von Herz- und Kreislauferkrankungen ist die hochdosierte Einnahme von Vitaminen (besonders die Vitamine C und E). Beide haben einen endothel-protektiven Effekt und können sogar Plaques (Einlagerungen) in den Gefäßwänden rückgängig machen.

9.26 HERZRHYTHMUSSTÖRUNGEN

Viele Herzrhythmusstörungen, also Unregelmäßigkeiten der Herzschlagfolge, sind, trotz vieler richtiger Theorien, heute noch ein Buch mit sieben Siegeln. Kein Mensch kann bis heute erklären, wieso Rhythmusstörungen plötzlich wie aus heiterem Himmel einsetzen, aber genauso plötzlich wieder aufhören können, oder aber andere so lange anhalten, daß der Mensch daran sterben kann.

Es ist leicht verständlich, daß bei bestimmten Herzveränderungen Rhythmusstörungen leichter auftreten können als bei herzgesunden Personen. Aber auch bei diesen Menschen gibt es nicht wenige, die unter solchen Beschwerden leiden, auch wenn sie wissen, daß ihre Beschwerden eher harmloser Natur sind. Bei den Betroffenen ist das plötzliche Auftreten und Aufhören dieser Beschwerden nicht zu erklären.

Nun gibt es heute Medikamente der verschiedensten Art, die solche Herzunregelmäßigkeiten unterdrücken sollen. Man hat aber festgestellt, daß man sehr oft den Teufel mit dem Belzebub austreibt, weil viele der sogenannten Antiarrhythmika wieder selbst Herzrhythmusstörungen hervorrufen können.

Man ist übereingekommen, wegen der großen Risiken dieser Therapie, nur noch schwer herzkranke Patienten mit diesen Medikamenten zu behandeln. Was macht man aber mit dem viel größeren Rest der Menschen, die Rhythmusstörungen haben und nur leicht oder gar nicht herzkrank sind?

Wer noch nie solche Arrhythmien gehabt hat, kann nicht beurteilen, wie beeinträchtigend und beängstigend die an sich harmlosen Störungen für viele Menschen sein können.

Man muß versuchen, ihnen zu helfen und kann diese Beschwerden nicht nur mit der lapidaren Bemerkung abtun, daß sie ja harmlos sind und keiner Behandlung bedürften.

Das erste, was man dem Patienten anbieten kann, ist der natürlichste Kalziumantagonist, das Spurenelement Magnesium. Der Patient sollte es täglich zu sich nehmen und Kalziumpräparate und calziumhaltige Nahrungsmittel meiden. Darüber hinaus sollte man eine manuelle Therapie des zweiten Brustwirbels (Th2 SMT®), des Herzwirbels, einleiten. So kann man den geplagten Menschen meist zuverlässig helfen.

Aber es gibt auch für den Herzwirbel sogenannte Bezugswirbel, als da sind der Dünndarm- und Kreislaufwirbel (Th12 SMT®) und der Zungenwirbel (C2), sowie über den 2. Halswirbel ebenfalls der Gallenblasen (Th4 SMT®)- und der Leberwirbel (Th5 SMT®). Auch laufen verschiedene Meridiane über die Herzregion des Oberkörpers. In diesem Rahmen sind Subluxationen des Kiefergelenks von großer Bedeutung, da hier 4 Meridiane verlaufen, Gallenblase, Dreifacher Erwärmer, Dünndarm und Magen.

9.27 HOHER BLUTDRUCK (HYPERTONIE)

Der hohe Blutdruck oder die Hypertonie ist eine der größten Volkskrankheiten. Ihre medikamentöse Therapie und die Behandlung ihrer Folgeerkrankungen verschlingen jedes Jahr Milliarden, ganz abgesehen von der Einschränkung der persönlichen Lebensqualität.

Bei den meisten Patienten mit hohem Blutdruck läßt sich die Ursache schulmedizinisch nicht ermitteln, man spricht von einer essentiellen Hypertonie. In solchen Fällen nimmt man bestimmte, vererbbare Stoffwechselstörungen und Störungen des Kochsalzhaushaltes für das Auftreten dieser Erkrankung an. Das ist ja auch alles richtig und denkbar. Aber sicherlich bekommt nicht jeder Mensch mit solch einer vererbten Anlage auch einen Hochdruck. Andersherum gesehen, gibt es auch Personen, die ohne familiäre Belastung eine Hypertonie entwickeln.

Wenn man Hypertoniker manuell an der Wirbelsäule untersucht, findet man hier sehr häufig Blockierungen von Herz (Th2 SMT®)-, Dünndarm (Th12 SMT®)- und 2. Halswirbel (C2).

Nach der Akupunkturlehre hat besonders das Herz eine Beziehung zum Blutdruck, da es das Bindegewebe mit Gefäßen und Nerven beeinflußt und so für die Engstellung der Gefäße verantwortlich ist.

Aber auch Blockierungen von Gallenblasen (Th4 SMT®)- und Leberwirbel (Th5 SMT)® sowie 2. Halswirbel (C2) haben durch den gemeinsamen Körperöffnungswirbel C2 und nicht zuletzt durch ihren Bezug zu den psychischen Reaktionen von Zorn und Neid (mündet in Freudlosigkeit) einen Einfluß auf den hohen Blutdruck.

Ein weiterer Wirbelsäulenschaden ist an der Hypertonieentstehung beteiligt, nämlich Blockierungen der Nierenwirbel.

Die Gefäßwand der Arterien besteht aus Muskulatur. Wenn sich diese verspannt, muß ein höherer Blutdruck dafür sorgen, daß das Blut durch die Adern gepumpt wird. Die Muskulatur wird vom Segment Magen beeinflußt. Der Magen gehört zum Funktionskreis Magen (Th6 SMT®)/ Milz-Pankreas (Th8 SMT® u. Th 7 SMT®)/ Mund und Nase (C4). Der 4 Halswirbel ist aber gleichzeitig der Körperöffnungswirbel zum Funktionskreis Lunge (Th3 SMT®)/ Dickdarm (L1 SMT®)/ Nase und Mund (C4), wodurch diese Wirbel, Segmente und Meridiane auch einen Einfluß auf die Funktionalität der Muskulatur haben.

Die Nieren (Th10 SMT® und Th11 SMT®) gehören zum Funktionskreis Blase (L3 SMT®)/ Nieren (Th10 SMT® und Th11 SMT®) und C3. Eine Blockierung dieser Wirbel, wobei an erster Stelle die Nierenwirbel stehen, führt zu Störungen der Ausscheidung von Salzen, Elektrolyten und Stoffwechselschlacken. Diese reichern sich in Blut und Gewebe an und treiben den Blutdruck nach oben.

Natürlich haben auch der 9. Brust-, der Nebennierenwirbel und die Wirbel des Funktionskreises Herz/Gefäße (Th 2 SMT®)/ Dünndarm (Th12 SMT®)/ Zunge und Augen (C2) einen Einfluß auf den hohen Blutdruck. Über die genaueren Zusammenhänge informieren Sie sich bitte in meinem Lehrbuch über die SMT „Fast alles ist möglich".

Durch konsequente Behandlung dieser Wirbel läßt sich ein Hypertonus, wenn nicht heilen, so doch wenigstens leichter behandelbar machen, was eine Einsparung von Medikamenten bedeuten würde.

9.28 HÜFTGELENKSARTHROSE
(siehe Kapitel 4.4.3)

9.29 HÜFTGELENKSENTZÜNDUNG
(siehe Kapitel 4.4.3)

9.30 ISCHIALGIE
(siehe Kapitel 4.4.3.3)

9.31 KIEFERGELENKENTZÜNDUNG UND -KNACKEN
Eine Blockierung des vierten Halswirbels (C4) kann eine Kiefergelenksentzündung auslösen. Mit dem 4. Halswirbel sind folgende weitere Wirbel verbunden: Magen (Th6 SMT®)-, Bauchspeicheldrüsen (Th7 SMT®)-, Milz (Th8 SMT®)-, Lungen (Th3 SMT®)- und Dickdarmwirbel (L1 SMT®).
Bei Entzündungen liegt viel häufiger eine Subluxation des Kiefergelenks vor. Oft verschwinden Beschwerden im Kiefergelenk schlagartig nach der Beseitigung der Subluxation, besonders dann, wenn Hüft- und Kreuzbeinsubluxationen suffizient beseitigt wurden, welche ja, durch den Spannungsaufbau in der Wirbelsäule und der damit verbundenen Zunahme der Blockierungen und Skoliosen, für die Stärke der Beschwerden maßgeblich verantwortlich sind.

9.32 KIEFERHÖHLEN- UND STIRNHÖHLENENTZÜNDUNG, CHRONISCH
Viele Menschen leiden an einer chronischen Entzündung der Kiefer- und Stirnhöhlen mit dauerndem Sekretabgang oder einer chronisch verstopften Nase, begleitet von Schmerzen im Kopf- und Gesichtsbereich. Mit Medikamenten kann man den Patienten nur kurzzeitig Erleichterung verschaffen. Nicht selten wird mit nur mäßigem Langzeiterfolg operiert. Als Ursache werden häufig Allergien als eigentliche Ursache vermutet.
Die Allergie ist aber eigentlich Folge und nicht Auslöser dieser Erkrankung. Der wahre auslösende Umstand für solche Beschwerden sind an der Wirbelsäule zu suchen in Form von Blockierungen und Wirbelsäulenverbiegungen.
Bei der Suche nach den auslösenden Wirbeln muß man die Wirbelsäule untersuchen. Verantwortlich sind in erster Linie Lungen (Th3 SMT®)-, Dickdarm (L1 SMT®)- und vierter Halswirbel (C4), der auf die Gesichtshöhlen Einfluß nimmt. Über den 4. Halswirbel haben auch Magen (Th6 SMT®)-, Bauchspeicheldrüsen (Th7 SMT®)- und Milzwirbel (Th8 SMT®) einen Einfluß auf Kieferhöhlen und Nase.
Gerade bei diesen Erkrankungsbildern ist die Untersuchung der Meridianwirbel sehr wichtig. Auf der Stirn über den Stirnhöhlen endet der Blasenmeridian, dessen zugehöriger Wirbel der dritte Lendenwirbel ist (L3 SMT®). Es gibt noch zwei Meridia-

ne, die im Gesichtsbereich enden. Der Dickdarmmeridian zieht über den Oberkiefer, der Magenmeridian hat seinen Verlauf genau über den Kieferhöhlen. Die entsprechenden Wirbel sind der Dickdarm (L1 SMT®)- und der Magenwirbel (Th6 SMT®). Bitte vergessen Sie die gekoppelten Meridianwirbel nicht.

9.32 KLOSSGEFÜHL IM HALS

Viele Menschen leiden, besonders wenn sie unter Streß stehen, an einem Kloßgefühl im Hals. Sie haben den Eindruck, daß die Luft abgeschnürt wird oder daß sie nicht richtig schlucken können. Diese Beschwerden, die oft zu Untersuchungen durch verschiedenste Fachärzte führen, haben eine ganz einfache Ursache. Hier liegt eine Blockierung der unteren Halswirbelsäule vor, besonders des fünften Halswirbels (C5).

9.33 KNIEBESCHWERDEN

Heute bin ich meiner Erfahrung nach überzeugt, daß es sich, wie bei allen anderen Bein- und Fußbeschwerden auch, zu über 90% um Beschwerden handelt, deren Ursache durch Hüft- und Kreuzbeinsubluxationen mit einer daraus resultierenden Ischiaseinklemmung (Ischialgie) ist.

Dahingegen sind die viel beschworenen Bandscheibenvorfälle, Wirbelgleiten und Spinalkanalverengungen fast nie für diese Ischialgien verantwortlich.

Der eigentliche und sehr viel häufigere Entstehungsmechanismus ist neben Blockierungen und Skoliosen der unteren Lendenwirbelsäule eine Subluxation der Hüft- und Kreuzbeingelenke. Die Entstehung einer Ischialgie durch eine Kreuzbeinsubluxation und die damit verbundenen Beschwerden in den Beinen sind in dem Kapitel über den Ischias ausführlich besprochen worden.

Bei einer Blockierung der Lendenwirbelsäule muß man also auch auf den dritten Lenden (L3 SMT®)-, den Blasenwirbel (Blasenmeridian zieht über das Kreuzbeinbeckengelenk!) achten, der auch den Beinamen Kniewirbel hat. Dessen blockierter Spinalnerv kann ebenfalls für Kniebeschwerden, bis hin zu einer entzündlichen Wasseransammlung im Gelenk, verantwortlich sein.

Sie können den meisten Patienten viele Untersuchungen wie Kniespiegelungen u. ä. ersparen, von der Schmerzlinderung ganz abgesehen, wenn Sie den Kniewirbel behandeln. Wenn der gewünschte Therapieerfolg ausbleibt, sehen Sie bitte nach, welche Meridiane über den schmerzhaften Kniegelenksbereich ziehen und behandeln Sie die dazugehörigen Wirbel. Danach ist eine Besserung so gut wie sicher.

9.34 KOPFSCHMERZEN

Die schulmedizinische Einteilung der Kopfschmerzen ist recht kompliziert. Die häufigsten und bekanntesten Formen sind die Migräne, der Clusterkopfschmerz, der

Spannungskopfschmerz und der durch ein bestimmtes Organ ausgelöste Kopfschmerz wie z.B. der Schmerz bei einer Stirnhöhlenentzündung.
Für die SMT® ist diese Einteilung nicht sehr hilfreich. Hier ist davon auszugehen, daß bei allen nicht durch ein Kopforgan hervorgerufenen Kopfschmerzen die Wirbelsäule für diese Beschwerden verantwortlich ist.
Natürlich sind die Wirbel der Halswirbelsäule als Auslöser für Kopfschmerzen zu nennen. Wenn man einen Patienten mit einem Kopfschmerzleiden manuell an der Halswirbelsäule untersucht und behandelt, geschieht es sehr oft, daß Ihnen die Patienten beim Drücken an den Halswirbeln sagen können, von welchem Wirbel die Beschwerden ausgehen. Sie können beim Druck auf diesen Wirbel häufig den Schmerz bis zu der Stelle ihrer Kopfschmerzen verfolgen.
Aber nicht nur die Halswirbel sind für eine Migräne verantwortlich, sondern auch Blasen (L3 SMT®)- und Nierenwirbel (Th10 SMT® und Th11 SMT®), zu denen der 3. Halswirbel gehört. Der Blasenmeridian hat seinen Verlauf über die Wirbelsäule bis zum 7. Halswirbel, zieht dann mitten über den Kopf bis auf die Stirn über den Nasenwurzelbereich. Der Gallenmeridian (Th4 SMT®) läuft seitlich über den Kopf im Schläfenbereich um das Ohr herum. Migräneschmerzen in diesem Bereich können durch eine Blockierung des Gallenwirbels hervorgerufen werden. Viel häufiger als Schmerzen im seitlichen Kopfbereich sind aber Migräneschmerzen, die bis hinter und in die Augen ausstrahlen. Zum Gallenblasen- gehört der Leber (Th5 SMT®)- und der 2. Halswirbel (C2).
Der Herzmeridian (Th2 SMT®) hat einen inneren Verlauf direkt zum und in das Auge. Migräneformen mit Augenschmerzen können also auch durch Blockierungen des 2. Brustwirbels, verbunden mit Schäden am Dünndarm (Th12 SMT®)- und 2. Halswirbel (C2), hervorgerufen werden. Häufig finden sich Mischformen aus den eben aufgeführten verschiedenen Migränearten.
Der Spannungskopfschmerz hat eine ganz andere Entstehungsregion. Hier ist auch ein Halswirbel betroffen, nämlich der Siebente (C7 = auch Spinne genannt, hier treffen sich von allen Meridianpaaren ein Meridian).
Eine junge Frau mit Migräne war schon einige Male in meiner Behandlung. Sie hatte eine sehr starke Verkrümmung der Halswirbelsäule nach links, mit einer Verhärtung, daß man annehmen konnte, daß diese Veränderung schon über Jahre bestanden hat. Auf die SMT® wurden die Beschwerden deutlich besser und Behandlungen waren immer seltener notwendig.
Eines Tages kam besagte Patientin wieder mit Kopfschmerzen in die Praxis und es wurde die übliche Behandlung bei ihr durchgeführt. Dabei fiel auf, daß der Schaden an der Halswirbelsäule dieses Mal nur sehr gering ausgeprägt war. Nach einigen Tagen kam die junge Frau abermals in die Sprechstunde, weil sich die Kopfschmerzen nicht gebessert hatten. Jetzt wurde nicht nur die Halswirbelsäule behandelt, sondern auch Blockierungen des Gallenwirbels und besonders des Blasenwirbels. Nach einer Stunde waren die Kopfschmerzen so gut wie weg.
Dieses Beispiel soll Ihnen deutlich machen, daß sogenannte Teilbehandlungen keinen

Sinn machen, sondern immer der ganze Mensch von unten bis oben therapiert werden muß, um einen zuverlässigen Erfolg zu haben. Die Ursache einer Erkrankung ist nämlich nicht ausschließlich in der räumlichen Nähe zur Erkrankung zu finden. Die für eine Erkrankung verantwortlichen Schäden an der Wirbelsäule bauen sich im Normalfall immer von unten nach oben auf.

9.36 KRAMPFADERN

Das Krampfaderleiden ist sicher eine sehr häufige Erkrankung, wobei das weibliche Geschlecht deutlich bevorzugt zu sein scheint. Folgeerkrankungen sind oberflächliche und tiefe Venenthrombosen. Anschließend an die tiefe Venenthrombose entsteht das postthrombotische Syndrom. Die Hauptfolgen sind Wassereinlagerungen in den Beinen mit eventuell offenen Beinen.
Die Operation der oberflächlichen Krampfadern hat nur dann einen Sinn, wenn das tiefe Venensystem nicht mitbetroffen ist, da sonst nach der Operation die Krampfadern, ausgehend von den tiefen erweiterten Venen, gerne wiederauftreten. Folglich sollten solche Patienten nach der Operation einen Gummistrumpf tragen.
Die Entstehungsursache der Krampfadern ist sicher eine erworbene und weniger vererbte Schwäche des Bindegewebes. Die Bindegewebsschwäche tritt regelmäßig bei Frauen in der Schwangerschaft auf, da von der Frau am Ende der Austragzeit Hormone gebildet werden, die das Bindegewebe auflockern.
Diese Auflockerung des Bindegewebes ist dazu notwendig, daß die Knochen des Beckens sich gegeneinander verschieben können, da sonst der Säugling den von Natur aus sehr engen Geburtskanal nicht passieren könnte.
Hinzu kommt, daß durch das Gewicht der Gebärmutter mit dem wachsenden Embryo ein immer größerer Druck auf die untere Beckenregion ausgeübt wird. Die Gefäße, besonders die muskelschwachen Venen, die das Blut zum Herzen zurückführen, werden abgedrückt. Das hat einen verminderten venösen Rückstrom aus den Beinen zur Folge, mit Venenerweiterung und Blutstauungen.
Eine weitere Ursache für eine Krampfaderentstehung ist eine Subluxation der Hüft- und Kreuzbeingelenke. Die sich anschließende Verspannung der tiefen Gesäßmuskulatur kann bis in den Oberschenkel hineinreichen und auch die Muskeln des kleinen Beckens mitbeeinflussen. Erstens kommt es zu einer Fehlinnervierung des Beines, welche eine Venenerweiterung zur Folge haben kann.
Ein weiterer viel wesentlicherer Faktor ist die Einengung der in das Bein ziehenden Arterien und der das Bein durch den Leistenkanal (Öffnung zwischen Leistenband und M. iliopsoas, der vom Becken zum Oberschenkel zieht und auf dem die Gefäße aufliegen) verlassenden Venen.
Die bei einer Hüft- und Kreuzbeinsubluxation auftretende Verspannung im gesamten Beckenbereich ist dafür verantwortlich, daß Arterien und die wesentlich muskelschwächeren Venen hier eingegengt werden. Die Folge ist ein behinderter Bluteinund reduzierter Blutausstrom. Das Blut staut ins Bein zurück, die Venen erweitern sich und Krampfadern mit all ihren Folgen bilden sich aus.

Wenn man schon die durch Hormone bedingte Erschlaffung des Bindegewebes und die Venenkomprimierung durch den wachsenden Embryo nicht beeinflussen kann und auch nicht will, sollte man doch streng darauf achten, daß durch die zwei letztgenannten Komponenten, Hüft- und Kreuzbeinsubluxation, die Situation des venösen Rückflusses nicht noch zusätzlich verschlechtert wird.Bitte achten Sie auch hier auf die Meridianwirbel, die durch das erkrankte Gebiet ziehen.

9.37 KREISLAUFSTÖRUNGEN

Es besteht durchaus ein Unterschied zwischen Durchblutungs-, Blutdruck- und Kreislaufstörungen. Alle drei Ursachen für sogenannte Kreislaufbeschwerden können in Kombination einzelner Parameter oder aller Parameter gleichzeitig vorkommen. Aber eine Störung des Blutdrucks muß nicht zwangsläufig Kreislaufstörungen verursachen. Umgekehrt gibt es sehr oft Kreislaufstörungen, bei denen Blutdruck und Durchblutung in Ordnung sind.

Doch es klagen immer wieder Patienten über Müdigkeit, Abgeschlagenheit und das Gefühl, gleich umfallen zu müssen. Die Schulmedizin behauptet, daß diese Beschwerden häufig durch einen niedrigen Blutdruck hervorgerufen werden. Oft klagen aber auch Personen über derartige Beschwerden, die dabei einen ganz normalen Blutdruck und keine Durchblutungsstörungen haben. Bei solchen Personen muß man besonders den Kreislauf (Th12 SMT®)-, den Herz (Th2 SMT®)- und den 2. Halswirbel (C2) überprüfen.

Über den 2. Halswirbel (C2) haben auch Gallenblasen (Th4 SMT®)- und Leberwirbel (Th5 SMT®) einen gewissen Einfluß auf Kreislaufbeschwerden.

Ich hatte eine junge, ca. 30 Jahre alte Patientin, die nach einer gynäkologischen Operation sich einfach nicht erholen konnte und genau über die oben beschriebenen Beschwerden klagte. Nach Behandlung des zwölften Brustwirbels stand die junge Frau auf und sagte. „So, jetzt ist es weg." Diese Erfahrung ist kein Einzelfall, wenn auch oft der Erfolg nicht so schnell sichtbar wird, sondern die Patienten einige Stunden oder Tage brauchen, bis sie Besserung verspüren.

9.38 LÖSUNG DES MUTTERKUCHENS (PLACENTALÖSUNG)

Bei einer Lösung des Mutterkuchens von der Gebärmutterwand während der Schwangerschaft ist der Embryo vital gefährdet. Das führt dazu, daß Frauen mit einer drohenden Placentalösung oft über Tage, Wochen und manchmal Monate strenge Bettruhe einhalten müssen. Ist der Mutterkuchen schon teilweise von der Gebärmutterwand losgelöst und kommt es zu Blutungen, ist den betroffenen Frauen diese Maßnahme der absoluten Bettruhe nicht zu ersparen.

Hier kann die SMT® im Vorfeld ansetzen. Ich bin heute überzeugt, daß man durch eine Untersuchung der Wirbelsäule und eine rechtzeitig einsetzende Deblockierungsbehandlung den Frauen eine eventuelle Placentalösung ersparen kann. Wichtig für eine normal verlaufende Schwangerschaft ist eine gute Innervation der Gebärmutter. Schäden am Blasen- und Gebärmutterwirbel (L3 SMT®), aber auch an den Nieren-

wirbeln (Th10 SMT® und Th11 SMT®) sowie am 3. Halswirbel verschlechtern die Funktion der Plazenta und schädigen damit den Embryo.
Ich behandle aus den verschiedensten Gründen sehr häufig schwangere Patientinnen. Nun gilt in der klassischen Chirotherapie die Schwangerschaft als Therapiehindernis, weil es durch die Gewalteinwirkung bei der Mobilisation und Reposition zu Einrissen des Mutterkuchens mit Einblutungen und anschließendem Fruchttod kommen kann. Nicht so bei der SMT®. Die Mobilisation der Wirbelsäule geschieht durch Beinpendeln so schonend, daß sie absolut kein Risiko darstellt. Aber auch die Reposition der Wirbel durch Druckmassage kann keinen Schaden hervorrufen.
<u>Somit ist die Behandlung von Schwangeren mittels der SMT® absolut gefahrlos, ja sogar eine zwingende Notwendigkeit.</u>

9.39 MAGENBESCHWERDEN, SODBRENNEN UND MAGENGESCHWÜRE

Es ist bekannt, daß viele Magenbeschwerden etwas mit der Psyche zu tun haben. Bei Problemen und Sorgen reagieren nicht wenige Menschen mit Magen- und Darmproblemen. Man sagt auch im Volksmund. „Mir ist etwas auf den Magen geschlagen."
Die psychische Belastung ist aber nicht der einzige Faktor, der Magenbeschwerden hervorrufen kann. Die Wirbelsäule ist an der Entstehung von Magenproblemen, seien es nun Geschwüre oder nur Sodbrennen, mit beteiligt.
Der Magen ist von der Speiseröhre her und zum Zwölffingerdarm hin durch kräftige Muskeln abgedichtet. Kommt es zu einer Innervationsstörung, können diese Muskeln ihre Funktion nicht mehr richtig wahrnehmen. Die Folge ist eine Muskelerschlaffung. Dabei kann Magensaft in die Speiseröhre zurückfließen und das Sodbrennen auslösen. Aber auch Gallensaft kann durch den schwachen unteren Verschlußmuskel in den Magen zurückfließen und hier Beschwerden hervorrufen. Bei einer Fehlinnervation des Magens kann es zu einer Störung der Saftproduktion kommen, die meist zu einer vermehrten Produktion von Salzsäure führt. Dadurch wird die Schleimhaut des Magens angegriffen. Die Folge sind Entzündungen und Geschwüre.
Der Magenwirbel ist der sechste Brustwirbel (Th6 SMT®), auf den bei Magenproblemen unser Hauptaugenmerk gerichtet sein sollte. Blockierungen dieses Wirbels wirken sich direkt auf den Magen selbst aus. Durch die Verknüpfung des vom Gehirn herabziehenden Grenzstrangs mit den Spinalnerven kommt es zu einer Verflechtung seelisch ausgelöster Impulse mit den vom Rückenmark ausgehenden Impulsen. In der Verknüpfungsstelle kommt es zu einer Abschwächung oder Verstärkung von Informationen, die dann direkten Einfluß auf das entsprechende Organ haben.
Auch für die Magenerkrankungen gibt es aus der chinesischen Akupunktur abgeleitete Bezugswirbel. Es bestehen gegenseitige Beziehungen des Bauchspeicheldrüsen (Th7 SMT®)-, Milz (Th8 SMT®)- und des Mundwirbels (C4) mit dem Magenwirbel. Über den 4. Halswirbel, der nicht nur der Mund-, sondern auch der Nasenwirbel ist, gewinnen auch der Lungen (Th3 SMT®)- und der Dickdarmwirbel (L1 SMT®) eine Bedeutung für die Behandlung von Magenerkrankungen.

9.40 MS (MULTIPLE SKLEROSE)

Das ist ein Kapitel, bei dem ich sehr lange gezögert habe, ob ich es schreiben sollte. Meine Überlegungen dazu waren beim Abfassen der 1. Auflage dieses Buches sehr spekulativ. Heute, 6 Jahre danach, kann ich mit Überzeugung meine Thesen vertreten, denn in der Praxis wurden sie bestätigt.

Die MS ist sicher kein einheitliches Krankheitsbild, sondern die Folge von Ursachen. Es wird in der letzten Zeit viel geforscht und veröffentlicht. Unter anderem wurde das Masernvirus verantwortlich gemacht und vieles Andere mehr. Viren sind sicherlich eine Entstehungsursache, aber eine weitere Möglichkeit sind Autoimmunprozesse. Das Rückenmark hat, wie alle anderen inneren Organe, nur begrenzte Möglichkeiten, auf eine Entzündung zu reagieren, und die Folgen sind auch hier Narben. Diese Entzündungen und Narben kann man mittels Kernspinuntersuchungen nachweisen. Wenn Laborwerte verändert sind, wird die Diagnose erhärtet.

Ich glaube, daß es für diese Erkrankung nicht nur eine einzige Ursache gibt, sondern daß verschiedenste Viren, Bakterien und Entzündungen (event. Autoimmunprozesse) das Krankheitsbild hervorrufen. Dadurch können sich Krankheitserreger festsetzen oder Autoimmunprozesse in Gang kommen.

Wieso ein Patient jetzt an einer MS erkrankt, ist für mich wiederum in der Wirbelsäule und ihren Schäden begründet. Der Hauptfaktor für das Auftreten einer MS sind auch hier Hüft- und Kreuzbeinsubluxationen. Sie stellen die Basis dar, auf der das weitere Geschehen abläuft. Durch diese Schäden nimmt die Spannung in der Wirbelsäule zu und Schäden an der Wirbelsäule in Form von Blockierungen und Skoliosen werden schlimmer.

Sind nun bestimmte Wirbel betroffen, kommt es zu einer Störung des vegetativen (willentlich nicht steuerbar) Informationsflusses aus der Peripherie zum Gehirn und das Unheil nimmt seinen Lauf. Die Wirbel und deren Rückenmarksegmente, welche für die vegetative Versorgung des Gehirns Bedeutung haben, sind der Herz (Th2 SMT®)-, Dünndarm (Th12 SMT®)- und der 2. Hals-, der Zungen- und Augenwirbel (C2). Aber auch Blockierungen des Gallenblasen (Th4 SMT®)- und vor allem des Leberwirbels (Th5 SMT®) haben über den 2. Halswirbel (C2) einen großen Einfluß auf die MS.

Bei der Behandlung der MS ist ein großes Problem, daß zugrundegegangene Hirn- oder Rückenmarksanteile nicht mehr zu ersetzen sind. D. h. die Schäden, die durch den Untergang von Zellen entstanden sind, sind nicht mehr reparierbar. Die Schlußfolgerung ist die, daß die manuelle Behandlung frühstmöglich einsetzen sollte, während gleichzeitig die schulmedizinische Behandlung läuft. Nur, mit der SMT® hat man die Chance, Medikamente einzusparen und den Prozeß zur Abheilung zu bringen.

Ich selbst habe bisher Patienten mit MS in den drei klassischen Stadien behandelt, Patienten, die im Rollstuhl saßen und schon Sprachstörungen hatten, Patienten, die noch mobil waren, aber schon Gangunsicherheiten hatten, und Patienten ganz im Anfangsstadium ihrer Erkrankung.

Es ist nicht so, daß alle Beschwerden eines MS-Patienten auch von seiner Erkrankung kommen müssen. So war es auch im Falle des Patienten im schon sehr fortgeschrittenen Stadium, dessen größtes Problem Schwierigkeiten mit der Urinausscheidung und dem Stuhlabgang waren. Bei diesen Problemen konnte ich ihm mit der manuellen Therapie der unteren Wirbelsäule mit einigen Behandlungen helfen. Sprachstörungen und Gehunfähigkeit waren natürlich nicht zu beeinflussen. Der Patient machte gleichzeitig eine nicht schulmedizinisch anerkannte MS-Therapie durch und kam deshalb nicht mehr in meine Behandlung. Gerne hätte ich erfahren, ob man seine Erkrankung mit der manuellen Therapie zum Stehen bringen könnte.
So ist es auch bei der Patientin im mittleren Stadium, die hauptsächlich über Beschwerden in der Wirbelsäule und den Beinen klagte. Auch diese Beschwerden waren nach jeder Behandlung besser. Leider war es auch hier der Fall, daß die Patientin die Behandlung abbrach, nicht zuletzt deshalb, weil viele Personen aus der Selbsthilfegruppe, auch Ärzte, ihr abgeraten haben, sich manuell therapieren zu lassen, ohne überhaupt zu wissen, was dabei geschieht.
Das ist übrigens ein sehr häufiges Problem, mit dem man bei der sanften manuellen Therapie nach Dorn zu kämpfen hat. Dadurch, daß der Volksmund auch hier vom „Einrenken" spricht, raten viele Mediziner und Nichtmediziner den Patienten, in Unkenntnis der Tatsachen, von der Behandlung ab. Die Menschen sind dann oft so verunsichert, daß sie die Behandlung abbrechen.
Die dritte Patientin im Anfangsstadium der MS hatte hauptsächlich Sehstörungen. Nach Stellung der Diagnose, wie auch bei den anderen MS-Patienten durch schulmedizinische Methoden gesichert, wurde eine Kortisontherapie eingeleitet. Nach wenigen Tagen kam sie in meine Behandlung. Ich habe die ganze Wirbelsäule untersucht und behandelt. Vor allem fand sich bei dieser Patientin eine starke Blockierung des ersten und zweiten Halswirbels links. Nach der Behandlung waren die Sehstörungen innerhalb weniger Stunden verschwunden. Die Patientin hat die Medikamente eigenmächtig sofort abgesetzt. Seither war sie noch zwei- oder dreimal in meiner Behandlung. Die Abstände der Behandlung werden immer größer.
Es handelt sich hier um nur drei Fälle, sie geben mir aber doch zu denken. Erstens, nicht alle von den Patienten beklagten Beschwerden kommen auch ausschließlich von der Grunderkrankung, sondern haben sehr häufig ihre Ursache in Wirbelblockierungen. Zweitens, frühzeitig und konsequent behandelt, kann man die Erkrankung möglicherweise zur Ausheilung bringen. Man sollte diese noch spekulativen Überlegungen nicht einfach abtun, sondern in dieser Richtung forschen, denn die Behandlungserfolge bei der MS in der Schulmedizin sind trotz aller Anstrengungen mehr als bescheiden.
Ausführlich habe ich mich in meinem zweiten Buch „Fast alles ist möglich" mit dieser Krankheit auseinandergesetzt. Zwischenzeitlich habe ich auch eine wesentlich größere Zahl von Patienten erfolgreich behandelt, auch wenn keine mehr dabei waren, die schon im Rollstuhl saßen und nicht mehr stehen konnten.

9.41 NASENBLUTEN, AKUT UND CHRONISCH

Nasenbluten, welches keine organischen Ursachen wie Gerinnungsstörungen oder Verletzungen hat und bei bestimmten Personen zeitweilig gehäuft auftritt, hat seine Ursache in einer Blockierung des vierten Halswirbels (C4). Mit dem 4.Halswirbel stehen Lungen (Th3 SMT®)-, Dickdarm (L1 SMT®)- Magen (Th6 SMT®)-, Bauchspeicheldrüsen (Th7 SMT®)- und Milzwirbel (Th8 SMT®) in Verbindung.

Auch eine chronisch verstopfte Nase geht nach einer Behandlung der gesamten Wirbelsäule, insbesondere natürlich der genannten Wirbel, schlagartig auf. Wenn sich die Wirbelsäule mittels der SMT® stabilisiert. bleibt eine chronisch verstopfte Nase dann auch auf.

9.432 NERVENSCHMERZEN

Nervenschmerzen findet man an allen Körperregionen. Am Kopf und besonders an den Extremitäten sind sie relativ leicht zu erkennen. Schwieriger wird es mit dem Erkennen von Nervenschmerzen an Brust und Bauch.

Viele Nervenschmerzen im Kopfbereich haben ihre Ursache in Blockierungen der gesamten Wirbelsäule. Aber gerade bei dem Schmerzgeschehen am Kopf muß man in erster Linie Hüft- und Kreuzbeingelenk, natürlich auch die Brust- und Lendenwirbelsäule untersuchen und behandeln. Ausführlich habe ich mich mit der Schmerzkrankheit, auch mit der Trigeminusneuralgie, in meinen zwei weiteren Büchern über die SMT® „Fast alles ist möglich" und „Die Farbe des Schmerzes ist rot" beschäftigt. An dieser Stelle möchte ich nur ganz kurz auf die Problematik des Meridianschmerzes eingehen, wohlwissend, daß die Zusammenhänge viel komplexer sind als hier dargestellt.

Über den Augen endet der Verlauf des Blasenmeridians. Schmerzen, die über den Kopf bis in die Augen ziehen, hängen oft mit Blockierungen des Blasenwirbels (L3 SMT®) zusammen.

Nervenschmerzen, die seitlich am Schädel lokalisiert sind, haben einen Zusammenhang mit dem Gallenwirbel (Th4 SMT®). Der Gallenmeridian hat seinen Verlauf seitlich am Kopf. Schmerzen, die im Gesicht auftreten, sind sehr häufig mit zwei anderen Verdauungswirbeln verknüpft, die ihren Verlauf und ihr Ende im Gesicht haben. Gemeint sind der Magen (Th6 SMT®)- und der Dickdarmwirbel (L1 SMT®). Besonders der Magenmeridian, sprich der Magenwirbel, kann für Schmerzen im Kiefer- und Kiefergelenksbereich und im vorderen Schläfenabschnitt verantwortlich sein.

Bei Schmerzzuständen an Armen und Beinen ist eine Untersuchung der Wirbel nötig, aus denen die Spinalnerven für Arme und Beine entspringen, sowie die Wirbel, deren Meridiane über Arme und Beine ziehen.

Die wichtigsten den Arm versorgenden Spinalnerven sind die von C6 für Schulter und Oberarm, C7 für Ellenbogen und Unterarm und Th1 SMT® für die Hand.Als Meridianwirbel für die Arme sind zu nennen Herz und Kreislauf-Sexus (Th2 SMT®)-, Dünndarm und Dreifacher Erwärmer (Th12 SMT®)-, Lungen (Th3 SMT®)- und Dickdarmwirbel (L1 SMT®). Für Nervenschmerzen in den Beinen sind die drei unteren

Lendenwirbel (L 3 SMT® bis L5 SMT®) und die Spinalnerven des Kreuzbeins verantwortlich. Die verschiedenen Meridianwirbel zu den Gefäßnervensträngen an den Beinen sind Gallenblasen (Th4 SMT®)-, Leber (Th5 SMT)®-, Magen (Th6 SMT®)-, Milz-Pankreas (Th7 SMT® und Th8 SMT®)-, Blasen (L3 SMT®)- und Nierenwirbel (Th10 SMT® und Th11 SMT®).

Bei Beschwerden im Brust- und Bauchbereich ist es auch für den Fachmann oft sehr schwer, die durch die Wirbelsäule bedingten meridianen Nervenschmerzen von organbezogenen Schmerzen zu unterscheiden. Ergeben alle schulmedizinischen Untersuchungen keinen krankhaften Befund, sollte man unbedingt die Wirbelsäule untersuchen und behandeln. Hier sind zusätzlich die Wirbel abzutasten, deren Spinalnerv das Erkrankungsgebiet inneviert. Natürlich können auch die Meridianwirbel mitverantwortlich sein. Da aber am Rumpf des Menschen fast alle Meridiane einen Verlaufsabschnitt haben, ist es sinnvoll, gleich die ganze Wirbelsäule zu untersuchen und zu behandeln.Die Nervenschmerzen im Bein wurden in dem Kapitel Ischialgien ausführlich besprochen.

9.43 PERIODENSCHMERZEN UND PERIODENSTÖRUNGEN

Periodenschmerzen und Periodenstörungen haben oft ihre letztendliche Entstehungsursache in einer Blockierung des dritten Lendenwirbels (L3 SMT®), der auch Blasen- und Gebärmutterwirbel heißt. Bitte beachten Sie auch hier die organbezogenen Meridianwirbel, wie Nierenwirbel (Th10 SMT® und Th11 SMT®), Ohren- und Gleichgewichtswirbel (C3).

9.44 OFFENE BEINE (ULCUS CRURIS)

Die offenen Beine sind ein häufiges und meist sehr langwieriges Problem vieler Menschen. Dafür verantwortlich gemacht werden verschiedene Grunderkrankungen, wie z. B. die Zuckerkrankheit, die Durchblutungsstörung und das fortgeschrittene Venenleiden. Diese Feststellungen haben auch sicher ihre Richtigkeit, trotzdem haben die offenen Beine, ungeachtet der Grunderkrankung, viel mit der Wirbelsäule zu tun. Kommt es nämlich zu einer Einklemmung des Ischiasnervs im Gesäß oder an der Wirbelsäule, so kommt es am Bein zu einer Innervationsstörung mit einem Einfluß auf die örtliche Durchblutung. Da die Ursache für die Ischiaseinklemmung nicht an der Wirbelsäule, sondern im Gesäß zu suchen ist (bedingt durch eine Kreuzbeinsubluxation mit dem Spannungsaufbau in der Beckenmuskulatur), kommt noch ein generell verminderter Bluteinstrom in das Bein und ein gleichzeitig verminderter Blutabfluß aus dem Bein hinzu. Die Durchblutungsstörung wird dadurch wesentlich verschlimmert. Durch Behandlung der Wirbelsäule und durch Korrektur der Kreuzbeinsubluxation und seiner Folgezustände lassen sich offene Beine oft sehr gut zur Abheilung bringen.

Als zweites sind gerade bei den offenen Beinen und deren manueller Behandlung die durch das erkrankte Gebiet ziehenden Meridiane von großer Wichtigkeit. Beginnen wir mit den Ulcera an und hinter den Außenknöcheln der Sprunggelenke. Diese Region wird vom Blasenmeridian durchzogen, folglich muß man bei der Behandlung dort gelegener Geschwüre den Blasenwirbel (L3 SMT®), so er denn blockiert ist, mitbehandeln. Bei Ulcera auf dem Innenknöchel des Sprunggelenks ist der Nierenwirbel (Th11 SMT® und Th10 SMT®) mitzubehandeln, da der Nierenmeridian über den Innenknöchel des Sprunggelenks zieht.

9.45 OHRGERÄUSCHE (TINNITUS)

Die Ohrgeräusche, die man auch Tinnitus nennt, sind eine weitverbreitete und von der Schulmedizin kaum zu beeinflussende Erkrankung. Jeder 10. Deutsche soll an solchen Ohrgeräuschen leiden, die in den verschiedensten Tonlagen, vom Pfeifen bis zum Brummen und Knacken, auftreten können. Bei dem Einzelnen können auch mehrere Geräusche kombiniert sein. Diese Beschwerden sind in ihrer Intensität und Auswirkung auf die Psyche der Betroffenen einem starken Schmerzleiden gleichzusetzen. Sie können den Patienten so sehr belasten, daß er des Lebens überdrüssig wird und den Freitod wählt. Die Schulmedizin, bis auf wenige Ausnahmen, ist nicht in der Lage, solchen Menschen zu helfen.

Die Behandlung der Ohrgeräusche ist ein sehr komplexes Geschehen. Bei Einsetzen der Geräusche muß möglichst innerhalb weniger Stunden eine Infusionstherapie mit die Durchblutung verbessernden Medikamenten durchgeführt werden. Je eher man mit den Infusionen beginnt, um so besser kann man anfangs das Geräusch beeinflussen. Begleitend muß natürlich zur Infusionstherapie die manuelle Behandlung mittels der SMT® einsetzen. Wenn die Blockierung ganz frisch ist und der Patient Glück hat, verschwinden die Geräusche bald wieder. Anders ist es, wenn der Patient den Arzt zu spät, nach Tagen oder gar erst nach Wochen und Monaten aufsucht, oder wenn die Beschwerden schon seit Jahren, ja sogar Jahrzehnten bestehen und immer schlimmer werden. Hier ist eine Infusionstherapie in der Regel erfolglos. Allerlei Therapieversuche mit Lidocain und anderen Medikamenten sind ebenfalls meist umsonst.

Glauben Sie mir, wenn ich sage, und ich spreche aus eigener Erfahrung, daß dann die einzige Behandlungsmöglichkeit die SMT® darstellt. Die Behandlung dauert um so länger, je länger der Patient seine Ohrgeräusche schon hat und je älter der Betreffende ist. Der zu den Ohrgeräuschen führende Schaden ist nicht immer die Folge einer akuten Blockierung. Meist ist es so, daß der zum Ohrgeräusch führende Schaden schon lange Monate und Jahre vor dem Auftreten von Beschwerden vorhanden ist. Der Patient bekommt erst dann Beschwerden, wenn der Schaden ein bestimmtes Maß überschritten hat. Dann werden die Nerven so stark eingeklemmt und gereizt, daß z. B. Ohrgeräusche entstehen. Diese Tatsache muß man auch bei der Therapie berücksichtigen und den Patienten auf eine eventuell lange Therapiedauer vorbereiten, wobei der Betroffene den größten Teil der Behandlung selbst übernehmen muß.

Die Wirbel, welche den größten Einfluß auf das Ohr haben, sind der Blasen (L3 SMT®)-, die Nieren (Th10 SMT® und Th11 SMT®)- und der dritte Halswirbel (C3). Nach der chinesischen Akupunkturlehre und der Beziehungslehre der Meridiane hat sowohl der Blasenmeridian als auch der Nierenmeridian einen Einfluß auf die Ohren. Weiterhin ist zu bedenken, daß der Gallenblasenmeridian (Th4 SMT®) über den Kopf läuft, wobei er einen Verlauf um die Ohren herum nimmt. Folglich muß bei Ohrgeräuschen immer auch der Gallenblasen- mit dem gekoppelten Leberwirbel (Th5 SMT®)- und der 2. Halswirbel (C2) mit untersucht und behandelt werden. Natürlich kommen über den 2. Halswirbel auch Herz (Th2 SMT®)- und Dünndarmwirbel (Th12 SMT®) mit ins Spiel. In den Jahren habe ich den Eindruck gewonnen, daß Blasen-, Nieren- und Ohrenwirbel für hohe und Gallenblasen-, Leber- und Augenwirbel für tiefere Geräusche verantwortlich sind.

9.46 REIZBLASE

Die Unfähigkeit, den Urin lange genug in der Blase zurückzuhalten, bis man Zeit oder Gelegenheit hat, auf die Toilette zu gehen, nennt man Reizblase. Frauen scheinen öfters betroffen zu sein als Männer. Die Ursache, neben organischen Erkrankungen wie z. B. Blasenentzündungen, liegt sehr häufig an einer Blockierung des dritten Lendenwirbels (L3 SMT®), des Blasenwirbels. Ein Behandlungsversuch ist oft sehr lohnend. Aber auch die Nieren (Th10 SMT® und Th11 SMT®)- sowie der 3. Halswirbel spielen hier eine gewisse Rolle.

9.47 SCHMERZEN IN DEN BEINEN

Unklare Schmerzen in den Beinen, brennend, stechend und ziehend, oft ganz begrenzt an den verschiedensten Stellen, machen häufig große diagnostische Probleme, weil sich hinter diesen Beschwerden als eigentliche Ursache ein Wadenkrampfleiden, Durchblutungsstörungen oder andere Erkrankungen verstecken können. Solche Schmerzzustände können von Schwellung und Rötung, als Zeichen einer Entzündung, begleitet sein.
Hier liegen Sonderformen einer Ischialgie vor, ausgelöst durch Blockierungen im Lendenwirbelbereich und einer Subluxation des Kreuzbeins, mit all ihren bekannten Folgen. Wenn eine manuelle Therapie dieser zwei möglichen Ursachen keinen Erfolg bringt, oder wenn Kreuzbein und untere Lendenwirbelsäule in Ordnung sind, dann schauen Sie, welcher Akupunkturmeridian durch das erkrankte Gebiet zieht, und therapieren den entsprechenden Meridianwirbel.

9.48 SCHLEIMBEUTELENTZÜNDUNG, CHRONISCH

Schleimbeutel sind kleine, unter der Haut gelegene Hohlräume, die mit einer ganz geringen Menge Flüssigkeit gefüllt sind. Sie liegen über Gelenken und Sehnenansätzen und dienen als Polster.
Es kommt häufig vor, daß sich diese Schleimbeutel bei bestimmten Tätigkeiten entzünden, röten und anschwellen können. Es gibt Patienten, welche durch immer wieder auftretende Entzündungen der Schleimbeutel sehr gepeinigt sind. Manchmal werden diese Zustände chronisch. Das heißt, die akute Entzündung steht jetzt nicht mehr

im Vordergrund, sondern das Entzündungswasser im Schleimbeutel wird nicht mehr abgebaut, es versulzt. Die Folge ist ein mehr oder weniger elastischer Knoten über dem Gelenk.
Eine akute Schleimbeutelentzündung, wenn sie durch Reizung, Prellung oder Überanstrengung entstanden ist, muß mit einer entzündungshemmenden Therapie, mit kalten Umschlägen und Salbenverbänden in wenigen Tagen abheilen.
Ist das nicht der Fall, droht die Schleimbeutelentzündung sogar chronisch zu werden, ist immer eine Blockierung des Kreuzbeins sowie der Brust- und Lendenwirbelsäule für Arm- und Beinbereich verantwortlich. Eine zusätzliche Ursache kann die Blockierung des über den erkrankten Schleimbeutel laufenden Meridians und dessen gleichnamigen Wirbels sein.

9.49 SCHLUCKSTÖRUNGEN UND VERSCHLUCKEN

Schluckstörungen und das leidliche Verschlucken beim Essen können, wenn keine gravierenden schulmedizinischen Befunde bei den Untersuchungen zu finden sind, an der Halswirbelsäule liegen. Durch eine Einklemmung der Spinalnerven des fünften und sechsten Halswirbels (C4 und C 5) werden diese Störungen ausgelöst. Die Fehlinnervation läßt den Schluckvorgang nicht mehr koordiniert genug geschehen. Bitte beachten Sie auch die zu C4 gekoppelten Wirbel.

9.50 SCHNARCHEN

Ein großes Problem ist das Schnarchen, denn es stört den Schlaf des Partners und kann diesen an den Rand des Nervenzusammenbruchs treiben. Aber nicht nur für den Partner kann das Schnarchen ein krankmachender Faktor sein, sondern auch für den Schnarcher selbst. Studien haben gezeigt, daß Schnarcher häufiger von Herz- und Kreislauferkrankungen betroffen sind als Nichtschnarcher. Weiterhin ist die Schlafapnoe, das Aufhören der Atmung im Schlaf für einige Sekunden, ein großes Gesundheitsrisiko für den Betreffenden.
Viele Theorien gibt es für die Entstehung des Schnarchens. Die allgemein häufigste Erklärungsursache ist die Erschlaffung des Gaumensegels. Es werden sogar Operationen durchgeführt, bei denen die Gaumenschleimhaut gerafft und nicht selten das im Rachen gelegene Zäpfchen abgeschnitten wird. Aber auch diese verstümmelnde Operation ist nur teilweise von Erfolg begleitet.
Die Erschlaffung des Gaumensegels ist wahrscheinlich schon die richtige Entstehungsursache. Wodurch es aber zu einer Erschlaffung eben dieses Gaumensegels kommt, dafür gibt es keine Erklärung.
Ich behaupte nun, daß die Ursache eine Blockierung an der Halswirbelsäule ist. Die verantwortlichen Wirbel sind der vierte Halswirbel (H 4) und die mit ihm verbundenen Wirbel der Brust- und Lendenwirbelsäule. Das sind Lungen (Th3 SMT®)-, Dickdarm (L1 SMT®)-, Magen (Th6 SMT®)-, Bauchspeicheldrüsen (Th7 SMT®)- und Milzwirbel (Th8 SMT®).
Durch die Spinalnerveneinklemmung bei einer Blockierung kommt es im betroffenen

Gebiet zu einer Innervationsstörung. Das Gaumensegel verliert seine natürliche Spannung und ein Schnarcher ist geboren.

9.51 SCHULTER-ARM-SYNDROM

Beim Schulterarmsyndrom kommt es zu Entzündungen des Schultergelenks mit Schmerzen, die häufig auch in den Oberarm ausstrahlen. Das Problem wird meist in der Schulter selbst gesucht. Verkalkungen, die sich nicht selten auf den Röntgenbildern darstellen, werden als Erklärungsursache herangezogen. Oft folgen Operationen, mit mäßigen Langzeitergebnissen.

An eine Ursache an der Wirbelsäule wird meist nicht gedacht. Dabei gibt es drei Wirbel, die hier als Schmerz- und Entzündungsauslöser verantwortlich sind. Der blockierte sechste Halswirbel (C6) macht Beschwerden im Schulterbereich zwischen Halsbeuge und Schlüsselbein-Schulterblattgelenk. Der blockierte siebente Halswirbel löst Entzündungen und Schmerzen im Schultergelenk selbst aus, die in den Oberarm ausstrahlen können. Blockierungen des ersten Brustwirbels können für Beschwerden bis in die Hand verantwortlich sein.

Wichtig für die Therapie sind hier ebenfalls die das erkrankte Gebiet durchziehenden Meridianwirbel.

9.52 SCHWANGERSCHAFTSERBRECHEN

Das Schwangerschaftserbrechen ist eine Störung, welche die Lebensqualität von schwangeren Frauen sehr stark einschränken kann. Manchmal sind stationäre Behandlungen im Krankenhaus nötig. Das Schwangerschaftserbrechen ist meist ein Problem der ersten Schwangerschaftsmonate. Hier ist die Möglichkeit der Therapie deutlich eingeschränkt, weil beim Embryo gerade in den ersten Monaten die verschiedenen Organe angelegt werden und Medikamente in dieser Phase möglicherweise erhebliche Organmißbildungen hervorrufen können.

Wenn man Patientinnen mit Schwangerschaftserbrechen an der Wirbelsäule untersucht, fallen in der Regel, Blockierungen des Magen (Th6 SMT®)-, eventuell des Bauchspeicheldrüsen (Th7 SMT®)- und Milzwirbels (Th8 SMT®) auf.

Der Magen steht in enger Beziehung zur Muskulatur. Die Gebärmutter besteht aus Muskulatur. Wenn nun Schäden an den Segmenten, Wirbeln und Meridianen von Magen, aber auch Blase (L3 SMT®) - das Blasen-Segment ist auch das Gebärmutter-Segment - vorhanden sind oder auftreten, kann der Dehnungsreiz der Gebärmutter zu Anfang der Schwangerschaft Übelkeit und Erbrechen auslösen.

9.53 SCHWINDEL

Der Schwindel ist eine der großen Volkskrankheiten. Man sollte nicht denken, daß nur ältere Menschen von Schwindelerscheinungen geplagt werden. Die schulmedizinischen Gründe für eine Schwindelentstehung können sehr vielseitig sein. Herzprobleme, Gefäß-, Kreislauf-, Blutdruck- und Durchblutungsprobleme, Veränderungen des Gehirns und nicht zuletzt Veränderungen an der Wirbelsäule können Schwindel her-

vorrufen. Natürlich gehören all diese möglichen Erkrankungen vor oder während einer manuellen Therapie abgeklärt.
Findet sich keine schulmedizinisch befriedigende Erklärung für den Schwindel, sollte man eine manuelle Untersuchung und Therapie der Wirbelsäule einleiten. Dabei ist nicht nur auf Blockierungen des 2. Halswirbels (C2) zu achten, sondern auch Blockierungen an der Brust- und Lendenwirbelsäule spielen eine bedeutende, ja sogar meist wichtigere Rolle.
Zwei Wirbel sind hier von besonderer Bedeutung, nämlich der zweite Brustwirbel oder Herzwirbel (Th2 SMT®) und der zwölfte Brustwirbel, der Dünndarm- und Kreislaufwirbel (Th12 SMT®). Aber auch Gallenblasen (Th4 SMT®)- und Leberwirbel (Th5 SMT®) haben über den 2. Halswirbel Einfluß auf eine Schwindelerkrankung. Ich bin heute überzeugt, daß schwere Blockierungen, verbunden mit Hüft- und Kreuzbeinschäden, zum Schlaganfall führen können.
Nach einem stattgefundenen Schlaganfall ist eine manuelle Untersuchung und Behandlung der Wirbelsäule, unter besonderer Berücksichtigung der Kreuzbeinbeckengelenke als Nachbehandlung unbedingt notwendig, da es immer wieder Patienten gibt, die mehrere Schlaganfälle hintereinander erleiden.

9.54 SEHNENSCHEIDENENTZÜNDUNG

Das Auftreten von Sehnenscheidenentzündungen im Hand- und Unterarmbereich, aber auch an den Beinen wird meist auf eine Überanstrengung zurückgeführt.
Das ist so nicht richtig. Es ist vielmehr so, daß eine Sehnenscheidenentzündung zwar die Folge einer belastenden Tätigkeit ist, die eigentliche Ursache aber in der oberen Brustwirbelsäule sowie im unteren Brust- und Lendenwirbelsäulenbereich zu suchen ist.
Durch einseitige Tätigkeiten entstehen Skoliosen oder Blockierungen, oder es werden schon bestehende verschlimmert, so daß es zu einer Einklemmung des Spinalnervs kommt, welche die Entzündung an den Extremitäten hervorruft.
Neben einer lokalen Therapie ist unbedingt eine manuelle Deblockierungsbehandlung notwendig, sonst können die Beschwerden nicht zuverlässig und dauerhaft abheilen. Bei Sehnenscheidenentzündungen der Arme und Hände muß man die obere Brustwirbelsäule behandeln. Bei Sehnenscheidenentzündungen wie die der Achillessehne muß das Kreuzbein und die untere Lendenwirbelsäule behandelt werden.
Sollte mit der Behandlung der entsprechenden Brust- oder Lendenwirbelkörper kein Erfolg zu erzielen sein, schaue man nach dem durch dieses Gebiet laufenden Meridian und therapiere den entsprechenden Meridianwirbel. Oft ist dann doch noch der Therapieerfolg möglich.

9.55 SEHSTÖRUNGEN

Sehstörungen können verschiedene Ursachen haben. Die natürliche altersbedingte Seheinschränkung mit einer Zunahme der Kurz- und Weitsichtigkeit, die etwa um das vierte Lebensjahrzehnt beginnt und langsam fortschreitet, ist ein natürlicher Vorgang, weil sich in zunehmendem Alter die Augenform zu verändern beginnt.

Häufig klagen aber schon junge Leute über verschwommenes und unscharfes Sehen (das durchaus nicht jeden Tag gleich schlecht sein muß) oder über einen rasend fortschreitenden Sehschärfenverlust. Bei solchen Patienten findet sich sehr häufig eine Blockierung des Augenwirbels (C2, Augapfel) und auch des ersten Halswirbels, des Atlas` (C1, das zentrale Sehen mit Sehnerv und Sehzentrum). Aber gerade auch Blockierungen der Bezugswirbel Gallenblase (Th4 SMT®) und Leber (Th5 SMT®) können bei einer Sehstörung betroffen sein. Über den 2. Halswirbel haben auch Herz (Th2 SMT®)- und Dünndarmwirbel (Th12 SMT®) einen großen Einfluß auf das Sehvermögen.

Gerade bei den Sehstörungen ist die Trinkmenge von sehr großer Bedeutung. Wenn der Betreffende zu wenig getrunken hat, wird sein Blut zu dick. Damit sinkt die Sauerstoffversorgung des Gewebes ab.

Ein Beispiel für eine durch die Wirbelsäule bedingte Sehstörung ist mein eigener Sohn, der mit etwa sechzehn Jahren zu mir kam und klagte, daß er das Geschriebene an der Schultafel nicht mehr richtig lesen könne. Ein Besuch beim Augenarzt führte zur Verschreibung einer Brille. Nach einiger Zeit behandelte ich meinen Sohn wegen Kopfschmerzen an der Halswirbelsäule und fand unter anderem eine sehr starke Blockierung des zweiten Halswirbels links, die beseitigt wurde. Seit diesem Tag braucht der Junge keine Brille mehr.

9.56 TENNISELLENBOGEN

Der Tennisellenbogen, oder genauer gesagt, die Epicondylitis des Ellenbogens (denn nicht immer kommen diese Beschwerden durch das Tennisspielen) ist eine Reaktion der Sehnenansatzpunkte am Ellenbogen auf eine Überbelastung. Allgemein wird gesagt, diese Erkrankung, die sehr schmerzhaft sein kann, sei eine Überanstrengungsreaktion durch Arbeit oder sportliche Tätigkeiten.

Die Tatsache, daß die Epicondylitis etwas mit einer beruflichen oder sportlichen Belastung zu tun hat, ist richtig. Es ist bekannt, daß die Epicondylitis als Manifestationspunkt seiner Entzündung zwar das Ellenbogengelenk hat, daß der eigentliche Entstehungspunkt dieses Leidens aber nicht das Gelenk selbst ist.

Die Entzündung entsteht viel weiter entfernt, nämlich in der oberen Brustwirbelsäule und deren Blockierungen. Eine Epicondylitis kann nur dann schnell und zuverlässig abheilen, wenn diese Blockierungen der Brustwirbelsäule beseitigt werden.

Der lokale Schmerz und die Entzündung des Ellenbogens selbst verlangen natürlich nach einer örtlichen entzündungshemmenden Behandlung. Aber auch hier sollten die das erkrankte Gebiet durchziehenden Meridianwirbel untersucht und mitbehandelt werden.

9.57 TUMORENTSTEHUNG UND TUMORNACHSORGE

(siehe Kapitel 7.0 Wirbelsäule und Krebsgeschehen).

9.58 UNKONTROLLIERTER URINABGANG (HARNINKONTINENZ)

Der unkontrollierte Urinabgang ist hauptsächlich ein Problem der nicht mehr ganz so jungen Frauen. Es gibt für diese Beschwerden viele Erklärungsursachen. Die bekannteste ist die Beckenbodensenkung, wobei der Muskel des Blasenausgangs verzogen wird und seine schließende Funktion nicht mehr richtig ausführen kann.
Es kommt dann bei Situationen, bei denen der Druck im Bauch erhöht wird, wie z. B. beim Husten, Niesen und bei Erschütterungen des Bauches zu unwillkürlichem Urinabgang. Manche Personen können den Urin nicht lange genug halten, oft erreichen sie bei spontanem Urindrang noch nicht einmal die Toilette. Sicherlich sind anatomische Veränderungen, z. B. eine Beckenbodensenkung ein Teil der Ursachen für die geschilderten Beschwerden. Aber nicht selten höre ich von Frauen mit derartigen Beschwerden, die eigentlich wegen anderer Leiden in Behandlung kamen, daß nach der Therapie der Wirbelsäule auch ihre Inkontinenz besser wurde.
Verantwortlich für eine Fehlinnervation der Blase und des Beckenbodens sind vor allem Blockierungen des Blasen- und Gebärmutterwirbels (L3 SMT®) sowie, und dieser Faktor erscheint mir heute am wichtigsten, einer Subluxation des Kreuzbeins, durch welche der entsprechende Nerv (N. pudendus) gestört wird. Der N. pudendus innerviert den Blasenverschlußmuskel.

9.59 VERDAUUNGSPROBLEME

Verdauungsbeschwerden können ihre Ursache im Magen, in der Galle, in der Bauchspeicheldrüse, im Dünndarm und nicht zuletzt im Dickdarm haben. Es ist auch für den Fachmann schwer, den genauen Zusammenhang von Verdauungsbeschwerden bei den einzelnen Patienten herauszufinden. Wenn alle schulmedizinischen Untersuchungen keinen erklärenden Befund erbracht haben, sollte man die Wirbelsäule behandeln. Aus der oben genannten Einteilung der möglichen beteiligten Organe leiten sich zwanglos die Wirbel ab, die untersucht und gegebenenfalls behandelt werden müssen. Dabei handelt es sich in erster Linie um Magen (Th5 SMT®)-, Bauchspeicheldrüsen (Th7 SMT®)-, Milz (Th8 SMT®)- und 4. Halswirbel. Natürlich spielen die über die gemeinsamen Halswirbel gekoppelten Wirbel eine zusätzliche Rolle. Damit haben selbstverständlich auch Lungen (Th3 SMT®)- und Dickdarmwirbel (L1 SMT®) als Auscheidungswirbel für die Verdauung eine gewisse Bedeutung.
Aber auch Gallenblasen (Th4 SMT®)-, Leber (Th5 SMT®)- und 2. Halswirbel haben für die Verdauung eine Bedeutung. Über den 2. Halswirbel nehmen obendrein Herz (Th2 SMT®)- und Dünndarmwirbel (Th12 SMT®) Einfluß auf die Verdauung.

9.60 WADENKRÄMPFE

Wadenkrämpfe sind Beschwerden, unter denen viele Menschen leiden und die besonders nachts auftreten. Warum diese Beschwerden vorzugsweise in der Nacht auftreten hat, wie der Wadenkrampf selbst, seine Ursache in der Blockierung der unteren Wirbelsäule, viel öfter aber noch in der Blockierung des Kreuzbeins.
Dabei kommt es zu einer Ischiaseinklemmung durch die tiefe Gesäßmuskulatur. Die-

se Muskulatur müßte sich im Liegen etwas dehnen, kann es aber nicht, da sie auf Grund der Kreuzbeinsubluxation sehr verspannt ist. Im Gegenteil, über Nacht nimmt diese Verspannung noch zu, so daß es während des Liegens zu einer immer stärkeren Einklemmung des Ischiasnervs kommt, was wiederum die Wadenkrämpfe auslöst.
Also kann man sagen, daß die Wadenkrämpfe eine Sonderform der Ischialgie sind. Deshalb ist auch Magnesium, als natürlicher Calziumantagonist, das Mittel der Wahl, weil dieses Spurenelement die Muskulatur entspannt. Eine entspannte Muskulatur verkrampft sich nicht über Nacht, und es kommt folglich zu keiner so starken Einklemmung des Ischias.

9.61 WASSEREINLAGERUNG OHNE SCHULMEDIZINISCHEN BEFUND

Wassereinlagerung ist ein bekanntes Symptom, welches die verschiedensten Ursachen haben kann. Wassereinlagerungen in den Beinen, gelegentlich auch im Bauch, können durch eine Herzerkrankung, durch Venenerkrankungen und durch Lebererkrankungen ausgelöst werden. Durch das Herz oder durch Krampfadern entstandene Wassereinlagerungen bessern sich über Nacht. Wassereinlagerungen in den Händen und Beinen, die über Nacht auftreten, haben häufig etwas mit der Wirbelsäule zu tun. Hier sind durch Wirbelblockierungen entstandene Muskelverspannungen im Schultergürtel- und Beckengürtelbereich verantwortlich. Die Verspannung entsteht wiederum durch die Spannungszunahme in der Muskulatur bei einer Hüft- und Kreuzbeinsubluxation.
Anders verhält es sich bei Patienten, die über Wassereinlagerungen klagen, welche, an den Augen beginnend, sich über den ganzen Körper ausbreiten können. Schulmedizinisch sind oft keine Befunde zu erheben, die dieses Phänomen erklären würden. Das Bindegewebe solcher Patienten, einschließlich des Fettgewebes, ist schwammig und wabbelig. Der Hautgeruch ist oft stark säuerlich.
Kürzlich hatte ich einen Patienten, dessen Hautausdünstung nach Urin gerochen hat, die Nieren waren aber schulmedizinisch nachweisbar gesund. Bei solchen Personen findet sich regelmäßig eine starke Blockierung der Nierenwirbel (Th10 SMT® und Th11 SMT®), verbunden mit einer häufigen Begleitblockierung des Blasen (L3 SMT®)-, aber auch gelegentlich des 3. Halswirbels. Es ist oft frappierend, wie sich nach einer Deblockierungsbehandlung der entsprechenden Wirbel die Wasserausscheidung des Patienten in wenigen Stunden reguliert.

9.62 ZUNGENBRENNEN

Das Brennen der Zungenspitze oder der ganzen Zunge kann manche Patienten zur Verzweiflung treiben, besonders wenn keine Heilungsmöglichkeit gefunden wird. Natürlich können Pilzbefall und Vitaminmangel Zungenbrennen hervorrufen. Wenn eine derartige Störung vorliegt, ist die Therapie schnell erfolgreich. In den meisten Fällen sind die Beschwerden aber nicht zu lindern oder zu heilen. Wenn Sie solche Patienten haben, schauen Sie bitte nach dem zweiten Halswirbel (C 2). Blockierungen besonders dieses Wirbels können das Symptom des Zungenbrennens hervorru-

fen. Aber nicht nur die Halswirbel können Zungenbrennen auslösen, sondern ebenso die meridianen Bezugswirbel, der Herz (Th2 SMT®)- und der Dünndarmwirbel (Th 12 SMT®).
Über den 2. Halswirbel (C2) können aber auch der Gallenblasen (Th4 SMT®)- und der Leberwirbel (Th5 SMT®) einen gewissen Einfluß auf die Beschwerden haben.

Nachsatz:
Die von mir gewählte Aufstellung der verschiedenen Krankheitsbilder beansprucht bei weitem nicht, vollständig zu sein. Auch wurden die Zusammenhänge nur andeutungsweise erklärt und sind wesentlich komplexer als hier dargestellt. Diese Fakten lesen Sie bitte in den Lehrbüchern „Fast alles ist möglich", welches sich in erster Linie mit den meridianen Zusammenhängen beschäftigt und viele Fallbeschreibungen präsentiert und „Die Farbe des Schmerzes ist rot" nach. Dieses Buch beschäftigt sich ausschließlich mit der Schmerztherapie mittels der SMT®. In diesem Ihnen vorliegenden Buch sollen vielmehr die allgemeinen Grundlagen zur Erstellung einer Diagnose mittels der SMT® und der Weg zur Behandlung dargestellt werden. Für denjenigen, der sich lieber visuell infomiert, gibt es vom Margarethen Verlag ein einstündiges Lehrvideo über die SMT®, dessen Inhalt auf diesem Buch basiert.

10 LAST NOT LEAST

Ich möchte an dieser Stelle dem Manne danken, der die Möglichkeiten schuf, daß die SMT® (sanfte manuelle Therapie) das werden konnte, was sie heute ist.

Herr Dieter Dorn, ein medizinischer Laie aus Lautrach im bayerischen Allgäu, lernte vor vielen Jahre (es mögen etwa 30 sein) bei einem alten Bauern an seinem Heimatort (der hat sie wiederum von seiner Magd übernommen) als Patient eine alte Volksmedizin, im Sinne einer besonderen manuellen Handhabung, kennen und erweckte sie, als er deren Qualität erkannte, wieder zum Leben.

Damit schuf er die Basis, auf der ich dann begann, die SMT® auszubauen und weiter zu entwickeln, sie in der Handhabung einfacher, zuverlässiger, effizienter und schmerzärmer zu machen und sie auf wissenschaftliche Beine zu stellen, so daß auch ein Schulmediziner in die Lage versetzt wird, sich mit der SMT® (so habe ich - auf Wunsch von Herrn Dorn, der die SMT® nicht mehr als seine Therapie betrachtet und die Weiterentwicklung nicht mittragen möchte- die von mir weiterentwickelte „Dorn-Therapie" genannt) auseinanderzusetzen und zu verstehen.

Dennoch, ohne Dieter Dorn, dem ich übrigens auch persönlich zu allergrößtem Dank verpflichtet bin, hätte es nie eine SMT® gegeben.

11 SCHLUSSWORT

Wenn Sie mit dem Lesen dieses Buches bis zum Schlußwort durchgehalten haben, habe ich Hoffnung, in Ihnen einen Leser gefunden zu haben, der, trotz vielleicht vieler verständlicher Bedenken, mehr als ein nur oberflächliches Interesse zeigt. Ich verstehe, daß alles, was ich in diesem Buche erläutert habe, für einen Mediziner, der diese Therapie noch nicht selbst ausprobiert hat, „schwerer Tobak" ist. Wenn man gar meine, für mich nicht unrealistischen Spekulationen über manche innere Erkrankungen wie z. B. der MS hinzunimmt, verstehe ich Ihre ungläubigen Bedenken. Mir wäre es früher nicht anders ergangen. Meine große Hoffnung ist die, daß man dieses Therapiekonzept nicht ablehnt, sondern sich kritisch damit auseinandersetzt.

Ich bin gerne bereit, jeden Beweis für die Richtigkeit meiner Behauptungen auch unter kritischer ärztlicher oder fachärztlicher Aufsicht anzutreten. Seltsam erscheint mir nur, daß bisher keiner meiner Kritiker es für nötig erachtet hat, sich zeigen und beweisen zu lassen, daß ich die Wahrheit schreibe und berichte. Ist dafür womöglich deren Angst verantwortlich, es könnte sich tatsächlich alles als richtig erweisen, was ich behaupte?

Abschließend möchte ich noch eine Bitte äußern und an Ihr Verständnis appellieren.

Die SMT® ist eine völlig neue und lebendige Therapie.

Dieses Buch habe ich in den Jahren 2001 und 2002 überarbeitet. Sie finden viele Neuerungen und manches wird etwas anders erklärt, als dies in den vorangegangenen Auflagen geschehen ist (Erstauflage 1996).

Bei der SMT® handelt es sich um eine neue Therapie, die zwar auf einer alten Volksmedizin aufbaut, diese aber nur als Basis benutzt.

In der Praxis versuche ich die Handhabung immer einfacher, dabei aber effizienter, zuverlässiger und für den Patienten schmerz- und risikoärmer und, da der Patient den Hauptteil der Therapie zu Hause selbst übernehmen muß, die Handhabung verständlicher und einfacher zu machen. Das hat dazu geführt, daß gerade in der Behandlung der Kreuzbeinsubluxation entscheidende Veränderungen stattgefunden haben.

Auch bei den theoretischen Überlegungen im Zusammenhang mit der manuellen Therapie und im Gesamtverständnis der SMT®, unter Einbeziehung der chinesischen Meridianlehre und osteopathischer Gesichtspunkte, führt dies dazu, daß ich in der täglichen Arbeit am Patienten und beim Abfassen meiner Bücher auf immer neue Gesichtpunkte und Zusammenhänge stoße, die manch alte Anschauung als falsch oder unwesentlich erscheinen lassen, so daß sie durch richtige Darstellungen ersetzt werden.

Ich hoffe natürlich, daß sich trotzdem einige Kollegen und sonstige interessierte Personen finden, die sich diese Therapie von mir zeigen lassen und sie unter Anleitung erlernen. Dafür halte ich in unserem schönen Wohn- und Arbeitsort Ottobeuren (dem Geburtsort von Seb. Kneipp) regelmäßig Seminare ab.

12 Literaturverzeichnis

Cerney J. V.: Akupunktur ohne Nadel. Verlag Bauer Hermann. Breisgau 1981

Cotta Horst, Puhl Wolfgang: Orthopädie. Verlag Thieme 1993

Exner Gerhard: Kleine Orthopädie. Verlag Georg Thieme. Stuttgart 1973

Faller Adolf, neubearbeitet von Schünke Michael: Der Körper des Menschen. Verlag Thieme 1995

Hoffmann Helgard: Manuelle Therapie nach Meridian-Diagnostik. Dokumentation der besonderen Therapierichtungen und natürlichen Heilweisen in Europa. Band IV., VGM-Verlag

Kaiser Gerhard: Leitfaden für die Orthopädie. Verlag Gustav Fischer, Jena 1960

König G., Wancura I.: Praxis und Theorie der neuen chinesischen Akupunktur. Band 1 und 2. Verlag Maudrich Wilhelm, Wien 1979

Kügelein B.: Neuro-Orthopädie. Verlag Springer 1994

Lorenz Albert Dr.: Richtlinien praktischer Orthopädie. Verlag Deutricke Franz, Wien 1939

Puttkammer v. Joachim: Organbeeinflussung durch Massage. Verlag Karl F. Haug, Saulgau 1953

Platzer Werner: Taschenatlas der Anatomie. Band 1 bis 3. Verlag Thieme 1991

Roques von K. R. Dr.: Alte Heilweisen – neu entdeckt. Verlag Mundus, Stuttgart 1954

Schade J. P.: Einführung in die Neurologie. Verl. Gustav Fischer, Stuttgart 1970

Silbernagel S., Despopoulos A.: Taschenatlas der Physiologie. Verlag Thieme 1979

Sobotta-Becher: Atlas der Anatomie des Menschen. Teil 1 bis 3. Verlag Urban & Schwarzenberg. München, Berlin 1962

Waibel Martin J.: Rückenbeschwerden Ganzheitliche Hilfe. Verlag Econ 1994

Waldeyer A.: Anatomie des Menschen. 1. und 2. Teil. Verlag Walter de Gruyter & Co., Berlin 1970

Wiedemann J. Dr.: Über den Zusammenhang schmerzhafter Stellen der äußeren Körperwand (Nervenpunkten) mit Erkrankungen innerer Organe. Jahreskurse für ärztliche Fortbildung. Verlag J. F. Lehmann, XVI. Jahrgang,
Heft 5, Mai 1925

13 BEZUGSADRESSEN FÜR HILFSMITTEL ZUR SMT®

SMT®-Therapiebedarf:
Firma T. Panek
Mindelheimerstraße 51
D-87666 Pforzen-Ingenried
Tel.: 08346/982356 Fax.: 08346/982368
www.therapiebedarf.net

Massagegeräte:
Arends Elektrogeräte GmbH
Am Waldpark 13
D-63071 Offenbach/Main
Tel 069/851790 Fax 069/873431

SMT® Seminare

Der Margarethen Verlag
hält regelmäßig Wochenend-Seminare
über die SMT® ab.

Die Seminare werden von dem Autor
der SMT® Lehrbücher
Dr. med. Michael Graulich
geleitet.

Die Seminare finden in einem
eigenen, schönen, hellen
und großzügig gestalteten Seminarraum
in
Ottobeuren statt.

Die theoretischen Grundlagen werden
durch Dr. Graulich,
die Praxis unter seiner Aufsicht
und Assistenz mehrerer
erfahrener SMT®-Therapeuten
in kleinen Gruppen gelehrt.

Das Seminar schließt mit dem Erhalt
eines Zertifikates ab.

INFO:
Margarethen Verlag
Karl-Rieppstraße 8
87724 OTTOBEUREN
Tel. und Fax 08332/937542
www.margarethen-verlag.de
www.smt-dorn.com (auch in englisch)

Veröffentlichungen des Margarethen-Verlags zur SMT®

Margarethen Verlag
Karl-Rieppstraße 8
87724 OTTOBEUREN
Tel. und Fax 08332/937542
www.margarethen-verlag.de
www.smt-dorn.com (auch in englischer Sprache)

1. Grundlehrbuch über die SMT® mit dem Titel "Wunder dauern etwas länger". 3. überarbeitete und erweiterte Aufl., 312 S. mit über 120 Abb..
ISBN: 3-00001040-8
2. Die englische Übersetzung der 1. Buches "Wunder dauern etwas länger" erscheint 2003 unter dem Titel "Wonders last longer"
3. Das weiterführende Lehrbuch über die SMT® mit dem Titel "Fast alles ist möglich", das auf dem Inhalt des ersten Buches aufbaut. 1. Aufl., 532 S. mit über 73 Abbildungen und vielen Fallbeschreibungen unter Einbindung der Meridian- und Funktionskreislehre
ISBN: 3-9806780-08
4. Med. Fachbuch über Schmerzheilung mittels der SMT® mit dem Titel "Die Farbe des Schmerzes ist rot". 1. Aufl. 635 S. mit 215 Abb.
ISBN: 3-9806780-16
5. Med. Fachbuch über Kinderheilkunde mittels der SMT®, erscheint 2003
6. Lehrvideo über die SMT®, basierend auf dem Buch "Wunder dauern etwas länger". Dauer 63 Min., wobei 20 Min. auf die theoretischen Erörterungen entfallen und 40 Min. lang die Praxis gezeigt wird.

Versand nur nach Vorauskasse per Verrechnungsscheck, Banküberweisung, Einzugsermächtigung oder per Nachnahme.

NICHT ÜBER DEN BUCHHANDEL,
NUR AB VERLAG ERHÄLTLICH

NOTIZEN